# 医院信息系统建设的理论与实践

李　鹏　陈军伟　李金苗　管晓飞　王晓丽　**主编**

中国海洋大学出版社
· 青岛 ·

**图书在版编目(CIP)数据**

医院信息系统建设的理论与实践 / 李鹏等主编 . --
青岛：中国海洋大学出版社，2024. 6
ISBN 978-7-5670-3863-9

Ⅰ. ①医… Ⅱ. ①李… Ⅲ. ①医院－管理信息系统－研究 Ⅳ. ①R197. 324

中国国家版本馆 CIP 数据核字(2024)第 099327 号

医院信息系统建设的理论与实践
YIYUAN XINXI XITONG JIANSHE DE LILUN YU SHIJIAN

---

| | | | |
|---|---|---|---|
| **出版发行** | 中国海洋大学出版社 | | |
| **社　　址** | 青岛市香港东路 23 号 | **邮政编码** | 266071 |
| **出 版 人** | 刘文菁 | | |
| **网　　址** | http://pub.ouc.edu.cn | | |
| **订购电话** | 0532－82032573(传真) | | |
| **责任编辑** | 董　超 | **电　　话** | 0532－85902342 |
| **印　　制** | 青岛国彩印刷股份有限公司 | | |
| **版　　次** | 2024 年 6 月第 1 版 | | |
| **印　　次** | 2024 年 6 月第 1 次印刷 | | |
| **成品尺寸** | 170 mm ×230 mm | | |
| **印　　张** | 17. 5 | | |
| **字　　数** | 259 千 | | |
| **印　　数** | 1—1 000 | | |
| **定　　价** | 59. 00 元 | | |

---

发现印装质量问题，请致电 0532-58700166，由印刷厂负责调换。

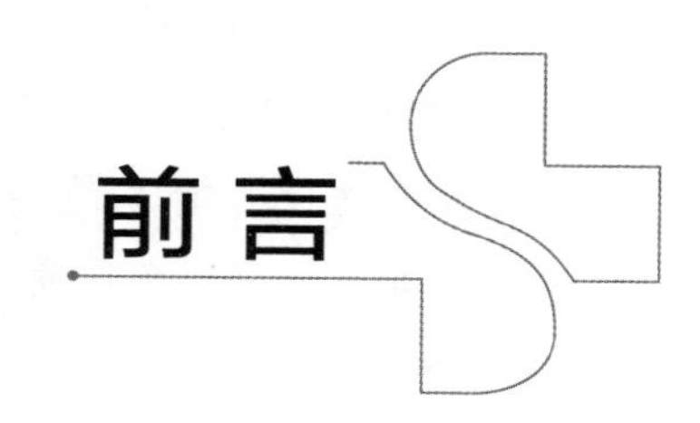

# 前言

在当前的医疗环境下，随着信息技术和数字化进程的迅猛发展，医院信息系统已成为现代化医院运营不可或缺的一部分。它是将医院的各种业务流程进行数字化、网络化、标准化的重要工具，对于提升医院的管理效率、医疗质量、服务水平等具有重要作用。

医院信息系统建设不仅是一个技术问题，更是一个涉及医院管理、医疗业务、患者服务等多个方面的综合性问题。它需要我们从理论和实践两个层面进行深入的探讨和研究。

从理论层面来看，医院信息系统的建设需要我们深入研究医疗行业的特点和需求，掌握先进的信息技术和系统设计理念。我们需要从战略规划、系统设计、实施运维等多个方面进行统筹考虑，确保医院信息系统的建设能够真正符合医院的实际需求，为医院的可持续发展提供有力支持。

从实践层面来看，医院信息系统的建设需要我们具备丰富的实践经验和技能。我们需要深入了解医院的业务流程和实际操作，掌握各种信息技术和工具的应用，能够根据医院的实际情况进行系统的规划、设计、开发和运维。同时，我们还需要关注系统的安全性和稳定性，确保医院信息系统的正常运行和服务质量。

本书旨在全面介绍医院信息系统建设的理论与实践，为读者提供一本系统、全面、实用的参考书籍。本书首先介绍了医院信息系统的基本概念和发展历程，然后详细阐述了医院信息系统的规划与设计、开发与实施、运维与管理等方面的理论和实践知识。同时，本书还通过案例介绍了医院信息系统在实际应用中的经验和教训。

通过阅读本书，读者可以全面了解医院信息系统建设的基本理论和实践方法，掌握医院信息系统的规划、设计、开发、实施和运维等方面的技能和知识。同时，本书还可以为医院管理者、医疗从业者、信息系统开发人员等提供实用的参考和指导，帮助他们更好地进行医院信息系统的建设和应用。

最后，我们希望本书能为医院的信息化发展提供一定的帮助和借鉴。同时，我们也期待医疗行业的专家学者、技术人员以及广大关心医院信息化发展的读者朋友们，能够共同探讨、交流和学习，共同推动医院信息系统的建设与发展。因编者水平有限，在本书编写过程中难免有不足之处，恳请广大读者批评指正。

编　者

2024 年 1 月

# 目录

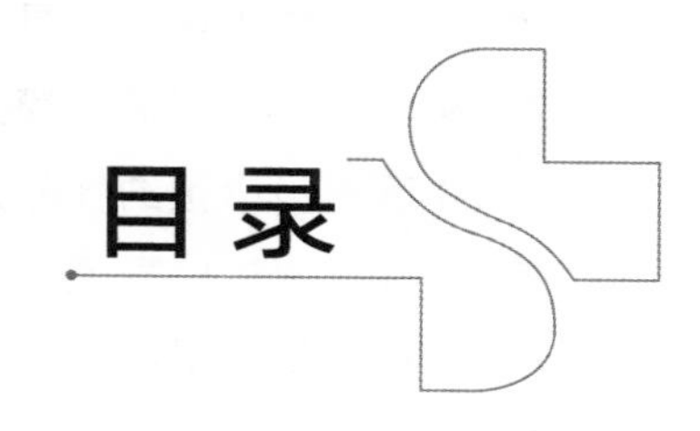

## 基础篇



## 临床业务篇

## 医院管理篇

## 新技术篇

# ·基础篇·

# 第1章

# 医院信息系统的简介

青岛大学附属医院　李　鹏

## 1　医院信息系统的基本概念

医院信息系统（Hospital Information System，HIS）是医疗领域中用于收集、处理、分析和存储医疗信息的计算机系统。它利用先进的信息技术，为医院的管理、临床医疗、科研、教学等各方面提供全面、准确、及时的信息服务。

医院信息系统的主要目标是提高医疗服务的效率和质量，提升医院的管理水平，优化医疗资源的配置，为患者提供更好的医疗体验。通过 HIS，医院可以更高效地管理病历、处方、检验结果、影像资料等医疗信息，医生可以更快速地获取患者的信息，提高诊断的准确性和治疗的及时性。同时，医院管理层可以利用 HIS 进行数据分析和决策，提高医院的管理效率。医院信息系统通常包括多个子系统，如电子病历系统、影像管理系统、实验室信息系统、药物管理系统等。这些子系统覆盖了医院的各个方面，包括临床医疗、财务管理、物资管理、人力资源管理等。它们共同协作，实现了医疗信息的全面数字化管理。医院信息系统的建立需要强大的技术支持，包括硬件设备、网络通信设备、数据库管理系统等。同时，系统的设计也需要充分考虑医院的实际需求和业务流程，确保系统的实用性和易用性。

总的来说，医院信息系统是现代医疗体系的重要组成部分，它利用先进的信息技术，为医院的各项业务提供强大的支持，推动医疗服务的现代化发展。

## 2　医院信息系统的发展阶段

医院信息系统的发展是一个漫长而不断进步的过程，可以追溯到几十年前的医学信息管理时代。下面简要概述医院信息系统的发展历程。

### 2.1 第一阶段:医学信息管理(20世纪60年代至70年代)

这个阶段的主要特点是手工处理医疗信息,包括病历、处方、检验报告等。当时,医院逐渐意识到信息管理的重要性,并开始尝试使用计算机进行简单的数据处理和存储。这个阶段的医院信息系统主要是单机版系统,数据处理能力有限,但为后来的发展奠定了基础。

### 2.2 第二阶段:局域网系统(20世纪80年代至90年代初)

随着计算机技术的快速发展,局域网系统逐渐兴起。医院开始建立内部网络,实现不同部门之间的信息共享和数据传输。这个阶段的医院信息系统主要基于客户端-服务器架构,能够实现更复杂的业务处理和数据存储。同时,临床信息系统也逐渐兴起,为医生提供更方便的病人信息查询和诊疗支持。

### 2.3 第三阶段:大规模集成化系统(20世纪90年代末至21世纪初)

随着互联网技术的发展,医院信息系统开始向大规模集成化系统转变。医院内部的不同系统开始进行整合,形成一个统一的信息化平台。这个阶段的医院信息系统不仅覆盖临床医疗、财务管理、物资管理等领域,还支持远程医疗、移动医疗等新兴业务。同时,数据仓库、数据挖掘等技术也开始应用于医院信息系统,为数据分析和决策支持提供了更强大的支持。

### 2.4 第四阶段:智能化系统(2010年至今)

随着人工智能、机器自主学习等技术的不断发展,医院信息系统开始向智能化方向发展。系统具备自主学习和自我优化的能力,能够根据历史数据和实时数据为医生提供智能化的诊断和治疗建议。同时,移动医疗、物联网等新兴技术也在医院信息系统中得到广泛应用,为医疗服务提供了更加便捷和高效的支持。

医院信息系统的发展历程是一个不断创新和进步的过程。未来,随着技术的不断发展和医疗需求的不断变化,医院信息系统将会继续向着更加智能化、个性化、人性化的方向发展,为医疗服务提供更加全面和高效的支持。

## 3 医院信息系统给医院运营管理带来的变革

医院信息系统是医院运营管理的重要工具和支撑平台,给医院运营管理带来了深刻的变革，也为医院带来了多方面的好处，包括提高工作效率、提升医疗质量、优化资源配置、加强内部控制、提升服务水平和促进科研发展等。

（1）提高工作效率：医院信息系统自动化处理医疗信息，减少了人工操作的环节，提高了工作效率。例如，电子病历系统减少了纸质病历的填写和传递时间，加快了诊疗速度。

（2）提升医疗质量：通过医院信息系统，医生可以更加方便地获取患者的信息，减少误诊和漏诊的可能性。同时，系统可以对诊疗过程进行监控和管理，及时发现和纠正医疗差错，提高医疗质量。

（3）优化资源配置：医院信息系统可以对医疗资源进行实时监控和管理，合理分配人力、物力和财力资源。例如，系统可以根据实际情况自动调整床位和医生排班，提高资源利用率。

（4）加强内部控制：医院信息系统可以规范医院的管理流程，减少人为干预和操作失误。同时，系统可以对医院内部各部门的业务数据进行审计和监控，加强内部控制，防止腐败和舞弊行为的发生。

（5）提升服务水平：医院信息系统可以提供更加全面和准确的信息服务，改善患者就医体验。例如，患者可以通过手机APP查询医疗费用和检查结果，提高患者的满意度。

（6）促进科研发展：医院信息系统可以积累大量的医疗数据，为医学研究和教学提供有力支持。通过数据挖掘和分析技术，可以深入挖掘疾病的发病机制和治疗方案，推动医学进步。

## 4 医院信息系统给医务人员带来的改变

医院信息系统为医务人员提供了更高效、准确、便捷的服务支持，帮助他们提高工作效率和诊疗水平，减轻工作负担，加强团队协作，简要概括为以下几个方面。

（1）提高工作效率：医院信息系统自动化处理医疗信息，减少了医务人员的手工操作，提高了工作效率。例如，电子病历系统简化了病历的录入和整理过程，医生可以更快地获取患者的信息，减少了重复检查和纸质文件处理的时间。

（2）提升诊断准确性和治疗水平：医院信息系统为医务人员提供了全面的患者信息和数据分析工具，帮助医生更准确地诊断病情和制订治疗方案。通过系统中的知识库和决策支持功能，医生可以快速获取专业意见，提高诊疗的准确性和科学性。

（3）加强团队协作和沟通：医院信息系统支持不同部门和科室之间的信息共享和交流，加强了医务人员之间的团队协作。通过系统中的即时通讯、在线会议等功能，医务人员可以更加便捷地进行沟通，共同解决医疗问题。

（4）提供培训和学习机会：医院信息系统可以积累大量的医疗数据和病例资料，为医务人员提供丰富的培训和学习资源。通过系统中的病例库、知识库等功能，医务人员可以学习先进的诊疗技术和医学知识，提高自身专业水平。

（5）改善工作条件和减轻负担：医院信息系统自动化处理医疗信息，减轻了医务人员的工作负担，让他们有更多的时间和精力关注患者的诊疗和护理。同时，系统中的移动设备和远程办公功能也让医务人员更加灵活地安排工作和生活。

## 5　医院信息系统对患者的积极意义

医院信息系统为患者带来了更加高效、便捷、优质的医疗服务，提高了患者的就医体验和满意度。同时，系统还可以降低患者的医疗费用，减轻他们的经济负担，可以概括为以下几个主要方面。

（1）提升医疗服务效率：医院信息系统提高了医院内部的工作效率，使得患者能够更快地得到诊断和治疗。例如，电子病历系统简化了病历的传递和处理流程，减少了患者的等待时间。

（2）提高医疗质量：通过医院信息系统，医生可以更加全面和准确地了解患者的病情，提高诊断的准确性和治疗的针对性。这有助于减少误诊和漏诊的可能性，提高医疗质量。

（3）改善患者就医体验：医院信息系统提供了更加便捷和人性化的服务，如在线预约挂号、移动支付、电子病历查询等。这些功能让患者可以更加方便地就医，减少了排队和等待的时间，提高了患者的满意度。

（4）加强患者与医生之间的沟通：医院信息系统支持在线咨询、远程诊疗等功能，加强了患者与医生之间的沟通和交流。这有助于患者更好地理解病情和治疗方案，提高治疗的依从性和治疗效果。

（5）降低医疗费用：通过医院信息系统，医院可以更加合理地管理和监控医疗费用的支出，避免了不必要的浪费和乱收费。这有助于降低患者的医疗费用，减轻他们的经济负担。

## 6　本章小结

医院信息系统建设对于医院高质量发展具有多重意义。首先，它提升了医院的运营效率，通过自动化和智能化的信息处理，减少了人工操作的环节，提高了工作效率。其次，医院信息系统有助于提高医疗质量，为医生提供全面、准确的患者信息，减少误诊和漏诊的可能性。此外，系统还能优化资源配置，合理分配人力、物力和财力资源，提高资源利用率。同时，医院信息系统还有助于加强医院的内部控制，规范管理流程，防止腐败和舞弊行为的发生。更重要的是，医院信息系统能改善患者就医体验，提供更加便捷、人性化的服务，提高患者的满意度。最后，医院信息系统还有利于推动科研发展，为医学研究和教学提供有力支持。综上所述，医院信息系统建设对医院具有重要意义，能够提升医院的社会效益和经济效益。

# 第2章

# 临床业务信息系统

青岛大学附属医院　李　鹏

## 1　引言

医院临床业务信息系统是医院信息系统建设的核心，主要面向医生、护士、医技科室、药师、治疗师等各岗位医务人员，是支撑其日常工作的信息化平台，为医院的正常运营提供可靠的基础保障。本章主要讲述医院的临床业务信息系统的基础概念和功能架构，为更好地介绍医院信息系统建设的理论与应用做好铺垫。

## 2　结构化电子病历系统

电子病历（Electronic Medical Record，EMR）是用计算机保存、管理、传输和重现的数字化的医疗记录，用以取代手写纸张病历。电子病历是信息和网络技术在医疗领域发展的必然产物，是医院病历管理现代化发展的必然趋势。

电子病历系统，通过多年的积累和创新，逐步建设形成以电子病历为核心的一体化诊疗平台。电子病历系统实现将所有业务系统包括第三方如实验室信息系统（LIS）、影像存储与传输系统（PACS）、超声系统产生的医疗信息汇聚并形成完整的电子病历，同时建立丰富的医学知识库为医疗活动提供在线指导、辅助诊疗等服务。

为了提升电子病历书写质量，需要建设全方位多角度的运行态病历质控体系，包括智慧化内涵质控、时效性质控、完整性质控、一致性质控等，在医生书写病历的过程中就能发现病历质量问题，通过提醒和强制等手段督导医生提高病历质量。

电子病历数据蕴含大量的信息和知识。随着人工智能和大数据技术的发展,医院电子病历数据已得到广泛运用,通过医疗大数据智能平台、CDSS 等平台的建设,实现了数据再利用。通过合理分析和挖掘电子病例数据帮助医护人员制定临床决策,进而提高医疗服务质量和水平。

### 3 临床护理信息系统

近年来各类医疗机构逐步深化推广"以病人为中心"的服务理念,医院护理人员运用专业知识和技能为患者提供医学照顾、病情观察、健康指导、慢病管理、康复促进、心理护理等医疗服务。同时,医疗机构也逐渐加强护理信息化建设,积极探索创新优化护理流程和护理服务形式,强化移动护理信息化体系,提高护理服务效率和质量,减轻护士工作负荷。

医院建设临床护理信息系统(简称 NIS),该系统以国际国内权威护理指南为核心,通过借助大数据、云计算、物联网和移动通信等信息技术,推进护理信息化建设。目前形成了以智能护理任务为中心,包含临床照护系统、医嘱执行、体征管理、健康宣教、护理病历及质控等模块为核心的智能化临床护理系统,其中临床照护系统模型以"护理程序"为基础,应用编码定义护理术语,构建"评估→诊断→目标→措施→执行→评价"的逻辑层,其执行结果生成护理文书,从而在完整闭环护理计划的同时,实现了护理过程及数据的标准化,为后续的护理指标数据的提取、统计、分析提供帮助。

临床护理信息系统构筑了成熟的知识库体系,如护理计划知识库内嵌 CCC 国际标准护理术语知识库,包含护理评估 1 000 多个、护理问题 202 个、护理目标 1 086 个、护理措施 5 945 个、护理任务 2 291 个,涵盖 2 000 多条宣教内容的健康宣教知识库、1 600 多条护理记录及交班记录知识库,通过常规、体征、医嘱、事件、评估、特殊情况等多维度规则组合算法,并结合触发条件、周转时间、优先级等模型计算创建了智能护理任务。

临床护理信息系统通过将护理工作内容进行结构化整合,使临床护士的工作思路更加条理化,日常护理工作流程更加规范化,培养了护士的临床思维,取得了良好的效果。

临床护理信息系统架构如图 2.1 所示。

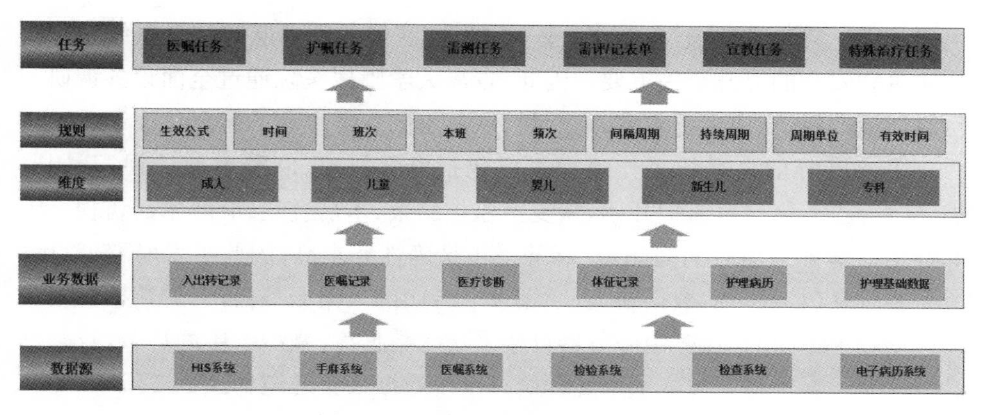


图 2.1 临床护理信息系统架构

## 4 重症监护信息系统

重症监护信息系统是针对重症监护病房(Intensive Care Unit，ICU)的一套专科信息系统，可以有效提高护士工作效率，提升患者满意度。重症监护信息系统作为医院信息系统的重要组成部分，对智慧医院的建设具有重要的推动作用。重症监护系统，实现了患者的资料管理、病情评估管理、用药医嘱管理、出入量平衡管理以及生命体征数据自动采集管理等功能，搭建起了符合医院重症监护病房标准的数字化重症监护信息系统。

为进一步提高监护室护士的工作效率，减少不良事件的发生，笔者通过完善重症监护病房移动护理相关功能模块，实现移动护理系统与重症监护信息系统在数据上互通共享，从而达到优化重症监护病房工作流程的目的。重症病房主要业务系统的整合实现了护理信息系统、输血管理信息系统、重症监护信息系统等各子系统的数据互通共享，统一规范了数据来源，解决了监护室护士在患者给药入量管理、床旁护理、输血管理等工作中的重复性操作问题，保证了患者医疗信息在各个系统间的数据一致性，在很大程度上提升了监护室医护人员的工作效率，提高了医护人员医疗文书的书写质量，降低了医疗风险，为医院进一步实施以患者为中心的医疗服务建设提供了支撑。

## 5 手术麻醉信息系统

手术是针对外科住院患者的一种重要治疗方法，麻醉是手术过程中最重要的环节之一。手术麻醉信息系统(简称“手麻系统”)是当前医院信息化建设不可或缺的一部分，建立一套高效、安全、稳定、智能的手术麻醉信息系统对于医疗质量和安全的提升至关重要。因此，青岛大学附属医院通过全面设备调研与网络环境改造，完成了手术室、麻醉科、恢复室的业务过程的智能化改造。

手术麻醉信息系统工作流程主要包括麻醉排班、麻醉术前访视、开始监护、结束监护、恢复室监护开始、恢复室监护结束、术后登记、麻醉术后访视。因麻醉生命体征采集时间间隔短，麻醉采集精确性要求高，因此手术麻醉信息系统需要有高效、稳定的数据通道，通过设立专门的采集服务器，麻醉数据的采集不再依赖手术间的电脑，由服务器直接采集入数据库，减少了中间环节，且数据追溯有据可查不易丢失。手术麻醉信息系统数据采集通道如图 2.2 所示。

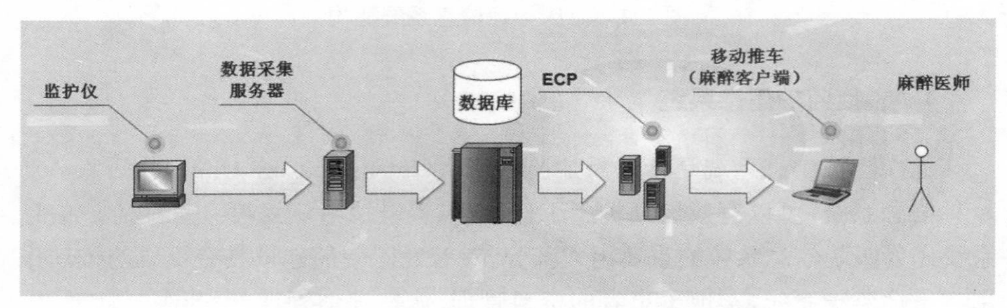


图 2.2　手术麻醉信息系统数据采集通道

## 6　输血管理信息系统

输血即为患者输入血液或血液组成部分，从而补充其血容量及机体欠缺的血液组成，并达到改善机体血液循环、确保组织器官用血供应需求、缓解病症的功效，因此输血在临床治疗过程中有着至关重要的作用。国家卫生健康委员会及省市相关主管部门对临床输血主要环节出台了一系列规范与标准，保障输血流程规范操作。各医院高度重视输血安全，加强各部门临床输血管理，严格控制输血的各个环节，为患者输血提供安全、可靠的保障。输血管理信息系统包含了临床用血管理系统、输血科信息管理系统、统计分析与系统管理三部分。

输血管理信息系统创新应用物联网、大数据、RFID 技术，建设物联网智慧血液管理平台。平台基于物联网技术，构建血库前移系统，将血液前移到用血科室，解决临床医师的用血顾虑，实现“血液零浪费、用血零等待、信息零距离”，保障临床用血及时、安全、有效。同时将医院血液冷链管理由输血科（血库）管理有效地延伸至病区，实现从血库到床旁血液使用的全程冷链监管，保证了血液储存质量，实现血液可回收，避免血液浪费。

输血管理信息系统架构见图 2.3。

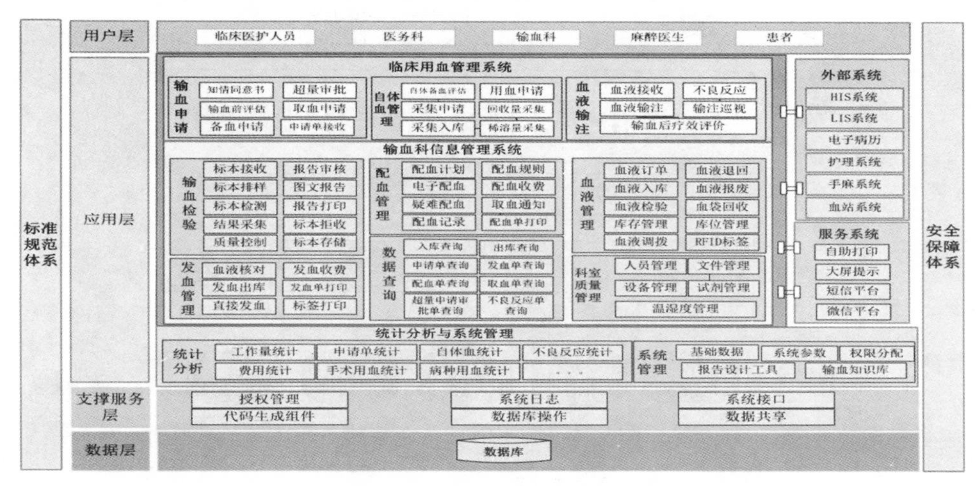


图 2.3　输血管理信息系统架构

## 7　治疗信息系统

医院日常业务中存在大量治疗性项目，如康复治疗、中医治疗，通过治疗信息系统规范治疗项目的开单、预约、治疗等业务过程，对于提高医院医疗、治疗团队的协作效率，提升治疗工作质量具有重要意义。

治疗信息系统主要功能特点如下：① 治疗信息系统能够提供实时的病人信息和医疗记录，使医生和治疗人员能够快速访问和共享这些信息，有助于医疗团队更好地了解病人状况，制订更有效的治疗计划，减少病人等待时间，并提升病人的就医体验。② 治疗信息系统可以与其他医疗设备、信息系统进行无缝集成，医生和护士可以通过工作站与医疗设备进行数据交互，获得实时的监测数据，并进行远程召唤和控制，提高治疗操作的准确性和安全性。③ 治疗信息系统能够提供数据分析和报告功能，帮助医院管理层监测和改进医疗质量，通过对医疗数据的分析发现潜在的问题和改进空间，并采取相应的措施来提高服务质量和效率。

治疗信息系统在提高医疗质量、提升医疗效率和改善病人体验方面发挥着重要作用，有助于推动医院治疗工作向智能化、数字化和个性化的方向发展。

治疗信息系统架构如图 2.4 所示。

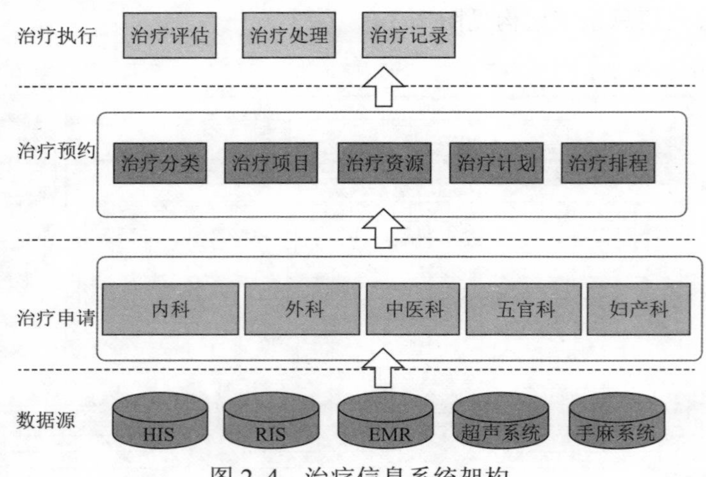


图 2.4　治疗信息系统架构

## 8　急诊信息系统

急诊是医院医疗工作的最前线，体现着一所医院的综合医疗水平和管理能力。现实中，急诊救治的患者通常病情急、变化快，诊区环境拥挤、病人多等，如何建设一个便捷、高效、智能的急诊信息系统来减轻急诊医护人员的工作压力也越来越被重视。

急诊信息系统包含急诊预检分级、急诊医生站和急诊护士站三个功能模块。患者到达急诊诊区后，分诊护士通过急诊预检分诊系统为患者提供智能分诊、挂号一站式服务，医生通过急诊医生站系统呼叫患者进入诊室、下诊断、写病历等，整个诊疗过程更加规范、便捷、高效；护士通过急诊护士站系统进行医嘱处理执行、填写护理病历、检验标本采集等工作更加有条不紊，有据可依。急诊信息系统提供多种医疗辅助功能，如院内会诊、输血、危急值等消息提醒，以及需处理、需执行、需关注等护理辅助功能。

急诊信息系统提供了丰富的数据分类汇总统计及分析功能，将医护人员从烦琐的人工记录和登记以及统计中解放出来，为患者提供更高质量的医疗服务，提升了医院急诊工作的效率和急诊管理的信息化水平。

急诊信息系统业务流程如图 2.5 所示。

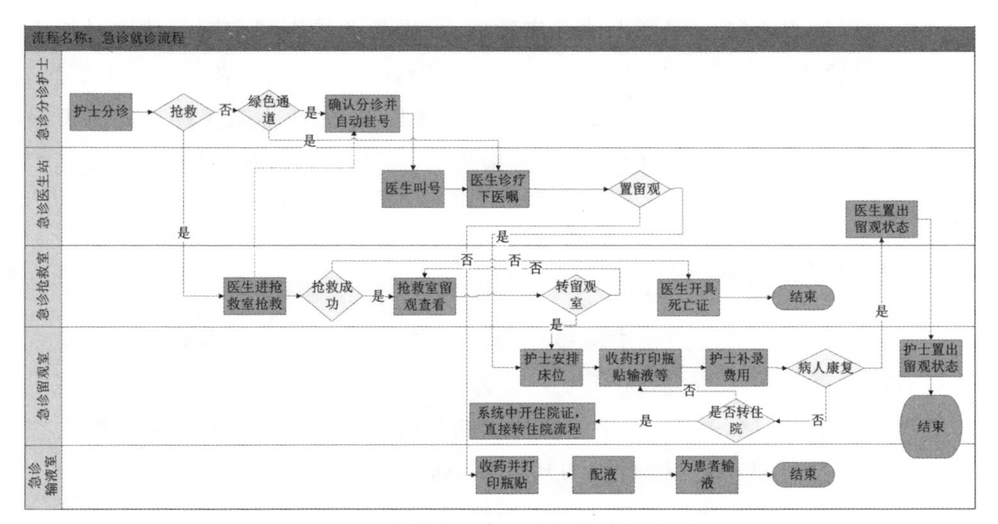


图 2.5　急诊信息系统业务流程

## 9　电生理信息系统

电生理信息系统通过网络将分散在各个科室的心电图机、动态心电图机、脑电图机、肌电图机等多种类型的检查记录和检查数据整合到一个综合服务平台中，实现检查过程的流程化，检查数据和检查报告集中存储、分析、管理和共享。电生理信息系统涵盖心电图室、脑电图室、肌电图室、肺功能室、多普勒室以及部分门诊科室特检项目等。电生理信息系统功能架构如图 2.6 所示。

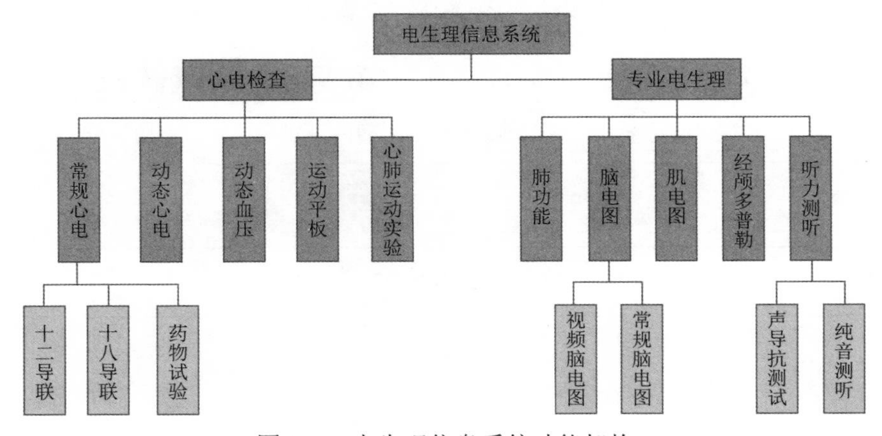


图 2.6　电生理信息系统功能架构

电生理信息系统实现了本地采集数据，并由相关检查科室网络化出具检查报告，可对检查数据和检查报告进行管理，快捷查询和追溯患者历史检查信息。同时，电生理信息系统与医院 HIS 实现了数据共享，方便临床医师查阅患者报告信息、住院患者出院后归档保存检查报告等，减少患者等候报告时间，提高相关工作质量和效率。

## 10 医技预约系统

为解决患者在就医过程中医技检查项目多次往返、排队等候时间长及检查项目时间分散等就医难题，提升患者看病就医满意度，需要充分利用信息技术打造一个智慧、便捷、高效、科学的医技预约系统。医技预约系统整合全院医技科室检查项目信息，构建检查预约知识库，通过信息技术实现检查项目的统一预约。系统通过可视化配置的规则引擎结合智能算法，合理统筹安排患者全部检查项目，规划检查流程，提升患者满意度、提高工作效率和检查设备利用率。

医技预约系统实现了院内自助机、微信公众号等多种渠道患者自助预约；医生也可以在诊间为患者预约、改约、扣费等，减少患者缴费、登记台预约等环节的时间。同时，医技预约系统根据检查项目间的制约关系，自动合理规划多项目的检查时间，有效减少患者往返医院次数，降低患者就医成本。系统还可以提供设备工作量、设备利用率、患者等候时间等数据分析，为医技科室管理和医院运营提供决策支持。医技预约系统功能架构如图 2. 7 所示。

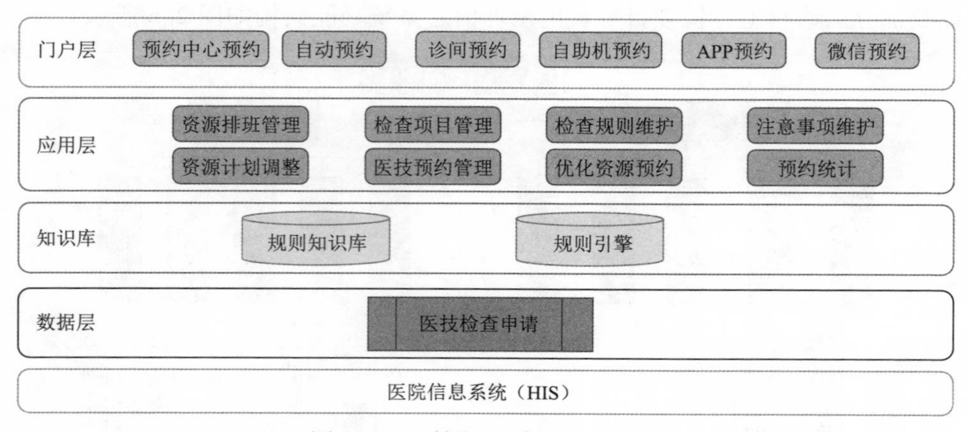


图 2. 7　医技预约系统功能架构

## 11 VTE 风险评估与监测系统

VTE 是静脉血栓栓塞症(Venous Thromboembolism)的简称,主要包括深静脉血栓形成(Deep Venous Thromboembolism, DVT)和肺血栓栓塞症(Pulmonary Thromboembolism, PTE)在内的一组疾病。VTE 防治是医院医疗质量管理中的一项重要工作,也逐渐受到越来越多医疗机构的重视。传统的医院信息系统中实现 VTE 评估主要依赖医务人员在信息系统中填写电子化表格,然后根据患者评估得分判定 VTE 风险等级,采取相应举措。这不仅依赖于医务人员的个人能力,而且耗费大量的时间和精力,且后续治疗措施无法监管或统计分析。

探索利用人工智能技术实现 VTE 预防,将智能化的 VTE 评估嵌入医生工作站、护士工作站是 VTE 防治的一条有效路径。VTE 风险评估与监测系统利用信息技术提取患者病历资料中的 VTE 风险因素并智能化计算 VTE 评分,在护士站给出风险等级提示,并提醒医师做出相应预防或治疗措施,将原有的人工手动评分方式改变为系统自动评分加人工审核确认的方式,大幅提升医务人员开展 VTE 评估的效率和积极性,进而提高医务人员的预防意识,减少院内 VTE 发生率,提高医疗质量。VTE 风险评估与监测系统模型如图 2.8 所示。

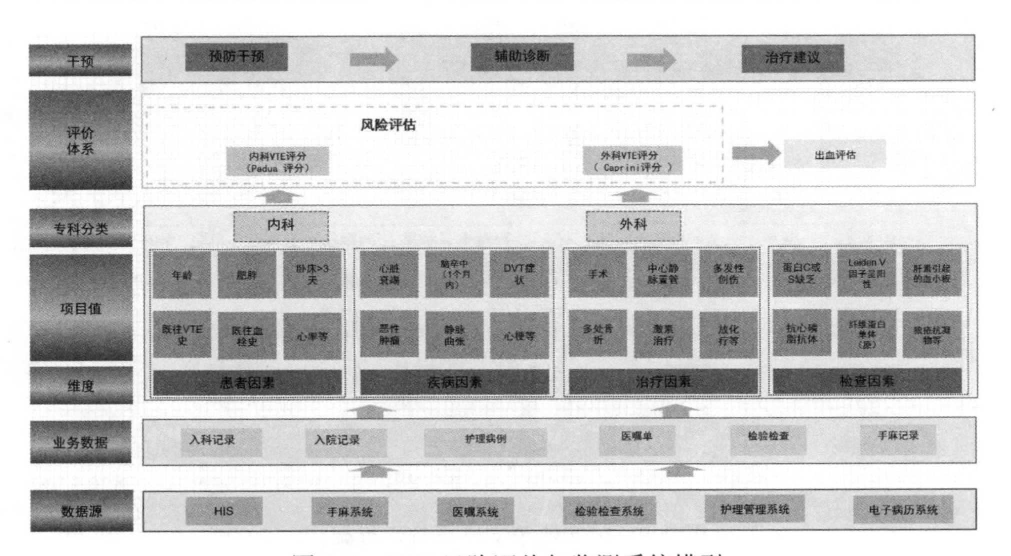


图 2.8　VTE 风险评估与监测系统模型

## 12 临床决策支持系统

近年来，随着医学知识更新速度加快，医生知识更新慢、对新知识掌握不足及患者人均诊疗时间有限等问题更加突出，间接影响了医疗服务的质量。随着大数据、人工智能等信息技术的发展以及日益完善的医疗质量控制数字化指标体系的建立，为辅助医务人员临床决策提供了新方法和新路径。

临床决策支持系统（CDSS）以国内权威指南为核心指导，利用自然语言处理和机器学习算法、深度学习等 AI 技术处理临床大数据，为医务人员提供完全融入工作流程的智能诊疗工具和学习平台，有效辅助医生提高临床诊疗水平和质量。临床决策支持系统，在诊疗过程中实时辅助医生诊疗决策，践行指南规范对过程质量予以自动化质量管理环（PDCA）管理，形成诊前医嘱开立、诊中病历审核、诊后数据上报的质量管理闭环，从而规范诊疗行为，并为医务管理和质量评价提供可靠的数据支持。

CDSS 基于知识库、规则库和推理引擎等来完成医疗决策辅助支持。知识库和规则库的本地化程度影响着医务人员对系统的接受度和参与度，并且知识库和规则库的完善和维护是一个长期的过程，需要信息技术人员和临床专家的积极互动和广泛参与，以便能够为临床提供长期、动态、全面的知识源。

临床决策支持系统运行架构如图 2.9 所示。

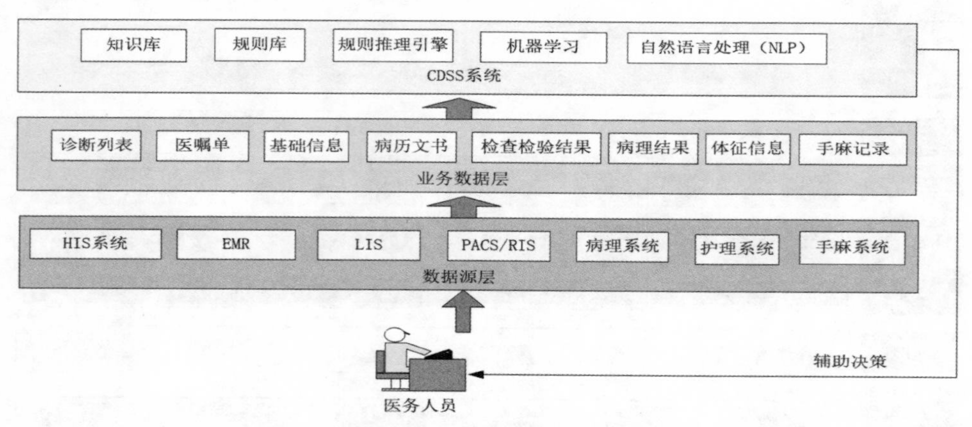


图 2.9 临床决策支持系统运行架构

## 13 实验室信息系统

随着医院医疗工作的进一步信息化，建立一套科学的以条形码技术来管理标本、以网络化信息系统连接各种分析仪器的检验信息系统——实验室信息系统(简称 LIS)已经成为数字化医院建设的重要组成部分。

LIS 当前主要业务流程包括医嘱申请、样本条码产生、样本采集信息记录、样本转运跟踪、样本接收确认、样本检测记录、结果审核、结果多级回报等。LIS 主要模块包括检验护士站、门诊采集工作站、系统管理、常规检验工作站、微生物检验工作站、常规室内质控、自动审核、危急值闭环管理、实验室物资管理、检验知识库、临床检验专业质量控制指标系统等。

LIS 提高了实验室检验质量和效率,更好地满足了临床需求,是现代化实验室的重要组成部分,同时也是智慧医院建设的重要组成部分。

## 14 病理管理信息系统

病理诊断被称为医学诊断中的“金标准”,高水平的病理技术是正确诊断的前提和保障,建设一套专业、全面的病理管理系统,对于病理学科的业务管理以及充分发挥病理科作为医院核心平台科室的作用至关重要。

病理管理信息系统在病理登记、取材、包埋、切片、报告、归档等各个工作环节配备了差异化的站点软件,将病理工作流程进行全面管理,并针对诊断质控和技术质控的过程提供了多种管理统计工具。病理管理信息系统与医院 HIS 深度对接,实现临床信息与病理信息的双向交互,提高了病理系统的运作效率。其功能架构如图 2.10 所示。

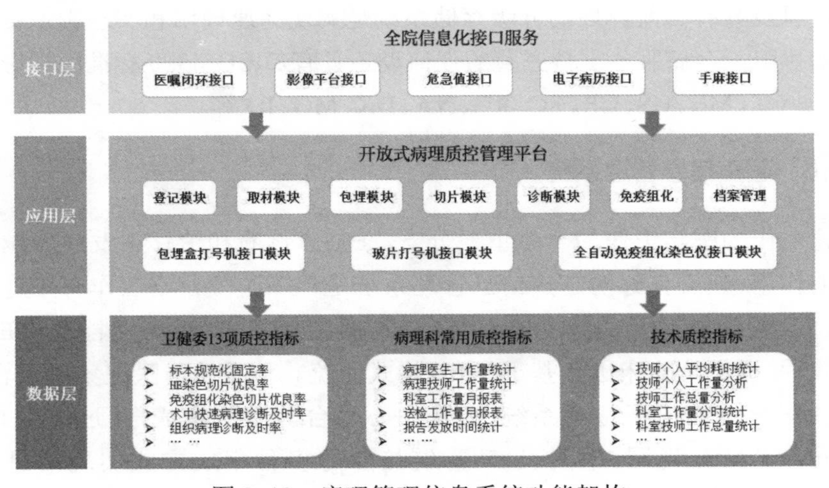


图 2.10 病理管理信息系统功能架构

病理管理信息系统通过加强病理资料整体管理与科内共享、强化病理报告发放时间管理、强化病理诊断质控和技术质控、强化病理诊断标准化管理、强化病理与临床的交流等工作，不仅提升了病理科整体的工作效率和质量水平、提高了患者对病理工作的满意度，同时也全面促进了病理学科的建设与发展。

### 15　医学影像信息系统

医学影像信息系统是由图像归档与通信系统（Pictures Archiving and Communication，Systems，PACS）和放射信息管理系统（Radiology Information Systems，RIS）组成。基于行业标准化规范建设的医学影像信息系统，涵盖数据采集模块、数据管理和工作流控制模块、WEB 影像服务、数据存储服务模块、工作站系列等。

医院影像信息系统支持国际通用 DICOM 标准接口的设备，提供强大的 P 接入 ACS/RIS/HIS 相关的工作流控制模块，利用国际先进技术的工作表（WORKLIST）方式，提供基于医院实际情况、科学合理的工作流程。系统应用专用的影像存储，通过用户数（license）控制同时影像访问用户数目，实现基于 PC 和 WEB 系统的数据访问模式。系统结合相关的网络影像工作站实现普及全院的 PACS 网络系统。

存储服务是建设医学影像信息系统的核心，具有高容量、高性能的存储服务系统以及具有高兼容性的分级存储系统是实现高速调用和实现影像资料安全性的保障。存储服务支持完整的任何设备具有 DICOM3. 0 标准医学影像的存储，如 CT、MR、US、CR、SC、RG、XA、DX、MG、IO 等。

### 16　超声信息管理系统

超声作为医学影像的一个重要分支，在临床诊断和治疗中发挥着越来越重要的作用，建立良好的超声信息管理系统是保障医院日常工作有序进行的关键。该系统能够生成基于 DICOM 标准的图文报告、PDF 文档及 JPEG 图像格式，并提供给临床进行基于 WEB 格式浏览。该系统与医院集成平台、医技预约平台、CA 电子签章系统、影像中心平台等系统集成，通过提供 HL7\WebService\MQ、视图、中间表、动态链接库等多种集成方式实现信息互联互通。

超声信息管理系统工作流程主要包括申请预约、排队等待、检查、写报告等。检查完后医生根据患者情况，可立即书写报告交予患者。同时检查结果将同步反馈给申请科室，临床科室可直接在系统中查询该患者的检查结果和历次检查信息。系统运行架构如图 2. 11 所示。

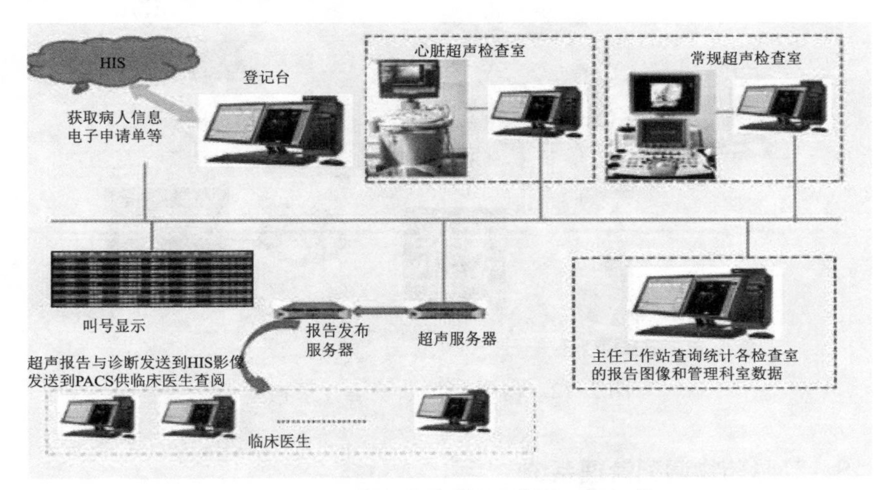


图 2. 11　超声信息管理系统运行架构

## 17　内镜信息系统

内镜信息系统是以内镜医学影像信息为核心的医技检查、治疗业务系统。内镜信息系统建设的技术路线，既要遵循国际通用的通信标准和集成技术规范，满足医学影像信息通信和集成的技术要求，又要符合地域及医疗机构的实际需求，建立具有实用性、有效性、可操作性及可扩展的内镜影像信息系统。

内镜信息系统包括图文报告、权限管理、科室管理、影像采集、预约登记、排队叫号、系统管理等功能模块。内镜信息系统与医院 HIS、自助服务系统、病理系统等深度对接，可以实现自助报到、自助打印、病理结果回传、排队叫号、全结构化图文报告、洗消追溯系统、手术示教等。系统运行架构如图 2. 12 所示。内镜信息系统的应用，切实提高了医院内镜相关工作的质量和效率。

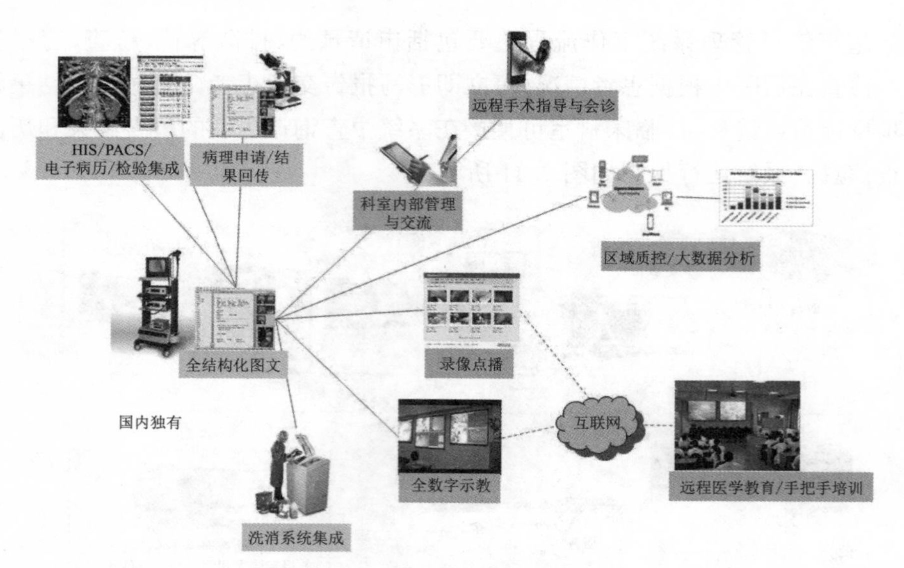


图 2.12　内镜信息系统运行架构

## 18　静脉药物调配管理系统

静脉药物调配中心(简称“静配中心”)的主要职能是处理经过审方中心药师审核过的处方,并由受过专门培训的药学、护理人员严格按照标准操作程序进行全静脉营养、细胞毒性药物和抗生素等静脉药物的配置。静配中心既能够减轻临床科室的配液压力,也可以更好发挥药师审方作用,保障配液质量。静配中心面向全院住院科室提供静脉用药配液服务,处方数量大,精准度要求高,因此需要有严谨、完善的静脉药物调配管理系统进行支撑。

静脉药物调配管理系统工作流程(图 2.13)主要包括药师配液审核、配液排批、配液打签、配液排药、配液、装车、打印配送、病区接收等,其中配液审核由药师审核医嘱是否存在错误以及是否适合配液等,保证用药安全。配液排批的主要职责是确定病人配液的优先级,这既要统筹所有患者及时用药,又要保证配液效率,因此需要合理安排配液顺序,既要有智能化的自动排批系统,又要有科学的排批规则库支撑。后续的配药、装车等操作及物流环节,结合掌上电脑(PDA)等智能化移动终端设备,实现配液的准确性、完整性以及整体物流环节可追溯。

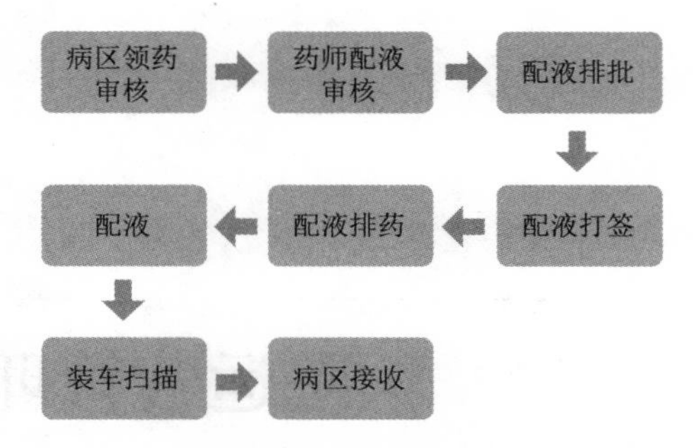


图 2. 13　静脉药物调配管理系统工作流程

# 第3章

# 医院运营管理信息系统

青岛大学附属医院　陈军伟

## 1　引言

医院运营管理信息系统主要服务于医院职能部门，用于各部门开展与岗位职能相关的业务管理和数据统计分析，为医院决策层提供可靠的医院运行管理决策依据，为上级部门政策调整和行业管理提供高效的数据支撑。本章主要介绍医院运营管理相关的信息系统，为读者更好地了解医院运营管理信息化建设奠定基础。

## 2　医院资源规划系统

医院资源规划系统(Hospital Resource Planning System，HRP)是一种信息化管理系统，旨在帮助医院优化资源配置和管理，以提高医院的运营效率、服务质量和患者满意度。HRP 的核心理念是将基于企业管理中成熟的资源计划模式运用在医院运营管理中。HRP 与医院业务系统信息相互融合，对采集的信息进行分享和转化，形成整套的医院管理流程运行模式。

HRP 聚焦医院的人力资源、财务资金、物资设备、医疗、教学、科研、药品、护理、医技九大主要功能点，贯通医院的资金流、物流、业务流三条主要流程主线，以医疗机构的经济视角重点关注医院财务状况、经营状况以及运营效率等。HRP 功能架构如图 3. 1 所示。在引入 HRP 后，医院改变了以往的财务系统，使财务核算和预算系统相互串联，形成较为有效的人力资源管理模式；通过把医院的重要卫生资源作为管理对象，实现深入、广泛的精细化管理。

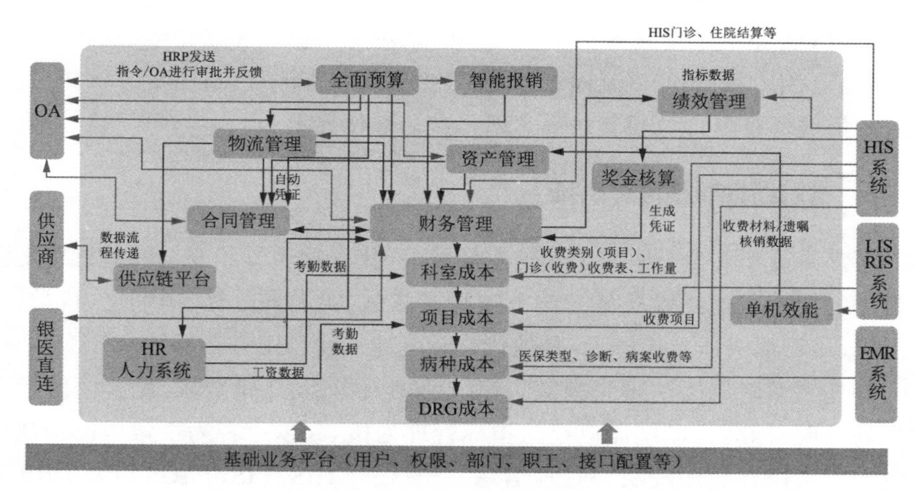

图 3.1　HRP 功能架构

## 3　医院办公自动化系统

医院办公自动化系统（OA 系统）将日常办公中的行政公文运作、信息发布、内部邮件、医院文档管理、职能部门管理服务等功能实现信息化和一体化（图 3.2）。通过 OA 系统中的流程设计，院内各科室、各部门的工作按照系统设计的程序流转，规范了日常业务管理，降低了办公成本，使医院智慧管理工作的质量和效率显著提高。

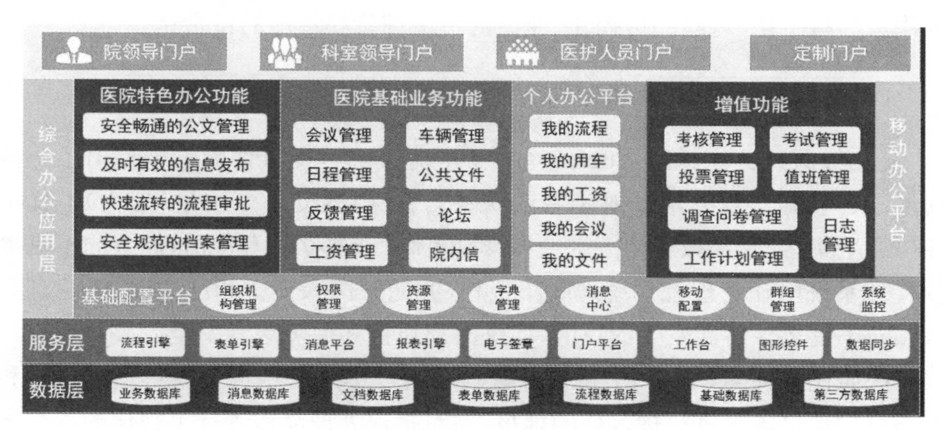

图 3.2　医院办公自动化系统功能架构

医院OA系统采用B/S架构，支持PC端浏览器访问和移动端小程序访问，采用灵活易用的Flowable流程设计器，自由定制工作流程，自由定制新闻栏目，可随时扩展栏目，自由定制门户，实现门户多样化显示。

## 4 医院质控管理信息系统

医疗质量和安全是医院工作的生命线，强化医疗质量和安全的监管更是医院管理的根本。建立以质量为核心的管控体系，实现规范化、精细化、科学化、标准化，最终形成体系化建设，是现代化医院建设管理工作目标要求。

青岛大学附属医院按照国家医疗行业相关指南、政策要求，结合医院运营需求为导向（标准），以统计口径与指标管理为核心，以患者为主索引而构建数据索引模型搭建了医院质控管理信息系统，整合HIS、LIS、PACS以及HRP等多个业务系统，通过采集、清洗和整合数据，构建运营数据中心（ODR），打破数据孤岛统一数据来源。该系统包括十大主题功能应用，围绕医院质量安全管控持续改进，以“标准—指标—目标—评价—考核—分析—改进—预防—持续改进”为主线，实现质量管控的常态化及持续性改进的管理闭环，实现指标智能监测、指标问题溯源、统计工作协同和PDCA闭环质控管理。其总体架构如图3.3所示。

医院质控管理信息系统解决了统计工作中存在的“报得慢、报不准、无法查、难落地”问题，达成“防失误、看得见、管得住、可改进”之工作目标，最终实现决策的科学化、风险的可控化、业务的可追溯化和管理的日常化。

## 5 医院医疗质量（安全）不良事件管理系统

《三级医院评审标准（2020年版）》中对医院不良事件的管理提出了明确的要求，“以减少诊疗活动对患者的伤害为目标，建立医疗质量（安全）不良事件信息采集、记录和报告相关制度和激励机制”。建立一套便捷、高效的不良事件管理系统能让管理者系统地收集资料，并通过深入分析和学习，最终达到有效预防不良事件再次发生的目的，促进医疗质量和保障患者安全。

医院医疗质量（安全）不良事件管理系统以标准的结构化表单形式让各科室不良事件报告员进行规范化的填报，并对报告处理流程进行可视化的跟踪和管理，从而形成“填写报告—审批流转—统计分析—事件评估—原因分析—制定对策—跟踪改进”的PDCA全流程闭环管理，为及时采取适当的管理措施和

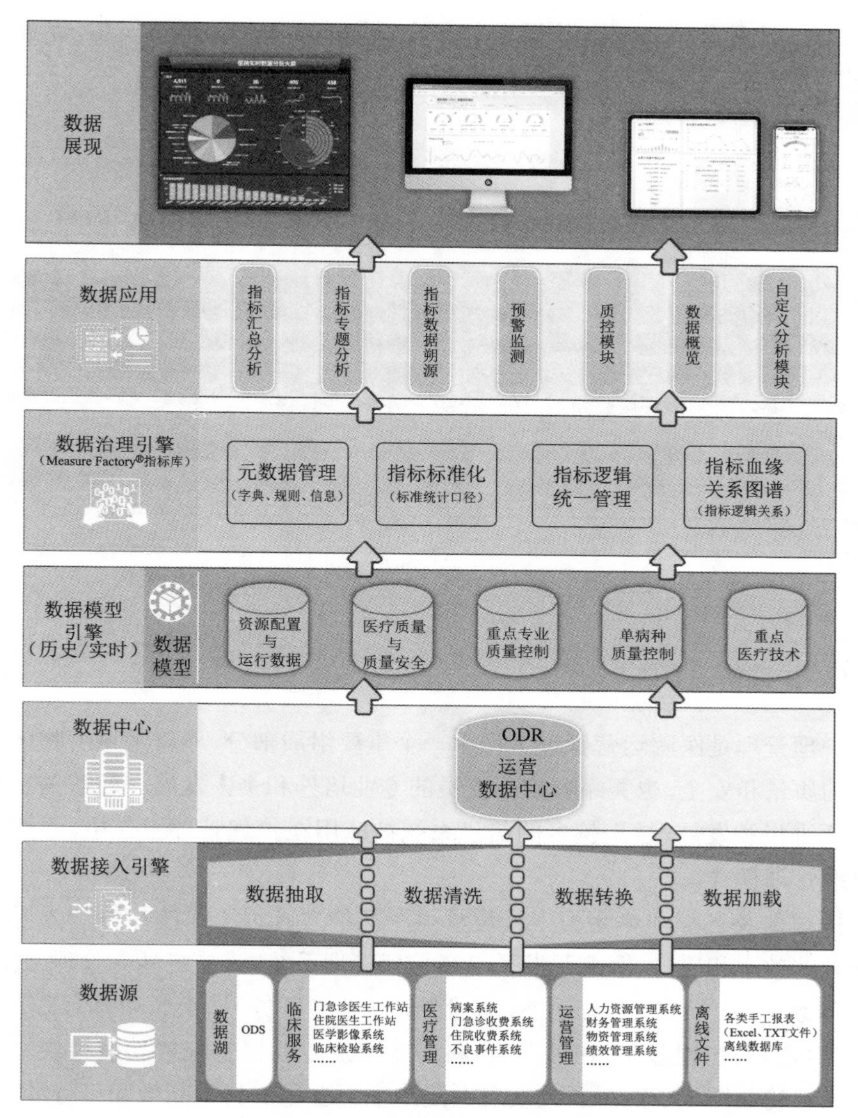


图 3.3　医院质控管理信息系统总体架构

流程、制度改进提供了良好的量化依据。其功能架构如图 3.4 所示。该系统结合医院管理制定报告制度和流程，融入 PDCA（质量管理环）的理念，形成医疗安全不良事件上报的闭环管理以及全面直观的事件分析，提高医院不良事件的上报率和上报质量，进行标准化的统一监管和全面管理，将医院的不良事件管理规范化、流程化、精细化，从根本上有效预防不良事件的再次发生，促进医院提高医疗质量，保障患者安全。

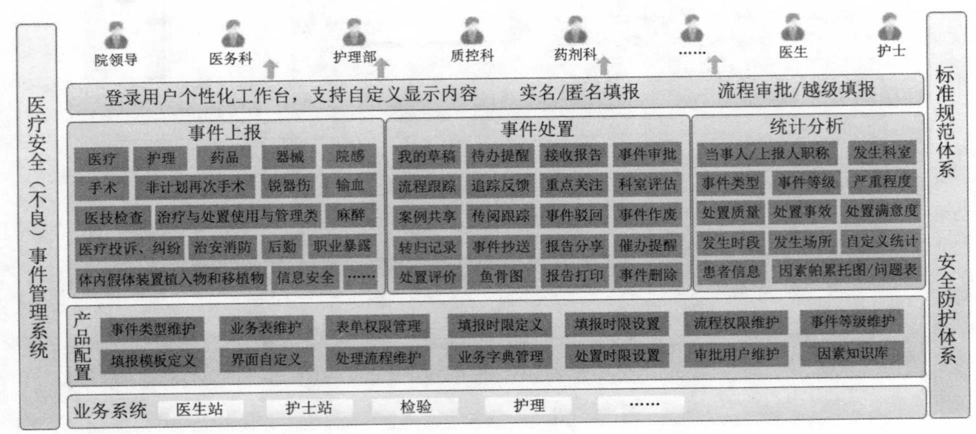


图 3.4　医院医疗质量（安全）不良事件管理系统功能架构

## 6　护理管理系统

护理管理是医院运营管理工作中一个重要组成部分，不仅关系着临床诊疗工作的质量和安全，也关系着护理人员的专业培养和个人发展。随着信息技术的不断进步和发展，越来越多的信息系统被应用在护理管理工作中，并逐渐取代传统管理模式。

护理部及各护理单元护士长是承担医院护理管理工作的主体。为提高护理管理的效率和质量，医院开发了一套护理管理系统。该系统涵盖管理工作台、组织体系、护理档案、人员动态、质量控制、科室事务、护士长手册、工作量统计、实习进修、护理教学、护理调查、科研管理及专业组管理等功能模块。该系统功能架构如图 3.5 所示。为实现医院护理管理更加科学高效和可持续发展，该系统将护理管理过程中需要关注的重点内容进行全面梳理、归纳、整合，通过与医院 HIS、EMR、移动护理系统等系统进行数据互联互通、数据挖掘，搭建了科学的人事管理模型、质量管理模型、层级管理等模型，同时也通过数据治理，生成统计报表，为管理者提供决策分析。

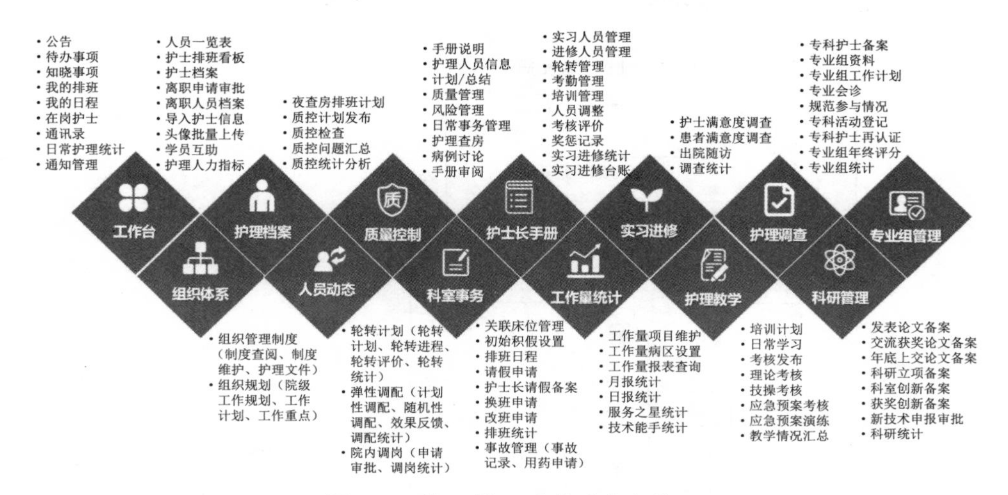


图 3.5　护理管理系统功能架构

## 7　医院病案无纸化管理系统

随着现代医院的规模不断扩大和我国医药卫生体制改革的迫切需要，纸质病案管理方式的弊端不断暴露出来，如纸张容易破坏、霉变，搬运耗费大量人力、物力，储存占用空间本已紧张的库房，消耗大量的纸张、硒鼓耗材等。为了解决以上弊端，青岛大学附属医院建立医院病案无纸化管理系统，实现将患者住院期间的病历资料以 PDF 文件的方式归档保存，不再打印纸质病历在病案室存储。

医院病案无纸化管理系统主要包括 PDF 文档的生成、纸质资料的扫描、病案打印等模块。具体工作流程（图 3.6）：① 医生和护士提交病历后，科室质控员查看生成的 PDF 文件，检查病案的完整性和正确性，完成病案的科室质控。② 病案回收人员去科室收回被科室审核通过病案的纸质部分资料，并将这部分资料扫描成 PDF 文件，确认无误后，在系统中将该病历置收回状态，确保每一份病案都不漏收、不错收。③ 病案编目员根据 PDF 文档内容对收回状态的病案进行编目。④ 病案质控员对已编目的病案进行终末质控。如果病案合格，则该病案质控通过，病案自动归档；如不合格，则将该病案退回给科室质控员，由科室修改后再次提交。⑤ 病案复印人员可以将处于归档状态的病案打印出来给患者。

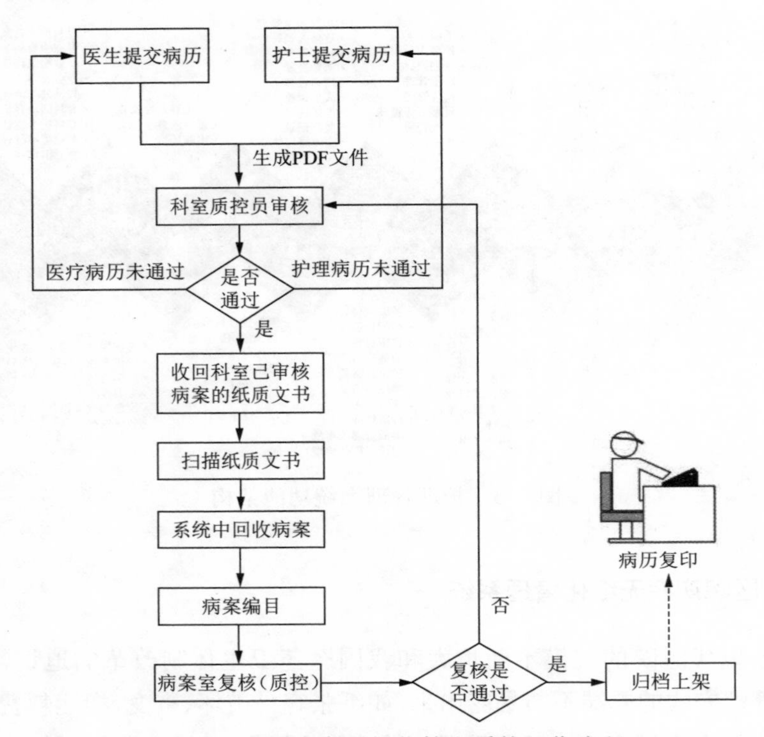


图 3.6　医院病案无纸化管理系统工作流程

病案无纸化归档是医院病案管理工作的一次飞跃提升，可以大幅度消减医护人员花费在纸质病案上的时间，将更多的时间还给病人；提升了病案管理工作的内涵，使病案工作的重心从纸质病案的装订、上架转向更加强调病历的内在质量；减少了资源消耗，节省了运营的人力、物力、财力成本，是医院实施精细化绩效管理的必然选择。

## 8　医院感染管理系统

医院感染是指住院病人在医院内发生的感染，包括在住院期间发生的感染和在医院内获得出院后发生的感染。医院感染管理信息化工作的目标是借助信息技术手段，通过精准筛查、主动预防干预、闭环管理，高质量、高效率完成医院感染管理工作。

医院感染管理系统建设参照国家和行业规范，实现了全面化、规范化、流程化、精细化的业务管理，实现了跟 HIS、电子病历系统 EMR、临床检验系统 LIS、影像系统 PACS 和病理系统等信息互联互通，完成了患者感染数据整合，依据医院感染管理监测、诊断等专业筛查策略，实现医院感染管理的信息化。

如图 3.7 所示，医院感染管理系统建设了综合监测模型库，管理部门可以设置检验项目、手术、特定医嘱、日常病程等的关注度。通过系统智能运算发现疑似感染病例，并给临床科室发消息提醒临床关注此病人，临床通过自己的判断决定是否上报院感报告和三大目标性监测报告。医院感染管理部门通过这些报告做出的统计进行前瞻性监测，有效降低医院感染发生率，进一步保障医院医务人员职业安全及患者诊疗安全，提高医务人员职业暴露的科学防护能力。

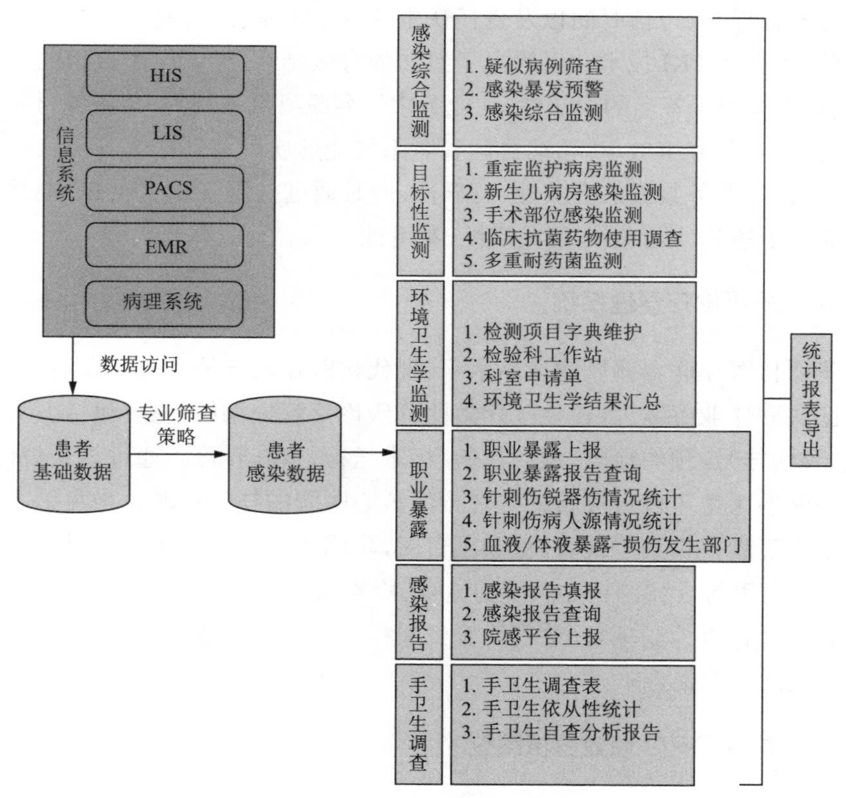

图 3.7　医院感染管理系统功能架构

## 9　电子签名管理系统

电子签名就是通过密码技术对电子文档的电子形式的签名。2004 年 8 月

28日颁布的《中华人民共和国电子签名法》指出，有条件的医疗机构电子病历系统可以使用电子签名进行身份认证，可靠的电子签名与手写签名或盖章具有同等的法律效力。基于用户身份真实性需求、电子病历的完整性需求、医患双方行为的可追溯和抗抵赖需求以及电子病历的合法性需求，建立一套面向全院的数字证书发放管理体系，以数字证书作为用户的有效身份凭证，实现基于数字证书的高安全性、高可靠性的登录认证，保证用户身份真实可信。

电子签名可以有多种实现方式，通过基于UKEY的可信电子签名实现基于数字证书的身份认证、关键业务环节的电子签名和时间戳应用，实现医疗数据的完整性保护、可信时间以及责任认定等安全需求；通过基于手写板数字签名系统，可以将PKI技术和手写电子签名的有效结合，保证电子数据的安全可靠，满足手写电子签名的合法性，让业务中签名脱离纸张制约，节省耗材和管理成本，提高业务办事效率；移动协同签名系统能够实现移动端强身份认证和电子签名，保障业务数据的真实性、可靠性，同时通过扫码签名实现PC端强身份认证和电子签名，增加签名的灵活性、易用性。

## 10 分级诊疗管理系统

集团化医疗联合体以建设高水平、现代化医疗联合体为改革发展目标，基于集团医联体业务需求，建设医疗集团分级诊疗管理系统，主要包括五大功能模块：预约挂号、预约检查、预约检验、标本送检、双向转诊。通过该系统，集团下级医院的医生可以直接帮助患者预约核心医院的挂号资源。当集团下级医院无法为患者提供某些检查、检验项目时，集团下级医院的医生可以通过分级诊疗平台帮助患者预约核心医院的检查、检验项目。患者按预约日期至核心医院缴费后做检查检验项目，检查检验结果报告回传至分级诊疗管理系统，集团医生可在线查看报告单。

## 11 住院DRG绩效分析系统

诊断相关分组（Diagnosis Related Groups，DRG），是用于衡量医疗服务质量效率以及进行医保支付的一个重要工具。DRG本质上是一种疾病聚类统计方法，根据年龄、疾病诊断、并发症、治疗方式、病症严重程度及转归等因素，将患者分入若干诊断组，组内可比性强，是很好的数据标化工具。

住院DRG绩效分析系统是一种集数据采集、统计分析、绩效评价、决策支持于一体的医院管理软件，采用 DRG（诊断相关群）分类方式对医疗服务进行评估。住院 DRG 绩效分析系统通过对患者病历信息进行采集，利用 DRG 分类方式对医疗服务进行评价，为医院管理决策提供有力支持。

如图 3.8 所示，住院 DRG 绩效分析系统的核心功能包括病案首页质控、在院病例智能分组、医保费用监控、院内绩效评价等。医院利用 DRG 系统实现病例日监测，每天通过接口抽取前一天编目完成的病人首页数据，使职能部门及时了解分组信息、编目是否异常等情况，便于尽早发现问题并及时整改；每月初由病案部门上传确认好的数据，并将数据开放给临床科室，确保临床科室看到准确的数据，减少对于数据的疑问。

住院 DRG 绩效分析系统是一种有效的医院管理工具，不仅帮助院内的医务部、财务部、医疗保险与收费管理部、运营管理部等职能科室进行院内的精细化管理工作，更好地掌握医院的经营状况，提高医疗服务质量，降低医疗成本，提高医院的整体绩效，同时深入应用到各临床科室，为院内的绩效考核和医疗服务质量提升提供强有力的支持。

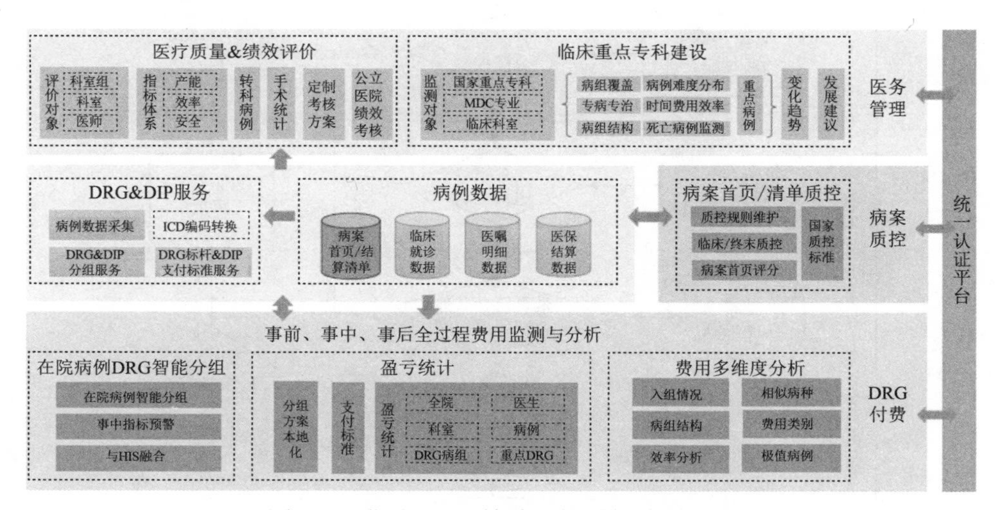


图 3.8　住院 DRG 绩效分析系统功能架构

## 12　医院抗菌药物管理系统

抗菌药物的滥用和不当使用可能导致细菌耐药性的增加，利用信息技术来管理、监测、优化抗菌药物的使用显得尤为重要。医院建设抗菌药物管理系统开展院内抗菌药物管理工作，主要包括以下几个方面。① 抗菌药物处方监测：

系统可以对医生处方抗菌药物的情况进行监测和评估，通过严格的处方审核和规范，避免不必要的抗菌药物使用，减少滥用和耐药性风险。② 统计和报告：系统可以收集、统计和分析医院抗菌药物使用的数据，生成相关报告和趋势分析，帮助主管职能部门了解抗菌药物的使用情况和趋势，以便制定相关措施。③ 抗菌药物审查委员会支持：系统可以为医院抗菌药物审查委员会提供数据和分析支持，协助制定相关政策和指导原则。④ 报警和提醒：系统可以设定抗菌药物使用的限制和提醒，当医生处方超出规定的用药范围时，系统会发出警报，提醒医生重新评估处方的合理性。其工作流程如图 3.9 所示。

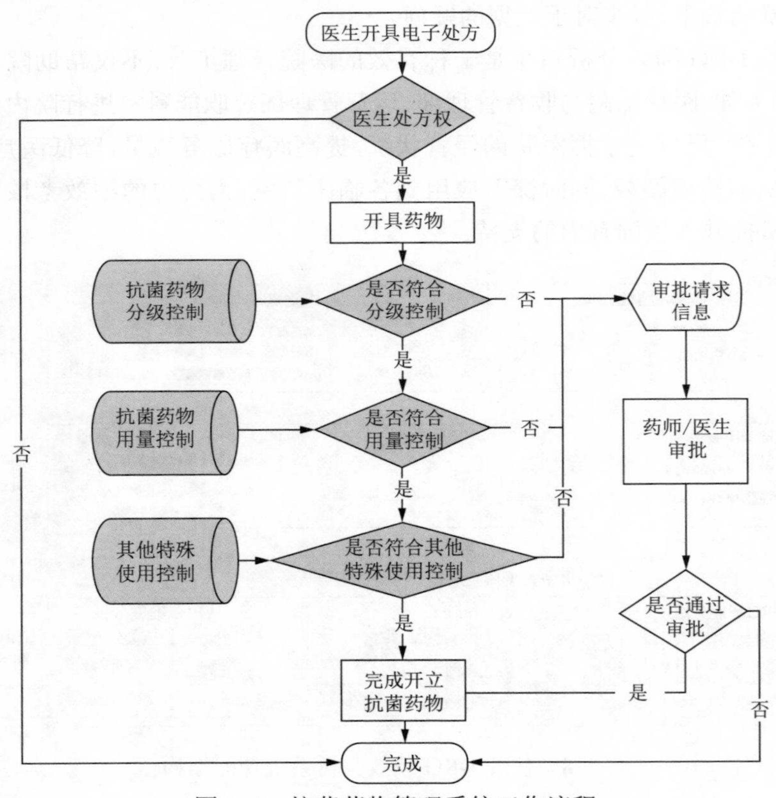


图 3.9　抗菌药物管理系统工作流程

抗菌药物管理系统的应用有助于优化抗菌药物的使用，防止滥用和耐药性的增加，提高医院抗感染治疗的效果，并保障患者用药安全。这对于提高医疗质量、降低医疗费用、保护公众健康具有重要意义。

# 第4章

# 患者服务信息系统

青岛大学附属医院　李金苗

## 1　引言

患者服务信息系统主要是面向来医院就诊的患者及其家属而建设的信息系统，为患者提供诊前、诊中、诊后的全流程智慧化服务。本章主要介绍医院患者服务相关信息系统，为读者了解医院患者服务信息化建设提供帮助。

## 2　门诊自助服务信息系统

为减少患者非诊疗环节的排队等候，优化患者全流程就医体验，医院建设门诊自助服务信息系统，为患者门诊就诊过程提供便利。医院自助服务系统全面支持身份证、社保卡、区域诊疗卡等实体卡介质和健康码、医保电子凭证、居民码等虚拟卡（码）作为卡介质在全业务流程中的使用，自助设备支持现金、银行卡、微信、支付宝、医保账户、电子医保凭证支付等多种支付方式。

门诊自助服务信息系统提供建档、挂号、预约、患者信息修改、物价信息查询等服务；根据各区域科室功能分布不同，还可以部署不同功能集成的门诊服务信息系统如提供挂号、预约、缴费、电子病历打印等功能的自助服务系统。在医技科室附近还可以部署集成报到、缴费、报告打印、胶片打印等服务的自助服务系统。在门诊药房区域部署自助发药机自助发药。真正做到“数据多跑路，患者少跑腿”，随时随地贴心服务，无障碍就医。其部署架构如图 4. 1 所示。

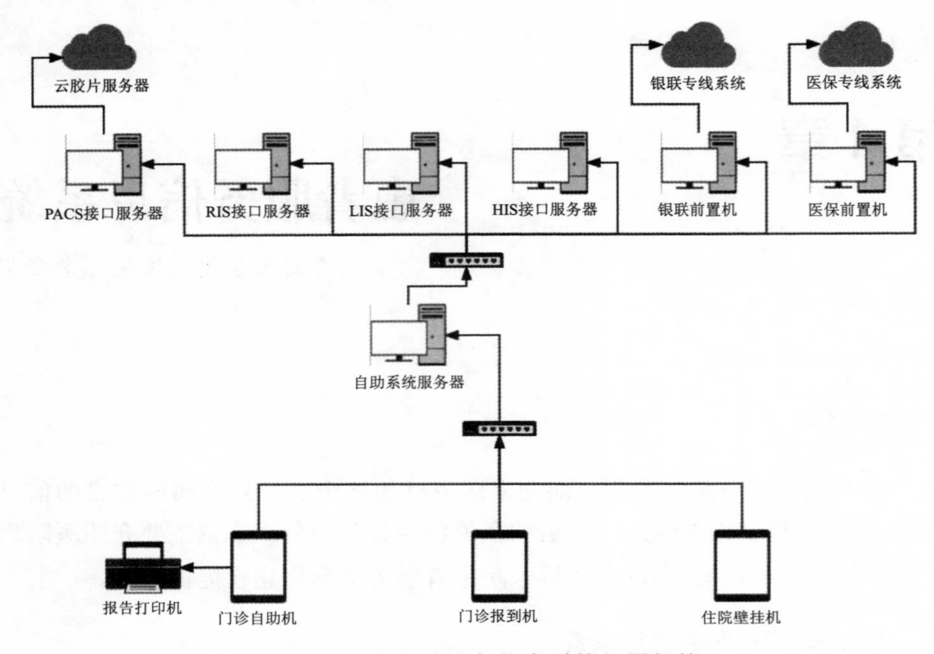


图 4. 1　门诊自助服务信息系统部署架构

## 3　互联网医院系统

医疗服务领域新形态不断涌现，“互联网 + 医疗”作为其中突出的一种，在挂号结算、远程诊疗、咨询服务等方面被广泛应用。2018 年，国务院办公厅印发《关于促进“互联网 + 医疗健康”发展的意见》，提出允许医疗机构开展部分常见病、慢性病复诊等互联网医疗服务，为“互联网 + 医疗健康”明确了发展方向。

互联网医院构建了涵盖院前、院中、院后，线上 + 线下相互协作的互联网医疗服务立体模型，为患者提供诊前、诊中、诊后的闭环服务。互联网医院以医院 HIS 为基础，患者端通过微信小程序和院内网络的互联互通进行数据交互。互联网医院系统主要业务功能包括以下方面。① 图文问诊：患者通过微信小程序，在线预约网络门诊，线上咨询。② 药品配送：在线问诊结束后，如果有药品续方，则由医院药师审核后，患者可以选择来院自提或通过物流配送到家。

③ 预约检查：在线问诊结束后，如果需要去医院进一步检查、检验或住院，医师可以在互联网医院为患者进行预约。④ 线上缴费：在互联网医院开展的各种服务项目，均可线上缴费。⑤ 慢病随访：通过互联网医院，可以进行慢病的全程管理，实现预防、治疗、护理、教育、管理等一体化服务。⑥ 视频云存储：通过租用第三方云服务器，利用先进的视频平台，记录并长期存储互联网医院的就诊视频，以备查阅。其功能架构如图 4.2 所示。

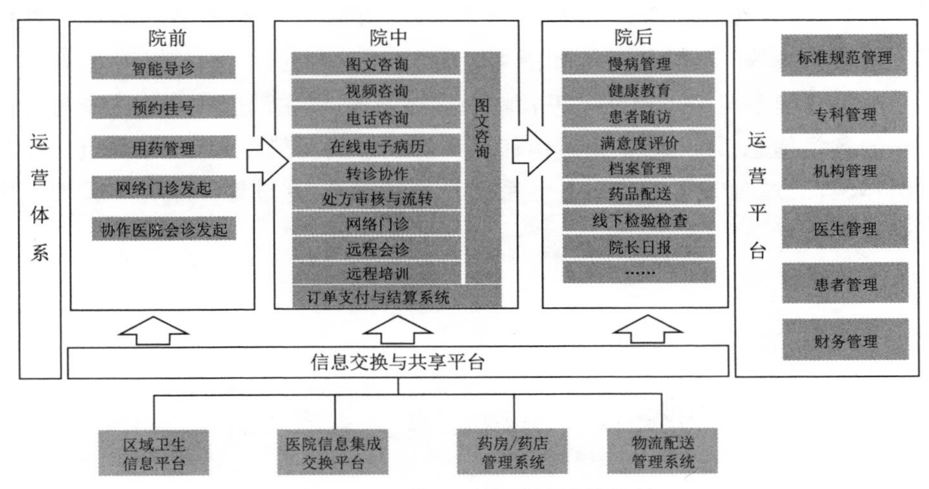


图 4.2　互联网医院系统功能架构

## 4　移动化智慧就医信息系统

随着移动互联网的日益普及，移动用户规模迅速扩大，手机已成为重要的交流工具。基于微信公众号建设智慧医疗服务信息系统，具有用户广、黏性强、精准度高、互动性强、使用方便快捷等优点，已被越来越多的用户所接受。建设移动化智慧就医信息系统，旨在简化就医流程、方便患者就医、改善就医体验，从而为患者提供高效、优质、便捷的医疗服务。

基于微信公众号的移动化智慧就医信息系统为患者提供预约挂号、门诊缴费、报告查询、智能导诊、检查改约、云影像、体检预约、院内导航、健康宣教等功能。住院患者可以在系统中进行自助入院、查看住院清单、交住院押金、查看出院带药信息等。患者在就医过程中，系统会为患者精准推送消息提醒，包括处方信息、用药提醒、检查检验注意事项、手术通知、出院提醒等。

## 5　一站式健康服务平台

基于微信小程序开发的以患者服务为核心的一站式健康服务平台，功能涵盖院前分诊、预检、宣教，院内餐饮服务、病员服预定、停车引导，以及院后的门诊随访、门诊患者康复管理、门诊患者用药提醒、住院患者长期管家式服务、互联网＋护理、院级科级专病级随访、用药管家、互联网＋药学、人工智能个性化信息管理服务等。其功能架构如图 4.3 所示。

一站式健康服务平台贴近患者就医实际场景，以主动服务形式为患者提供所需的各类信息，建立增强患者信任感和舒适感的场景化知识讲解平台，提升就医体验，通过细节主动式服务体系提升医患关系，通过连续服务和管理优化促进患者康复。

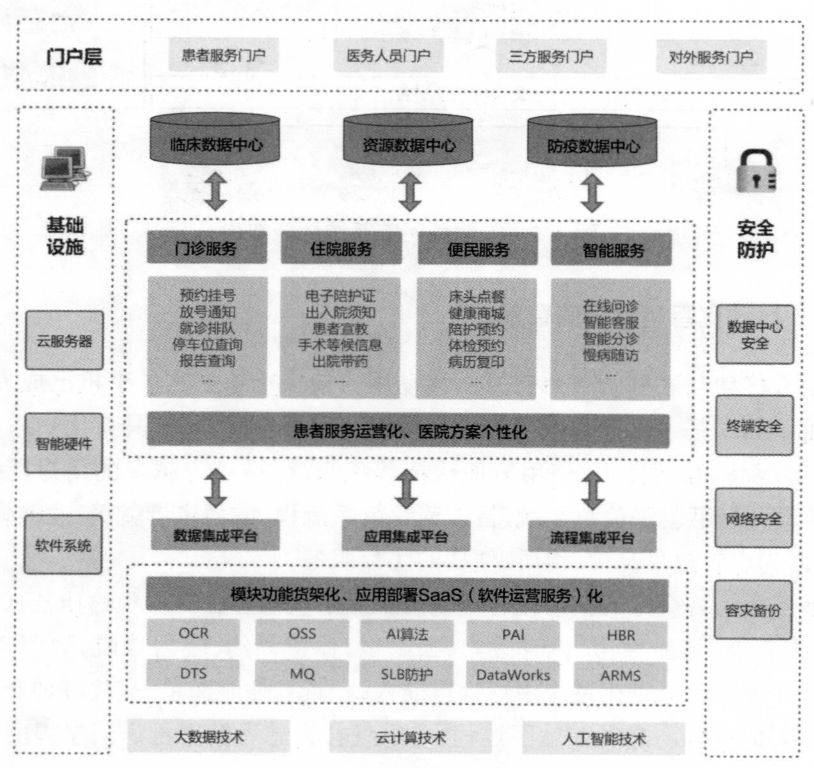


图 4.3　一站式患者健康服务平台功能架构

# ·临床业务篇·

# 第5章

# 电子病历集成视图的研究与应用

青岛大学附属医院　管晓飞　李鹏飞

## 1　引言

随着医院信息化建设水平的不断提高，各种医疗信息逐步实现了数字化，这不仅提高了医院行政管理效率和医务人员的临床工作效率，方便了患者就诊，而且产生了宝贵的医疗数据。每一位患者的医疗数据都来自他历次的就诊记录，这些数据能够为下一阶段的诊疗工作提供极其丰富的参考信息，但是，这些数据通常分散显示在多个页面，甚至多个系统中，医护人员通常需要对多个系统、多个页面进行多次访问才能了解患者详细病情信息和疾病发展过程，占用了医务人员大量时间，影响了工作效率。电子病历集成视图借助医疗数据可视化技术，可以在一个界面中以直观方式显示患者当前各生命体征（体温、脉搏、血压、呼吸）、检查检验、医嘱等患者重要的观察指标，以及病历文书、手术记录、诊断记录等重要文字记录，并能以时间切换的方式显示此前任意上述指标的情况、相互关系和趋势，对于辅助临床诊断，提高医疗质量有着重要意义。

## 2　电子病历集成视图的研究

### 2.1　电子病历的特点

电子病历以电子化的形式记录病人在医院全部诊疗过程的原始记录，它包括病案首页、检验检查报告、手术记录、医嘱信息、病程记录、出院记录、护理记录等全部诊疗数据。这些数据包括结构化的信息、非结构化的信息、图形图像信息等多种类型，分散显示在多个页面，医务人员往往无法直观看到并分析各种数据之间的关联关系。为了做出一个诊断，医务人员往往需要不断地在电子病历的不同页面间切换，靠大脑临时记忆各个页面的部分关键数据，然后再做分析，既费时又费力。

### 2.2 电子病历集成视图

电子病历集成视图的设计借助了传统纸质病历时代医务人员制订诊疗方案的方法。传统工作中，医务人员通常将一个病人的多份相关的病历资料收集起来，按照时间顺序摆放在一起，寻找数据之间的关联关系和数据背后隐藏的信息。电子病历集成视图应用数据可视化技术，在一个界面中以直观方式集中展现患者当前各生命体征、检查检验报告、医嘱信息、病历文书、手术记录、诊断记录等，并可以通过切换时间显示此前任意上述指标的情况、相互关系和变化趋势等。

在电子病历集成视图中，各种电子病历数据的前后、因果关系一目了然，医护工作者不仅可以观察患者的各类诊疗数据，从整体上把握其病情发展情况，还可以直观地查阅在病情不断变化的情况下，对患者所进行的各种处置护理情况，比如诊疗计划的制订、执行情况及其临床效果等等，同时也可以轻松地翻阅患者的历史病历数据，为辅助下一步的临床诊断提供参考。

### 2.3 电子病历集成视图的显示方式

目前主流的电子病历集成视图显示方式主要有三种，包括模块化平铺方式、基于 LOD（Levels Of Detail）思想的数据导航方式、以时间为轴线集成方式。模块化平铺方式是将病例数据首先分类，然后再将不同类别的数据在页面中分模块显示，实现医疗数据的平铺式集成显示。这种平铺式的数据集成方式是一种比较初级的集成视图，很难显示出数据之间的关联关系。基于 LOD 思想的数据导航方式的集成视图，通过控制数据显示的粒度，展示不同层次的数据集成视图，医务人员可以通过点击不同的部位，详细展示某部位的诊疗数据，但这种方式的集成视图对软硬件要求都比较高，实现难度较大。以时间为轴线的集成显示方式选择平面中一个方向为时间轴线，按时间先后顺序展示患者的诊疗工作，将患者的各类诊疗数据显示在一个页面中。时间轴线方式特别适合展示时序的数据，可以揭示数据的变化趋势，而电子病历中的大部分数据和时间有着紧密的关系，所以以时间为轴线的集成视图是目前最主流、应用最广泛的电子病历集成视图显示方式。

本章研究应用设置时间轴线的数据集成思想，提出了基于“时间－事件”的二维集成视图方案。该方案中选取二维平面中的一个方向为时间轴，以天为基本单位，用该方向的坐标值表示病例数据的日期信息；选取垂直于时间轴方向为事件轴，按类别排列各种诊疗事件，如诊断记录、检查医嘱、检验医嘱、长期医嘱、临时医嘱、生命体征、出入量、手术记录、病历文书等。如果同一类诊疗事件在一个基本单位时间内有多次记录，就按照事件发生的先后顺序，垂直于时间轴排列；如果事件类型为连续性、周期性数据采集或诊疗活动，则用直线或曲线沿时间轴方向延伸，图形化展示数据随时间的发展变化和趋势。基于“时间－事件”的二维集成视图使医护人员能够直观地看到疾病的诊疗过程和病情变化情况，轻松查阅检查检验报告和病历文书，对辅助医护人员分析医疗数据和制订下一步的诊疗方案，有着极大的帮助作用。图5.1为基于“时间－事件”的二维集成视图页面布局示意图。

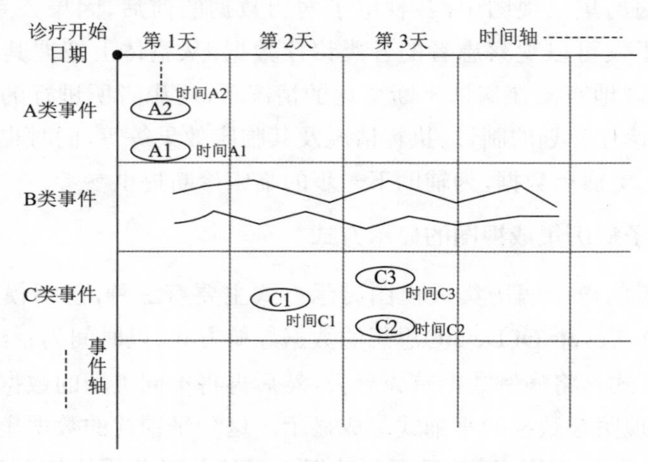


图5.1 “时间－事件”的二维集成视图页面布局示意图

## 2.4 电子病历集成视图的动态定制

电子病历集成视图的动态定制是指医护人员在使用HIS时，在不修改源代码的前提下，可以根据自己的需要，自由选择在页面中显示的内容，进行个性化配置，并且在页面关闭时，系统能够自动保存所选择的配置项。在医护人员下次登录系统查看其他病人的电子病历集成视图时，上次配置的项目就会自动展现。集成视图的动态定制，可以解决电子病历集成视图页面过大、页面内容过多给医护人员带来的信息干扰和视觉疲惫问题，医护人员可以集中精力分析自己所选择显示的数据，提高诊断的效率和准确性。

## 3 电子病历集成视图的应用

电子病历集成视图使得医务人员可以在一个页面中看到患者的所有诊疗信息，将该项技术应用到住院医生工作站系统和门诊医生工作站系统中，对提高医疗质量、开展临床诊疗工作意义非凡。

### 3.1 电子病历集成视图在住院医生工作站中的应用

医生在病房准备查房或者给住院患者开具新医嘱之前，需要了解患者的诊断信息、所处的诊疗阶段以及患者入院以来的病情发展情况和诊疗过程，另外还需要查看患者的检验检查报告、长期和临时药品医嘱等详细信息。如果医生在 HIS 中一项项查阅这些信息，一定会占用医生大量的时间和精力，影响工作效率和医疗质量的提高。

住院电子病历集成视图功能使得医生可以在一个界面中了解患者在住院期间的生命体征数据变化趋势、检验报告、检查报告、长期和临时药品使用情况、诊断记录、手术记录、病历文书等。医生可以通过切换日期，轻松翻阅病人历史病历数据，还可以将多次检验、检查结果横向比较，并进行图行化展示。住院电子病历集成视图能够帮助医生快速了解患者病情，为制订下一阶段的诊疗计划提供参考信息。

### 3.2 电子病历集成视图在门诊医生工作站中的应用

门诊医生在接诊病人时，需要了解病人的基本病情，疾病的发展过程，近期在门诊上做过哪些检查检验、用药情况等，这往往需要医生花大量时间在问诊方面，如果遇到患者描述不清，还可能会干扰医生的诊疗活动。

门诊电子病历集成视图使得门诊医生可以在一个页面中查看患者在院内的历次门诊诊疗信息，如就诊专家、诊断信息、处方信息、检查报告、检验报告以及其他辅助治疗等。这些信息可以为医生提供参考，以便提高门诊诊断的准确性，同时也可为患者减少一些不必要的检查，减轻患者负担。

### 3.3 住院和门诊电子病历集成视图之间的一键切换

住院医生在查看住院患者的电子病历集成视图时，有时需要了解患者在门诊上的诊疗信息；同样，门诊医生在接诊门诊病人时，有时也需要了解患者是否有住院情况以及住院期间的诊疗记录。住院和门诊电子病历集成视图中都设置了快捷按钮，方便医生在两个界面之间一键切换，快速获得患者诊疗信息，辅助临床诊断。

## 4 本章小结

电子病历集成视图为医护人员开展临床工作提供了重要的辅助功能，满足了医护人员根据需要自我定制数据展示方案的需求。本章研究从分析电子病历的特点开始，介绍了电子病历集成视图的概念、原理以及主要的电子病历集成视图方式，提出了基于“时间－事件”的二维集成视图，实现了电子病历集成视图的自我定制功能，最后介绍了电子病历集成视图在住院医生工作站系统和门诊医生工作站系统中的应用。

电子病历集成视图功能还有很多有待进一步完善的地方，比如在集成视图下对病历文书的编辑与更新、影像图片的展示与对比等，这些都是下一步工作中的重点和努力方向。

# 第6章 临床护理信息系统的研究及建设

青岛大学附属医院　王晓丽　王　鑫

## 1　引言

随着现代信息技术的飞速发展，医疗行业的信息化建设也日趋完善。在市场经济大背景下，除了优质的医疗服务、高端的医疗设备、合理的医疗收费等因素外，高水平的信息化建设正成为大型医院增强核心竞争力的一个着力点。医院信息系统（HIS）是指通过计算机软硬件及网络通信技术对医院的人、财、物进行综合管理，对临床医疗活动中的数据进行采集、存储、处理、传输、加工，生成各种数据，从而为医院的整体运行提供自动化管理和各种服务的信息系统。临床护理信息系统是 HIS 的重要组成部分，该系统对临床护理工作中的信息进行采集、存储、传输、处理，改变了传统的临床护理工作模式，对于提高护理工作的质量、效率，以及彻底贯彻“以病人为中心”的理念都有重要的作用。本章对青岛大学附属医院新一代临床护理信息系统的功能、架构、应用等方面进行详细介绍，分析 HIS 在临床护理工作方面的积极作用。

## 2　临床护理信息系统的发展

我国对临床护理信息系统的应用始于 20 世纪 80 年代末 90 年代初，最初其只是登记病人基本信息及记录护理相关费用的简易信息系统，后逐步发展成为与临床护理密切结合的、全院性的住院护士站系统。现在，新一代的临床护理信息系统将固定护士站系统和移动终端护士站系统（以掌上电脑（PDA）、移动电脑等为载体）紧密结合。新系统的功能覆盖了病房护士医疗管理、病人床位管理、医嘱处理、护理计划、临床观察、体征记录、护理电子病历、给药管理、费用管理等功能。系统通过无线网络实现了HIS向病房床旁的扩展和延伸。护士可通过移动终端系统实现床旁病人信息查询，采血、输液信息核对，生命体征录入，条码扫描等功能。新一代的临床护理信息系统优化了护理工作流程，实现了护理工作全流程数字化管理。

## 3 临床护理信息系统的架构

为了适应临床护理工作的应用需求，在医院局域网建设过程中需要建设有线、无线两个网络架构，以建立信息传输的硬件平台，并为护理人员配置固定护士站和移动终端护士站，作为临床护理信息系统运行的载体。在软件方面，开发固定护士站系统和移动终端护士站系统，实现护士与医生、医技等人员分享病人各类数据信息。固定护士站系统实现了与HIS的高度集成；移动终端护士站系统作为一个独立系统开发，通过中间件技术对HIS部分数据进行访问和操作，实现对病人的床旁护理，这样既方便系统的维护也方便未来的系统扩展。临床护理信息系统以医院局域网为信息传输平台，通过中间件技术、无线网络传输技术，实现与医院HIS的紧密连接，通过移动终端（如PDA、移动电脑推车等）将病人信息延伸到床旁。其整体架构如图6.1所示。

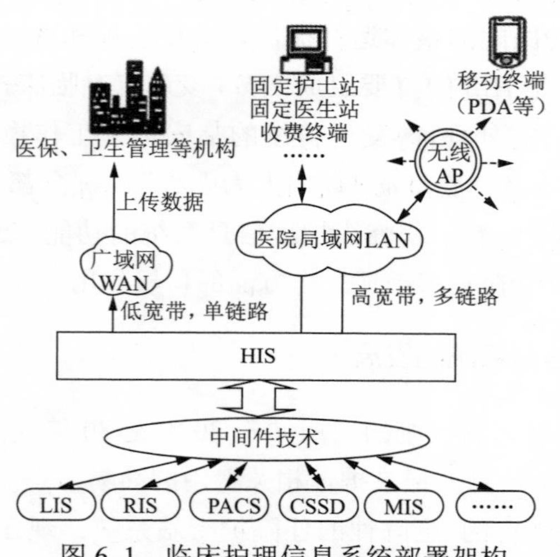


图6.1 临床护理信息系统部署架构

# 4　临床护理信息系统的应用

## 4.1　固定护士站系统

固定护士站系统是临床护理信息系统的骨干系统，它由十几个模块构成，主要包括首页浏览、医嘱单、体温单、医嘱处理、电子病历、护理病历、病历浏览、责任护士、药品统计、费用管理、科室转移、出院办理、出院查询等。

### 4.1.1　首页浏览、医嘱单、体温单、医嘱处理

通过固定护士站系统首页浏览功能，护士可以浏览其所在病区的基本情况，如在院人数、等待人数、空余床位等。在每个病人的床位图上面能够看到该病人的姓名、登记号、责任医师、诊断信息、保险类型等基本信息。并且，每个床位上都用约定的符号提示该病人需关注的信息，如有新医嘱、需测体温、有过敏史、护理级别等。医嘱单功能用于浏览病人从入院到当前所有的医嘱，包括已执行和未执行的，方便护理人员了解该病人的整体治疗过程。体温单功能用于记录病人每天的生命体征参数，并可以自动生成体温和脉搏曲线，告别了护士尺标手画的历史，提高了护理工作效率。医嘱处理功能是护士用来处理各类医嘱问题，包括执行医嘱、补录费用临嘱、撤销已执行医嘱等，是系统的一项核心功能。

### 4.1.2　护理病历、电子病历、病历浏览

护理病历主要用于记录危重病人的护理信息，各科室可根据自己的特点，制作危重病人护理记录单模板，既统一了护理信息的记录格式又提高了护理危重病人的工作效率。电子病历用于记录一般住院病人的护理信息，如对一级、二级、三级护理病人的护理、治疗信息，它记录了护士在护理病人过程中的所有活动，没有固定的格式。通过病历浏览功能，护士可以浏览医生给病人所写的病程记录，护士可以更进一步了解病人的病情。

### 4.1.3　责任护士、药品统计、费用管理

责任护士功能用于为病人指定具体负责的护士，这样可以使护理责任更加明确，有利于护理人员给病人提供更好的服务。药品统计功能使护士可以查看某病人当前的发药情况，方便护士和医生、药房及时沟通，以免由于药品问题耽误病人治疗等。费用管理功能使护士能够及时了解病人的治疗费用状况，以便向病人反馈每日的费用清单。

#### 4.1.4 科室转移、出院办理、出院查询

通过科室转移功能，护士可以根据医生的转科医嘱为病人办理转出科室业务，让病人去院内其他科室继续接受治疗。出院办理功能用于为病人办理出院服务，由护士完成病人在科室内的最终结算，然后病人就可以到住院处办理出院手续。出院查询功能用于查找已经从科室办理最终结算的病人，如果病人又出现了紧急病情，护士可通过此功能将病人重新召回到该病区。

### 4.2 移动终端护士站系统

移动终端护士站系统是护士床旁工作的一个手持 HIS 终端系统，它以 HIS 为支撑平台，以手持设备（PDA 等）为硬件平台，以无线局域网为信息传输平台，充分利用 HIS 数据资源，实现了 HIS 向床旁的扩展和延伸。移动护士站系统包括病人识别、输液管理、采血管理、生命体征、护士执行、口服药管理、信息查询等模块。

#### 4.2.1 病人身份的识别、查询

病人入院时都会在住院处领取一个打印有病人住院号、姓名、年龄等信息的二维码腕带，佩戴于病人腕部作为其住院期间的身份标识。护士在床旁为病人进行治疗时，用手持终端对病人手上的腕带进行扫描，对病人身份进行识别和确认。病人身份识别以后，移动护士站系统就可以从 HIS 数据中调出病人的详细信息，包括住院号、床号、性别、年龄、身高、体质量、入科时间、饮食等基本信息，这可以快速地帮助护士确认病人的身份，及时了解病人的基本情况。

#### 4.2.2 生命体征采集

移动终端护士站系统提示生命体征采集时间，护士手持终端将采集的数据在病人床旁录入，既保证了及时性又保障了准确性，保存后的数据即刻便显示在固定护士工作站系统上，医生和护士都可以查询。HIS 可以将采集的数据生成体温单，护理记录里也记录了采集时间、采集人等数据。

#### 4.2.3 输液、采血管理

输液和床旁标本采集中的差错预防一直是临床护理工作中非常重要的一项内容，如果出现差错可能会给病人带来致命性的后果。引入移动护士站系统以后，护士在输液或采血前，先用 PDA 扫描病人的手腕带，识别病人身份，提取输液或检验医嘱，然后再扫描输液袋上或试管上的条形码，确认二者是否一致，

省去了人工比对的麻烦。如果系统扫描验证的结果一致，护士即可执行相应的医嘱，给病人输液或采血，这样既能预防差错出现又可以提高护理工作效率。

### 4.2.4 口服药管理

在传统护理工作中，口服药发放是一个容易出现疏漏的地方，经常会出现错发药、漏发药、延发药的情况。引入移动终端护士站系统以后，对于应该发药的病人系统会予以提示，护士在发药前扫描病人的手腕带，然后再扫描药房发给病人口服药小包装上的条形码，确认二者一致后再将口服药发给病人，执行相应的医嘱，这项功能预防了口服药错发、漏发、延发等问题。

### 4.2.5 护士执行

临床护理工作中，护理活动的执行时间和计算机系统里记录的医嘱执行时间往往不能做到非常一致。移动终端护士站系统的使用，使得护士对病人进行护理、治疗等活动后，可以在病人床旁第一时间执行相应的医嘱，既可以保证医嘱执行的时效性，又可以避免一些不必要的医疗纠纷。

## 5 临床护理信息系统给临床工作带来的益处

临床护理信息系统通过对临床业务信息的收集、传输、存储，达到了提高临床护理工作效率、有效减少差错的目的，并且它作为HIS的一个子系统可以为医院的护理管理提供决策支持。临床护理信息系统给临床护理工作带来的益处可以概括为以下几个方面：① 提高了护理工作的效率。信息化办公环境使护士在医嘱处理、病人信息采集等方面的工作更加方便快捷，尤其是移动终端护士站、护理医嘱套（将经常必须一起使用的数条护理费用类医嘱绑定成一个组，当选择这个医嘱套时，被绑定在一起的多条医嘱就会被同时录入系统）等工作模式的引入，更有效优化了护理流程，缩短了间接护理时间。② 提升了护理工作质量，有效预防差错。临床护理信息系统使得医护人员之间信息交流更顺畅，能够更及时充分地分享数据，有效预防不良事件的发生。移动护士站的引入，使得护理人员在治疗前能够通过扫描病人的手腕带确认病人的基本信息，然后再扫描输液袋、口服药袋或采血试管上的条码，以确认信息的一致性，预防差错的发生。③ 可以为护理管理提供决策支持。临床护理信息系统中的数据反映了各个病区护理工作的具体情况，护理管理人员可以根据病区的工作量和人员配备情况及时调配人员，确保临床工作的顺利开展。同时，由于系统记录每一条医嘱的执行人和执行时间，科室可以根据工作量统计结果对护理人员实行绩效考核，提高工作积极性。

## 6 本章小结

新一代临床护理信息系统在很大程度上解决了人工记录或登记错误、获取信息迟缓、效率低、床旁信息采集等问题，但还存在很大的发展完善空间。比如在软件方面，尚不能实现无菌物品的精确追溯以及病人检测指标危急值自动预警等功能。硬件方面，新一代的临床护理信息系统采用流行的 B/S 架构，使得系统的访问速度显得慢一些，因此就对服务器运算速度、局域网带宽提出了更高的要求。另外，手持终端屏幕小，操作不便，可视信息量少，使得大数据量信息读取起来不够方便，制约更高级的应用在手持终端上的实施。相信随着 IT 技术的进步，临床护理信息化方面的应用将会更加成熟、便捷，临床护理工作的内涵将得到进一步提升。

# 第7章 基于PDA的移动护理系统建设与应用

青岛大学附属医院　李　楠　闫　霞

## 1　引言

医疗卫生行业的信息化建设伴随着信息技术的进步飞速发展。在国家深化医疗卫生行业改革和市场经济大环境下，医院之间除了在医疗服务质量、先进医疗设备、医疗服务收费等方面展开竞争外，信息化建设正成为大型医院之间开展竞争的一个新领域。临床护理工作对提高医院的医疗质量至关重要，通过信息化的手段提高护理工作的效率和质量，预防差错，是医院信息化建设的一项重要内容。以掌上电脑（Personal Digital Assistant，PDA ）为载体移动护理系统，通过无线网络实现了 HIS 向病房床旁的扩展和延伸。护士可通过 PDA 移动护理系统实现床旁患者信息查询、检验标本采集信息及输液信息核对、生命体征数据采集、病人二维码信息扫描、口服药发药管理等功能。PDA 移动护理系统的引入，优化了护理工作流程，实现了临床护理全流程的数字化。

## 2　PDA 移动护理系统简介

PDA 移动护理系统（以下简称“PDA 系统”）是 HIS 在床旁工作的一个手持终端系统，它以无线接入点（Access Point，AP）为信息接入点，以 HIS 为软件支撑平台，以 PDA 为硬件运行平台，以无线局域网为信息传输平台，充分利用无线手持终端的便利性，实现了 HIS 向患者床旁的扩展和延伸。

## 3 PDA系统的功能分解

PDA系统,具有病人管理、生命体征采集、临床输液查对、肌肉注射、口服药发放管理、执行医嘱、需测体温的自动提醒、输血管理等功能,使用这些功能时通常要结合着患者佩戴的印有二维码的手腕带使用。下面分别介绍各个功能。

### 3.1 病人管理功能

病人管理功能主要实现了患者床位管理、基本信息查询、检验检查报告查看、患者未执行医嘱查看,需采集标本及生命体征数据查看等。护士为患者进行治疗或护理活动时,用PDA扫描患者的手腕带,PDA系统就可以从HIS中读出患者的基本信息,帮助护士快速确认患者身份,然后通过点击界面中相应的功能按钮查看患者的诊疗信息,及时了解患者的基本病情。

### 3.2 生命体征采集功能

PDA移动护理系统的生命体征采集功能实现了护士在患者床旁的生命体征数据录入,主要包括体温、脉搏、呼吸、收缩压、舒张压、体重、入液量、药物过敏情况、吸氧情况、物理降温情况等。护士将这些数据在患者床旁录入,既保证了实时性又保证了准确性,保存后的数据即刻进入HIS,医生和护士都可以在办公电脑中查看。HIS中可以将采集的数据生成体温、脉搏、呼吸等曲线图,方便医护人员及时了解病人的病情发展情况。

### 3.3 临床输液与肌肉注射管理功能

临床输液和肌肉注射是临床护理工作差错预防中需要重点关注的,因为这方面的差错可能会给患者带来非常严重的后果。临床输液与肌肉注射管理功能通过护士扫描患者手腕带,从系统中调出患者的登记号、床号、项目名、剂量、用法、执行时间、执行人、频次、优先级等信息。如果项目为临床静脉输液,那么护士再用PDA扫描一下输液袋上的二维码,系统就会自动验证该液体是否属于这位患者,减少了护士人工比对过程。如果项目为肌肉注射,那么护士就需要核对一下手中药品和系统读出的患者医嘱信息是否一致,再进行下一步的操作。

### 3.4 口服药发放管理功能

在临床护理工作中,手工方式的口服药发放,经常会出现疏漏。PDA系统的口服药管理功能会以列表的形式提示应发药的患者，护士发药时，先扫描患者的手腕带，然后再扫描口服药小包装上的条形码，确认一致后再发药给患者，并执行相应医嘱。这解决了长期困扰临床护理工作的口服药错发、漏发、延发等问题。

### 3.5 护士床旁执行医嘱功能

临床护理工作中，护士对患者进行一些护理、治疗活动后需要执行相应的医嘱，传统工作方式是护士回到护士站以后再登录信息系统，执行相关医嘱。如果工作繁忙，医嘱执行时间和实际操作时间之间可能有较大的差距。引入PDA系统以后，护士在患者床旁即可执行医嘱，保证了医嘱执行的时效性，可避免一些不必要的医疗纠纷。

### 3.6 输血管理功能

输血管理是指住院患者有输血医嘱时，血袋从输血科发出到病房护士接收，再到病人输血及输血过程的巡视、输血结束等活动的全过程管理。输血管理功能主要包括血袋接收、输血开始、输血巡视提醒、输血结束等活动。当血袋从输血科送至病房护士站时，护士根据血袋上的患者信息，从PDA系统的病人列表中选择相应的患者，扫描发血单上的发血单号和血袋上的血袋号码，将血接收到正确的患者身上。开始输血时，护士扫描血袋号和患者手腕带，确认患者信息并开始输血。输血期间，PDA系统每间隔一定的时间就会自动提醒护士去巡视该输血患者，以免出现不良反应，确保输血安全。输血结束后，护士在PDA系统上选择相应的血袋，确认输血结束。

## 4 PDA系统给临床工作带来的益处

PDA系统将HIS延伸到患者床旁，对临床护理工作的促进作用可以概括为以下几个方面：第一，提高了护理工作的效率。信息化办公环境使护士在医嘱处理、患者信息采集等方面的工作更加方便快捷，有效优化了护理流程，缩短了间接护理时间。第二，提升了护理工作质量。PDA系统使得医护人员之间信息流通更顺畅，能够更及时、更充分地分享数据，有效预防不良事件的发生。第三，有效预防差错。PDA系统使得护理人员在进行护理、治疗等工作前能够通过信息比对，确认患者信息的一致性，做到有效的差错预防。

## 5　PDA 系统的临床应用效果观察

临床护理工作中应用 PDA 系统，使得病房的护理工作效率和质量有了明显的提升。大型综合医院住院患者病情普遍较重，意识模糊者占一定比例，护理人员传统的人工核对患者信息的方法既耗费时间又易出差错，PDA 系统的应用解决了这一难题。以静脉输液为例，在应用 PDA 系统以前，每个护理小组给组内的 20 名患者输一轮液体大约需要 40 分钟；应用 PDA 系统以后，经统计，该时间已经缩减为约 30 分钟，节约的时间主要来自患者身份信息核对、手工签写执行单等环节，效率提升明显。科室在应用 PDA 系统以后，未再发生过口服药品漏发、错发及患者采血失误、输液失误等不良事件，显著提高了科室的护理工作质量，提升了患者的满意度。

## 6　本章小结

以 PDA 为载体的移动临床护理信息系统在很大程度上解决了人工记录或登记错误、获取信息迟缓、效率低、床旁信息实时采集等问题，但也有不少有待改进之处。比如 PDA 屏幕小，不方便操作，显示数据量少，使得大数据量的应用很难在移动护理系统中实施。另外，无线网络数据传输速率受网络覆盖情况的影响，PDA 系统偶尔会出现响应慢的情况。随着信息技术的发展，上述问题将会得到逐步解决，临床护理信息系统建设将会更加完善，护理工作的内涵将会提高到一个新的层次。

# 第8章 预住院管理信息系统建设与应用

青岛大学附属医院　高文娟　张　戈

## 1 引言

为科学管理医院床位资源，解决患者住院难、等待时间长，持续优化服务流程等，医院建设院前服务中心，开展预住院管理。预住院管理信息系统设有登记预约、医嘱核实、抽血、床位协调管理等功能模块，服务对象是所有门、急诊需住院患者，主要负责住院预约、床位协调、常规检验检查的一站式申请预约。全院床位通过院前服务中心统筹安排，提高了床位使用率；病人入院前检验的采血和检查的预约等均在院前服务中心完成，提高了临床医师的工作效率，缩短了病人术前等待时间，同时缩短了病人的住院日。

## 2 全院床位统筹管理

### 2.1 传统住院模式

病人首先在门急诊开具住院证，再由患者家属到入住科室排队登记病情等信息，科室有空床按照先后顺序，安排通知患者办理住院手续，但这种方式不透明，无法实时监督预约患者数、收治数，也无法使各科更合理、有序地收治患者，缩短预约天数和平均住院日，造成科室住院总医生忙于安抚预住院患者、电话通知患者办理住院手续等事宜，无法将主要精力投入医疗服务中。

### 2.2 预住院模式

成立院前服务中心，统一管理所有科室的床位，通过要求科室根据“明日出院”“今日出院”医嘱信息来统计各个科室的床位剩余量信息。院前服务中心员工查询到床位信息后与科室医生及时确认，第一时间电话联系患者办理住院手续，一方面节省科室医生的电话通知时间和精力，另一方面院前服务中心统一通知患者更为规范，有利于提升医院的整体形象。

## 3 住院流程优化

### 3.1 传统住院模式业务流程

传统住院模式下，患者在门诊开了住院证之后需要等待医生的通知，在等待住院期间患者没有进行任何与病情相关的医疗活动，住院之后医生才根据患者的病情开具相应的检查和检验医嘱，这样造成很多外科病人的手术不能在患者入院之后立即进行手术安排及诊疗，要等患者的检查和检验结果出来之后才能进行手术的安排，造成了患者住院时间的延长和科室床位利用率的下降，同时也造成了病人病情的延误，不利于快速、及时地为病人进行诊疗，解除病人的身体痛苦。

### 3.2 预住院模式业务流程

患者在就诊时，门诊医生可以根据患者的病情进行判断，将患者住院之后要开具的检查和检验医嘱先行开出并进行保存；此时患者的住院证的状态是“等待”状态，医嘱是未审核状态，同时在 HIS 里面产生一条“Pre-Admission”（入院前）访问状态的“Inpatient”（住院病人）记录，正是这条记录顺利实现了院前医嘱到住院医嘱的过渡，患者持就诊卡去院前服务中心办理预住院事宜。在患者接到院前通知前往办理住院手续后，院前服务中心对这部分医嘱进行审核，由院前医嘱正式转变成住院医嘱。预住院模式业务流程如图 8.1 所示。

### 3.3 系统主要功能

#### 3.3.1 住院证备注

住院证的设计中，增加了门诊医生和院前服务中心员工交流的平台，方便医生针对患者的病情进行说明备注，也可以写明预估住院时间，院前服务中心员工通过住院证上的留言更加合理地安排患者的入院时间，同时也可在备注栏里面写入与患者沟通的内容及出现的问题情况等信息。

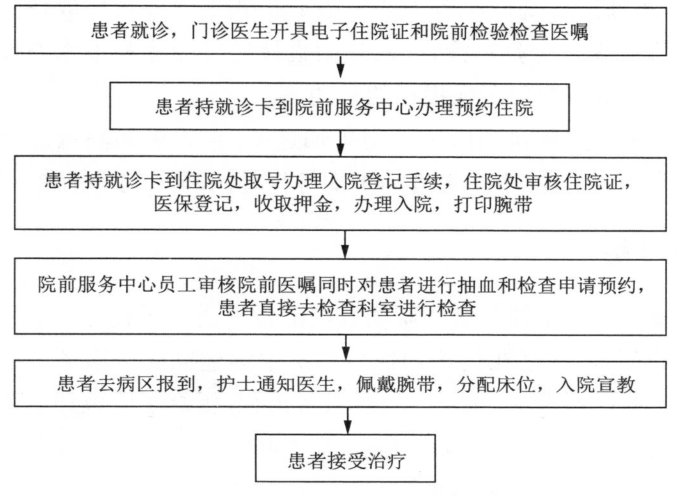


图 8.1　预住院模式业务流程

3.3.2　住院证审核

院前服务中心员工查询病人的住院证，根据门诊医生对病人病情备注的危重状态和床位剩余量信息为病人合理预约住院时间，同时将住院证状态由“等待”更改为“预约”，到时病人可以在预约的时间到住院处办理住院手续。

3.3.3　预住院医嘱审核

院前服务中心员工需要对门诊预开的医嘱进行审核，审核成功之后这些医嘱自动转换成住院医嘱，患者可以去相应的医技科室进行相关检查，根据检验医嘱直接在院前服务中心进行抽血并在检验科室完成相关化验，医生可以及时对病人安排手术及合理的诊疗方案，减轻了病人的痛苦，同时缩短了患者的住院时间。

## 4　效果比较

预住院模式和传统住院模式相比在流程上进行了以下的优化。

（1）全院床位收归到院前服务中心进行管理，由院前服务中心进行统一调配，兼顾学科平衡，优先安排急、危重患者入院诊治。

（2）门诊医生根据患者的病情预开病人的检验和检查医嘱，无须再等病人住院后开具，医嘱经过院前服务中心审核后正式生效并转换成住院医嘱，患者直接在住院前完成了检验和检查，入院后直接进行诊疗和手术安排，同时也达成了病人检验和检查费用医保报销的目的。

（3）预住院模式使科室床位使用更加透明，患者更加满意，同时也提高了病房床位的使用效率，减少了患者的平均等待时间，降低了医院的平均住院日。

## 5 本章小结

预住院模式的实施较传统住院模式在流程上进行了优化，凸显出整合服务和细化管理的创新，通过在门诊和住院病房中间建立院前服务中心，细化了对全院床位的统筹管理模式，统一了入院服务流程，提高了床位使用率；同时预开院前医嘱录入模式，达到了患者住院当天便可以进行检验和检查的目的，使患者的平均住院日得到了有效减少。

# 第9章 临床科研数据管理系统的建设实践

青岛大学附属医院　李　鹏　刘庆金

## 1　引言

随着医院信息化建设不断深入，各种医疗信息逐步实现了数字化，这提高了医务人员的临床工作效率，方便了患者就诊，整体提升了医院的业务量。大型医疗机构每年有数以百万计的门诊量和数以十万计的出院患者，这些就诊记录产生大量的医疗数据，存储在医院数据中心。这些数据不仅能够为未来的诊疗工作提供极其丰富的参考信息而且也是医生开展临床科研工作的资源宝库。如何开发利用这些数据资源成为摆在临床医务人员和计算机工程师面前的现实问题。

由于医院信息化建设是一个长期的过程，院内运行的各信息系统如 HIS、RIS、LIS、PACS 等的数据格式各异且存储分散，临床医护人员如果想批量收集诊疗数据开展科研工作是非常困难的。为方便临床医务人员开展科研工作，充分挖掘医疗数据资源的价值，医院需要建设临床科研数据管理系统。医院需要遵循“以柔应变、整合应用、服务临床、创造价值”的理念，将系统打造成集项目管理、数据采集、数据管理、病人随访于一体的科研数据库平台。依托该平台，医务人员可以根据个人需求建立个性化的病人信息数据库，开展科研与随访工作。

## 2 系统建设过程

临床科研数据管理系统是医院信息化建设往深层次的进一步发展，系统建设之初笔者选择了两个有较好临床数据管理基础的科室作为高级用户参与到系统建设中来。这两个临床科室在过去收集科研数据的方法是传统方式的典型代表。其中一个方式为手工填写印刷好的病例报告表单（Case Report Form，CRF），然后再统计汇总；另一个方式为在科室自己建立的小型数据管理系统中手工录入病例信息，然后再汇总导出。高级用户对临床科研数据管理系统建设的热情和期望非常高，“这个系统上线以后，是不是我们点点鼠标，所需要的数据都能够给收集过来？”“我想把病人的病理报告和胃镜报告都收集过来可以吗？”“是不是全院任何科室的病例资料我都可以收集？”临床医务人员的积极参与对于一个信息系统的建设非常关键，他们的期望和热情既是对信息系统提出的需求也是对计算机工程师的鼓励。

通过和临床高级用户的反复交流，笔者梳理出一些亟待解决的问题：① 临床科研数据管理系统采集数据的范围必须全面。② 临床科研数据管理系统从其他系统采集数据时，如何减轻对其他系统负载的影响，以防影响正常临床的工作。③ 科研数据管理系统采集到的数据很多都是患者的隐私信息，如何从技术角度防止数据流出失控。④ 对于图形图像等非格式化数据如何采集和管理。

对于第一个关于数据采集范围的问题，笔者打通了临床科研数据管理系统与 HIS、EPR、LIS、RIS、MIS 等系统之间的数据传输通道，尽可能拓宽数据采集来源渠道，并将数据采集时间范围延伸到了 HIS 上线运行之初，使数据采集范围最大化。第二个是数据采集过程中服务器的资源消耗问题。为防止科研数据采集过程影响其他主业务系统的正常工作，笔者将采集 HIS 和 EPR 数据的来源设定为系统热备库，排除数据采集对系统生产库的影响。对数据采集任务开始工作的时间我们也做了控制，设定每天 1:00 到 6:00 为数据采集任务工作时间，因为这个时间段是其他业务系统负载最轻的时段，最大限度地减轻科研数据采集对正常临床工作的影响。针对第三个问题，为防止患者隐私信息无序流出，笔者通过系统后台记录每个科研数据管理系统用户的数据导出操作，详细记录操作人、操作时间、导出数据明细等内容，并且任何人无法删除这些记录信息。针对第四个图形图像等非格式化数据的采集问题，笔者采用了手工上传病例附件的数据管理模式。因为如CT、MRI等影像图片的数量和存储空间占用量都非常大，而临床医生可能只需要其中的几张图像，所以没有必要耗费大量的人力和物力再建设一个科研影像库。采用上传附件模式收集图形图像等非格式化数据，并在上传过程中编辑完成附件的各种属性，实现了非格式化数据的格式化管理。

## 3 系统功能架构

设计临床科研数据管理系统的功能架构过程中要充分考虑科研工作以下的两个重要特性。

第一，科研活动的团队化特性。一个科研项目通常有多人参与，不同的人承担不同的任务角色。为此，笔者将系统设定为四级用户管理模式，按照权限高低，四级用户分别是系统级用户、项目级用户、项目组级用户、普通用户，各个级别的用户拥有不同的系统操作权限。

第二，科研数据的个性化需求。不同科研项目的研究目的和试验方案等都是不同的，系统必须能够为各类科研项目提供个性化支持，并且医务人员也非常希望能够自由定制CRF表单、试验方案、数据采集条件等。因此，临床科研数据管理系统赋予临床用户最大化的操作权限，使其可以自行定制数据采集表单、项目组、实验组、数据采集规则、数据查询导出等。这需要临床用户有比较好的计算机操作水平，更需要计算机工程师对临床用户进行更细致、耐心的系统应用培训。图9.1为临床用户自行定制CRF表单的页面。

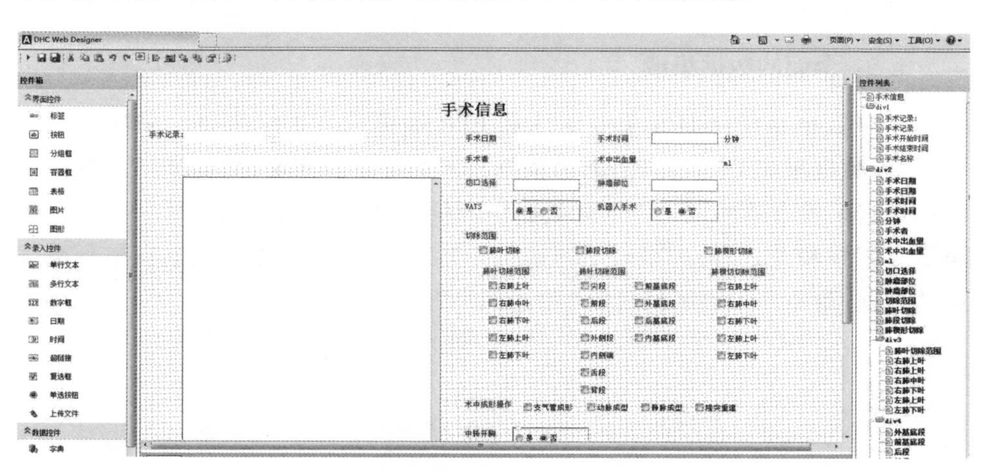


图9.1　CRF定制

## 4 系统的功能特色

### 4.1 全新的管理模式

医务人员可以同时对一个或多个科研项目实施和管理，并且项目的参与者不局限于一个临床科室或者一个科研项目。相关职能部门可以实现对整个医疗机构的临床科研数据采集行为的集中统一管理。

### 4.2 规范的科研流程

系统的用户可以在系统平台上直接开展科研项目相关工作，无须在规划试验流程方面花费太多精力，这是因为临床科研数据管理系统是基于规范的临床试验业务流程开发的，提供了内置的规范化流程。

### 4.3 灵活的数据采集表单定制

医务人员根据自己的科研项目需要，可自行定义数据采集表单的内容、样式、采集频率、时间范围等，整个过程不需要计算机工程师的参与。数据采集表单中的内容既可以自动采集也可以手工录入并支持全面的数据质量校验。

### 4.4 个性化的患者随访管理

临床用户可以对加入自己科研数据库的患者开展随访工作。随访规则可自行定义，系统会根据规则自动提醒医务人员哪些患者需要随访。当随访患者来医院门诊就诊时，HIS 还会主动提醒出诊医生该病人是随访患者，以便医生对患者进行随访管理。

### 4.5 全面的数据集成

科研数据系统从 HIS、LIS、RIS 和 EPR 等第三方系统中自动采集病人诊疗数据，数据采集规则由医务人员根据自己的需求自定义，数据采集内容由定制的数据采集表单而定。该部分数据作为科研数据的一部分，不需要医务人员再重复查找和录入，极大减轻了科研工作量，更能充分利用医院既有信息系统中的数据，避免产生临床科研的“信息孤岛”。

# 第10章

# 病案无纸化归档系统的设计与建设

青岛大学附属医院　杨皓然　李　鹏

## 1　病案管理的现状

随着现代医院的规模不断扩大，纸质病案管理方式的人、财、物成本高涨，这就亟须运用信息化手段解决病案的存储与管理问题。无纸化病案归档是指将患者住院期间的病历资料以PDF文件的方式归档保存，不再打印纸质病历在病案室存储。当前大部分医院实现了电子病历与纸质病历并存的“双轨制”病案管理，即医护人员在信息系统中书写保存电子病历，然后再打印出纸质病历送往病案室归档保存。为实现病案管理从“双轨制”向无纸化归档的单轨制转变，需要解决无纸化病案管理的一系列技术及法律问题。

实现病案无纸化意义重大，是医院各个层面都非常渴望的。其一，它可以提高医护、病案管理、医疗质量管理等各个环节的效率和效果。其二，它将减少医护人员在纸质病历打印、整理、粘贴等方面花费的时间和精力，让他们将更多的时间服务于患者，真正做到以患者为中心。其三，它将大大减少纸张、碳粉、打印机设备等的消耗，节约医院运营成本，对实施精细化绩效管理意义非凡。其四，它将减少病案存储对病案架、库房、保管人员等的需求，降低病案管理成本。其五，它为进一步运用大数据技术深度挖掘医疗数据资源的价值，奠定了基础。

## 2　病案无纸化归档需要解决的关键问题

医院众多信息系统的建成日期不同，并且软件开发商也不同，相互之间存在一些技术壁垒；同时，病历资料中的医务人员签字、患者或家属签字等在无纸化情况下如何合法地完成，都是在开展无纸化病案归档前需要解决的重要课题。

结合医院实际情况，分三步完成无纸化归档前的准备工作。首先，引入了由法律机构认可的第三方数字证书颁发机构，为医院医护技人员都制作了数字证书(Ukey)，并开发了患者数字签名的手写板签字程序，采集患者签名、指纹或照片，保障了医务人员和患者及其家属在无纸化病案模式下签字的可行性与合法性。其次，针对电子病历系统与其他系统如LIS、PACS、RIS等存在技术壁垒的问题，病历归档时同步生成PDF文件有一定困难，对医技系统发布报告的机制进行改进，使得医技系统在发布报告时同步生成一份PDF格式的报告，以备病案无纸化归档时调用。最后，开发电子病历的无纸化归档系统，并通过WebService方式打通病案归档系统与其他医技系统的接口，病案归档时直接去医技系统服务器调取已生成的PDF报告，与电子病历虚拟打印生成的PDF文档合并成一份病历。电子病历归档系统的工作流程如图10.1所示。

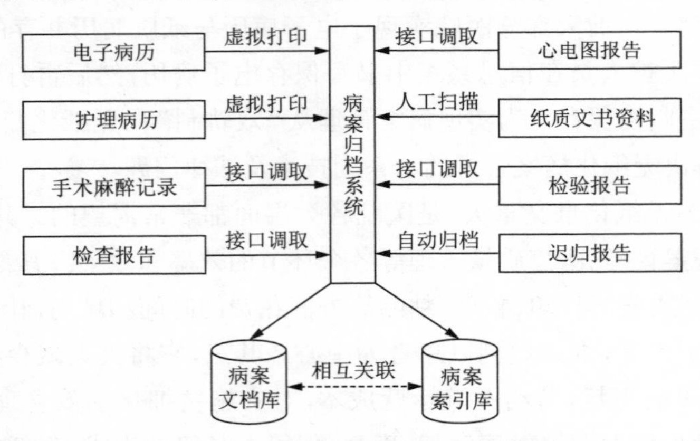


图10.1　病案归档系统工作流程

## 3　系统的功能设计

无纸化病案归档系统需完成PDF文档的生成、纸质资料的扫描、病案打印等，下面简要介绍一下各模块的功能。

### 3.1 PDF文档生成模块

系统自动判断生成PDF文档的请求，如有生成任务，则按照预定的规则根据病人的病案号和就诊号逐项生成PDF文件，如遇必需项缺失则终止该生成任务，并将该病案号记入归档生成PDF异常病人列表，以便临床医务人员补充缺项。

### 3.2 纸质资料扫描模块

无纸化病案归档系统在扫描模块中根据纸质文书资料的可能分类设置了扫描分类标签，可以将需要扫描的纸质资料扫描成PDF文件并逐页分类，然后将扫描的文件合并到已自动生成的PDF病案中。

### 3.3 病案打印模块

无纸化病案归档系统能够提供已归档电子病案的打印功能。通过角色控制和授权，只有被授权人才能打印已归档的病案，并且打印出来的病案每页都添加了二维码防伪标识。系统中可以查询每份病案的打印日志，详细记录了打印者、打印时间、打印明细等。

## 4 无纸化病案的流通

实施病案无纸化归档，需要重新设计无纸化环境下病案流通管理的流程，并改造病案流通管理系统。

结合医院业务运行情况，笔者设计了如图10.2所示的病案流通流程。第一步，医生和护士提交病历。第二步，科室质控员查看生成的PDF文件，检查病案的完整性和正确性，完成病案的科室质控。第三步，病案回收人员去科室收回被科室审核通过病案的纸质部分资料，并将这部分资料扫描成PDF文件，确认无误后，在系统中将该病历置收回状态，确保每一份病案都不漏收、不错收。第四步，病案编目员根据PDF文档内容对收回状态的病案进行编目。第五步，病案质控员对已编目的病案进行最终复核(质控)，如果病案合格，则该病案复核通过，病案自动归档；如不合格，则将该病案退回给科室质控员，由科室修改后再次提交。第六步，病案复印人员可以将处于归档状态的病案打印出来给患者。

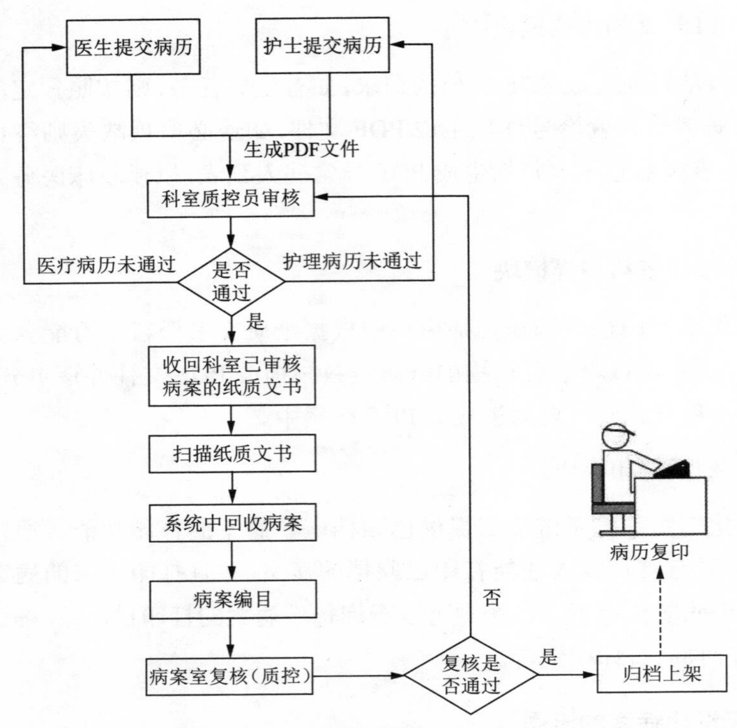


图 10.2　无纸化病案流通管理流程

## 5　系统应用情况

根据系统运行数据粗略统计,每位住院患者的纸质病案由原来平均 45 页左右缩减到现在 8 页左右;科室内部整理和质控一份病历花费的时间由原来 25 分钟左右变为现在 10 分钟左右,病案室也不再需要像原来那样把纸质病案翻拍成电子图片存储。仅从纸张、墨粉、翻拍等基本成本核算,每份出院病历平均将节省 20 元左右,如果再计算上打印设备的采购与维修、纸质病案的储存与管理成本等,病案无纸化归档给医院人、财、物等各方面带来的效益将更加可观。

## 6　本章小结

病案无纸化归档是医院病案管理工作的一次飞跃,它可以大幅度消减医护人员花费在纸质病案上的时间,将更多的时间还给病人;它提升了病案管理工作的内涵，使病案工作的重心从纸质病案的装订、上架转向更加强调病历的内在质量；它降低了资源消耗，节省了医院运营的人力、物力、财力成本，是医院实施精细化绩效管理的必然选择。尽管实现无纸化进程中会遇到一些阻碍，但随着信息技术的不断发展和应用，医患双方的信息化素养都在不断提升，国家相关的各项管理制度也在不断完善，无纸化必将是未来病案管理的主流趋势。

# 第11章 医疗大数据平台的研究与建设

青岛大学附属医院　孟宪禄　李　鹏

## 1　医疗大数据平台建设的背景和意义

医院信息化经过20多年的发展，建设了各种医疗信息系统，由此产生了大量的数据。这些医疗数据存储分散，结构各异，沉睡在医院数据中心。随着大数据技术、自然语言处理（NLP）、搜索引擎、机器学习及人工智能等技术日趋成熟，挖掘医院数据、挖掘数据的潜在价值，是医院信息化建设的大势所趋。在此背景下，青岛大学附属医院提出建设医疗科研大数据平台（简称“大数据平台”）的计划。

建设大数据平台的目的是通过对大量医疗数据进行深度的分析和挖掘，从数据库层面直接打通不同系统间的数据通道，将非结构化数据进行结构化处理，并将医疗数据归一管理，最终实现病历高效检索，给临床提供科学的诊疗知识库，同时为临床科研人员提供回顾性和前瞻性的数据分析依据。

## 2　大数据平台的功能架构

大数据平台功能包括数据整合、数据结构化转换、数据标准化归一、搜索引擎、数据筛选、数据分析等，图11.1为大数据平台的功能架构。

### 2.1　数据整合

大数据平台首先是一个大数据集成平台，它把医院几十个或上百个信息系统产生的分散存储的数据整合起来，从数据库层面直接打通不同系统之间的数据通道，为医院各种临床诊疗数据需求提供支撑，解决医院长期面临的数据孤岛问题。

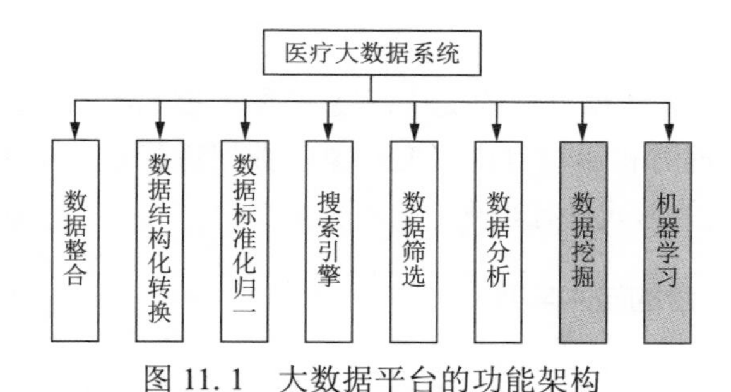


图 11.1 大数据平台的功能架构

## 2.2 数据结构化转换

医院的诊疗数据中除了一些简单的已经被结构化录入的数据（如患者姓名、性别、身高等），还有大量的数据在录入系统时采用的是非结构化方式输入，如一诉五史、病程记录、手术记录、检查报告等。这些非结构化信息往往对临床科研更具有价值，将这些数据进行结构化处理，使其可以按照医生的思维方式或医院的管理方式提取出来，是大数据平台要解决的一个重要问题。

## 2.3 数据标准化归一

大数据平台需要完成数据的标准化，因为医生向系统中录入的数据采用的术语往往是非标准的，如对同一种疾病，医生可以将它描述为病毒性肝炎（乙型）、乙型病毒性肝炎、病毒性乙型肝炎等，但其实表达的是同一个意思。大数据平台按照行业规范和《疾病和有关健康问题的国际统计分类（第十次修订版）》（ICD-10）等标准字典对数据进行归一处理，用户在使用大数据平台过程中无论检索哪种诊断，都不会因为习惯不同而使得数据检索结果不完全。

## 2.4 搜索引擎

为实现对千万份病历的秒级查询以及对病历进行关键词全文检索等，构建优秀的搜索引擎是大数据平台的必然选择，也是大数据平台提供数据查询服务的基础。

## 2.5 数据筛选

数据筛选是大数据平台为医务人员提供临床科研数据收集的基础。大数据平台可以为用户提供便捷的通道设置纳入条件和排除条件，筛选研究样本，结合先进的搜索引擎，减少数据搜集时间，提高科研工作效率。

### 2.6 数据分析

大数据平台对于数据分析的支持程度是系统应用价值的重要指标，医护人员可以应用大数据对科研项目内研究对象的数据进行直观实用的在线统计分析，并以数据图表的形式进行呈现。

## 3 大数据平台的技术实现

大数据平台基于主流的云计算及大数据技术，采用 Hadoop2.0 技术框架及 Spark 并行计算框架，通过 ETL、结构化、清洗归一、索引构建、数据挖掘、机器学习等一系列工作完成了其数据处理工作。图 11.2 给出了系统平台的数据处理和应用架构。

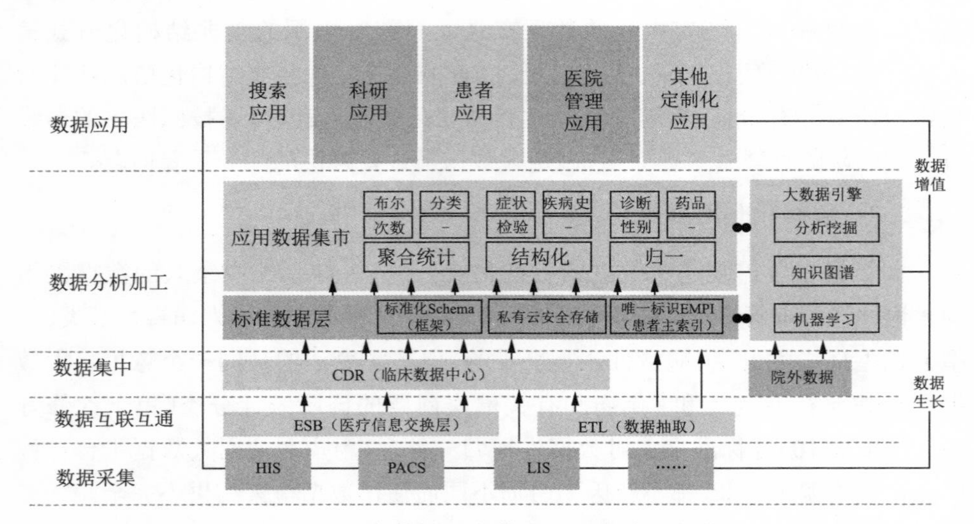


图 11.2 大数据平台数据处理和应用架构

### 3.1 ETL

ETL，是英文 Extract-Transform-Load 的缩写，指大数据平台将医院各个子系统中的数据通过抽取（Extract）、传输（Transform）和加载（Load）等活动，从原始数据层面完成数据的汇集，消除“信息孤岛”。

### 3.2 数据清洗

医院诊疗数据在进入大数据平台的时候会经过映射和清洗过程，在这个过程中会对医院原始数据进行字段理解，将其表结构与平台数据结构进行关联映射。数据清洗方法主要有脱敏、特殊字符清除（空格等）、时间清洗（格式转换等）、float 数据清洗、整数清洗等。

对患者隐私信息进行脱敏处理，数据脱敏范围：患者姓名、出生地、工作单位、工作单位及地址、身份证号、工作电话、家庭电话、现住址、户口地址、联系人姓名、联系人地址、联系人电话、新生儿姓名、新生儿出生地。

### 3.3 医疗数据结构化

医疗信息系统产生的大量非结构化数据，将这些数据通过自然语言处理技术，结合医疗专业术语的语义结构，将原始的自然语言文本，扩展为结构化的 Key-Value 模式，为后续的检索应用、数据挖掘、机器学习等提供基础数据支撑。

### 3.4 构建索引

对于已经完成结构化和清洗归一的数据，通过搜索引擎技术构建出搜索引擎服务所依赖的索引数据，这可以为用户提供高效、准确、实时的数据检索服务。

## 4 平台对数据的安全保护

为保障医院数据的安全，医疗大数据平台从网络链路、数据传输、数据应用三个层面为医疗数据安全提供保障。

### 4.1 网络链路的安全保护

在网络链路方面，系统平台通过应用虚拟专用网络（VPN）、防火墙、流量控制器、堡垒机等网络安全技术及设备，将对医疗数据的各种操作限制在封闭的通道和环境内，防止院内数据流出或被窃取。

### 4.2 数据传输的安全保护

用户使用浏览器访问大数据平台查看病历资料时，终端安全环境各异，对数据安全威胁较高，因此系统对传输的数据进行了加密。系统传输的加密机制，保证数据不会被第三方轻易侦听。在特殊情况下，如果院内数据因为某些不可控因素丢失，窃取方也无法解密数据，从而将数据失窃的影响减少到最小程度。

### 4.3 数据应用的安全保护

系统平台采用一系列措施从数据应用层面保护数据的安全。首先，系统对病历资料中的敏感信息如姓名、身份证号、电话、住址等进行了脱敏处理，用户在前端查看病历数据时，这些脱敏信息将用“*”号来代替。其次，系统实行授权登录，禁止个人在线注册，用户只能用管理员给开通的账号访问大数据平台，并且在初次登陆时，系统强制用户设置高保密强度的密码，以保护账号安全。最后，系统通过对用户的不同角色管理，实现对导出权限、导出数据规模、导出数据范围、导出数据时限等权限管理。

## 5 大数据平台应用

要经历私有云硬件及网络部署、数据接入、数据映射和清洗、结构化、归一、数据应用集市构建以及科研应用的搭建等过程，建立起适用于搜索、大数据分析、数据挖掘、机器学习等先进技术使用的大数据平台。并基于此大数据平台，完成科研平台的建设。

### 5.1 平台的硬件配置

大数据平台需要采用数十台服务器和网络安全设备等，构建一个完整的私有云计算体系，部署于医院内，提供院内数据处理和访问服务。

### 5.2 平台的数据处理

大数据平台集成了来自 HIS、EMR、LIS、PACS、RIS、手术麻醉、重症、病理、超声、心电和内镜等信息系统的数据，大数据平台对进入系统的医院数据进行清洗、影射、结构化、归一等数据处理工作，完成了数据质量的整体提升。

### 5.3 平台的应用

大数据平台投入运行后，医务人员通过该系统平台可以进行简单搜索、设置多条件复杂逻辑数据检索、建立科研项目、管理数据、在线分析及导出、下载所需要的数据等。系统平台快速提供了医务人员所需的数据，提升了他们开展临床科研工作的效率和日常工作的能力。

为满足回顾性科研的需求，系统平台提供完整的科研项目数据服务。用户可建立专门的研究项目，来设置研究组的数据纳入／排除标准，以及添加多个研究组进行对照性研究。同时，系统可设置多个观测指标以及观测阶段，对观测指标进行在线分析。在授权的情况下，可以导出入组数据的详细信息。图11.3为医务人员应用大数据平台开展科研项目的功能图解。

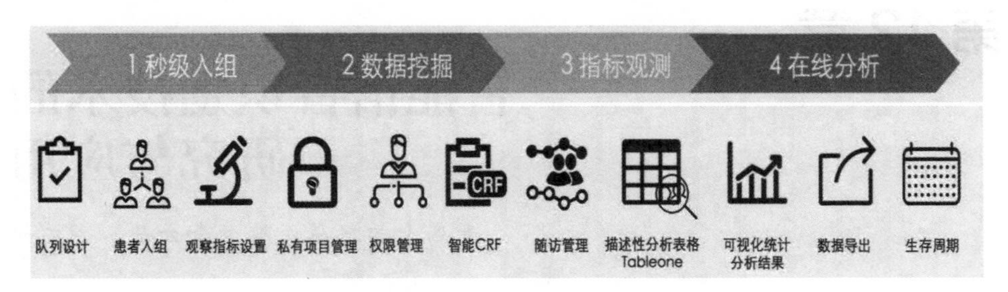


图 11.3　大数据平台科研项目应用

## 6　本章小结

医疗数据的海量性和结构的多样性为挖掘利用医疗数据带来了巨大挑战，而医疗数据的高价值和高速增长特性也为医疗数据的开发利用带来了强大的推动力。大数据平台为医院医疗数据的开发利用打开了一个新视窗，随着大数据技术的发展和数据挖掘算法的不断优化，医疗大数据平台服务于医院管理和临床科研的能力将进一步提升。

# 第12章 智能语音识别技术的研究与应用

青岛大学附属医院　李金苗　高文娟

## 1　引言

随着医院信息化建设的不断完善，医院整体运行效率得到明显提升，临床业务总量不断增长，医务人员的工作负荷也随之加重。工作量的增加，迫使医生将大量精力用在书写文书上，比如放射科阅片医师书写检查报告、病房医生书写病程记录、门诊医生书写门诊病历等都占用医生大量的时间。如何为医生提供高效率的撰写工具是医疗信息化建设者急需解决的问题。人工智能技术的发展，带动了智能语音识别技术从理论走向应用，借助语音识别技术，突破传统医疗报告输入或记录模式的限制，用语音录入代替键盘输入，这样可以明显提高医生书写电子病历等文书的效率，降低工作强度。

## 2　语音识别技术在医疗行业的应用

### 2.1　语音识别技术在国外的应用

语音识别技术已经在以美国为首的西方国家成功运用到医院放射科、病理科、急诊室等部门中，临床中使用语音识别录入的比例已超过20%，并能够明显降低医生工作强度，提高工作效率，降低医院日常运作成本。美国Nuance公司的英语语音识别技术及电脑辅助病历抄写系统，将患者看病状况口述下来，存成语音档案，再直接传送到语音识别服务器。它让处理病历的时间从原本的5天降到低于1个小时。自2003年以来，该方案已为某医学中心节省数千万美元。皇家飞利浦电子公司也已推出面向医疗保健领域的语音识别系统 SpeechMagic，并且已经有超过 500 家医疗报告解决方案供应商无缝整合 SpeeehMagic，实现医疗行业的语音—文本转换。此外，西门子医疗系统集团针对维也纳 Kaise-Franz-Josef 医院提供的个性化客户解决方案中，成功借助语音识别系统，优化了该院的医疗护理工作，该院医护人员提交报告的时间由原来的 10. 5 小时减少到 6. 5 小时，节省了 38%的工作量。

### 2.2 语音识别技术在国内的应用

从公开的资料看，智能语音识别技术在医疗信息系统中的实际应用方面，国内已经呈现明显落后趋势。除了我国医院信息化发展阶段的限制外，汉语语音识别技术本身并不成熟也是阻碍其进一步发展的关键原因。当前中文语音识别技术已经取得快速发展，它能够让机器通过识别和理解过程把语音信号转变为相应的文本或命令。中文语音识别引擎已经可以将诊断医师口述的语音转换成准确度高、完全格式化的初步文件，再快速加以核对、编辑，不需要医生将资料逐字键入电脑，就能轻松地把资料转换成电子档案。语音识别技术的临床应用将大大节约医生的宝贵时间，从总体上提高医院收容病人的能力，缩短病人的无效等待时间，提高病人的就诊满意度。

## 3 医疗智能语音识别的技术原理

语音识别技术是指将人说话的语音信号转换为可被计算机程序所识别的信息，如同给计算机安装上“耳朵”，能识别说话人的内容及语音指令的技术。一个完整的语音识别过程主要包括语音特征提取、声学模型和模式匹配、语言模型以及语言处理三个部分。语音识别技术原理如图 12. 1 所示。

智能语音识别技术让声音在秒级时间内变成文字。在这个极短的时间内，机器内的语音识别系统经历了一个极为复杂的分析和处理过程。首先，当用户说话时，目标语音被数字化并送入系统的前端模块，前端模块主要包含语音信号处理和语音特征处理两部分。信号处理部分是为了改善识别效果，降低环境噪声、信道畸变等因素的影响；特征处理部分是将输入的语音进行某种符合语音识别需求的“转换”，即让机器听懂“人话”。其次，在确定了上述语音特征处理等规则之后，接下来就是进行模型训练，模型训练包括声学模型训练和语言模型训练，即教会机器学会“哪个字词发什么音”“该怎么连在一起读”以及

“什么样的命令或文字组合是合理的”。如果想要提高语音的识别率和准确率,需要让机器可以在没有人工干预的情况下进行无监督模型训练,在用户使用机器时,机器会结合用户个性化的发音特点,优化模型,提升识别率。

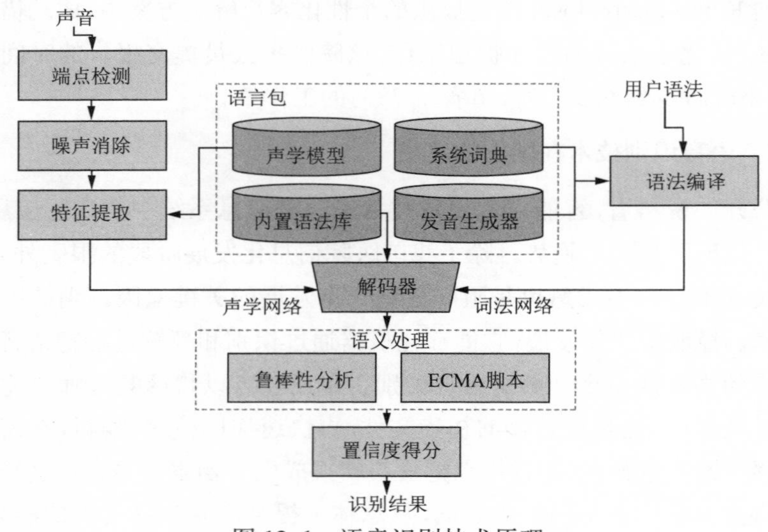


图 12.1　语音识别技术原理

## 4　医疗智能语音识别系统的设计

在医疗行业建设智能语音识别系统,除了要解决语音识别技术的通用问题外,还要保障系统能够听得懂医疗用语,可以适应医疗环境。这就需要为系统建立医疗领域语言模型,有系统的自学习机制,让系统越来越聪明,同时还要保护患者信息安全,方便医务人员使用等。系统整体设计架构如图 12.2 所示。

### 4.1　建立医疗领域语言模型

为了保障语音识别系统在医院应用中的效果,需要建立起垂直医疗行业的知识库语言模型。并且,该医学知识语言模型所涵盖的范围要足够广,能够针对疾病的症状、体征、诊断、处理等内容进行分类处理。在智能语音识别系统建库过程中,通过对大量医疗文本资料进行分类、检索等处理,并参考大量医疗专家意见,从而使得定制语音模型覆盖了各个科室常用的病症、药品名称、操作步骤等关键信息,大大提升了语音识别的准确率。

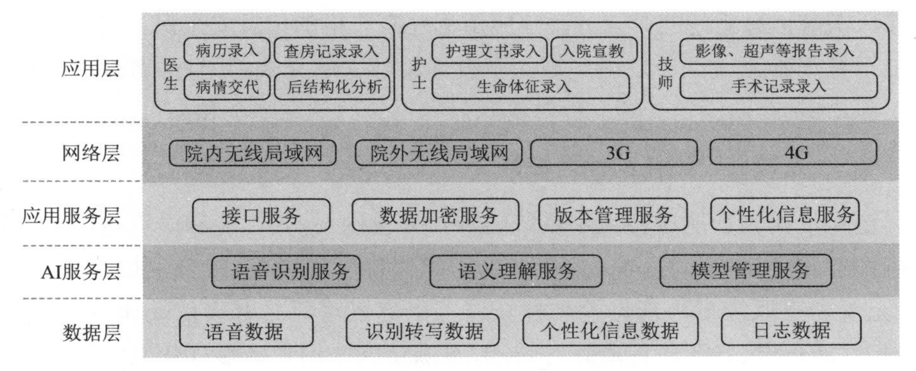


图 12.2　智能语音识别系统架构

### 4.2　基于自学习模式的识别率提升

智能语音识别系统建立自学习机制，以提高语音识别率和个性化。系统自动将极少数无法识别的专科医师的专业词汇并入知识库作为对通用“医疗领域语言模型”的补充和完善手段并在下次语音输入时自动识别，从而提升识别率，提高医生的工作效率。医务人员在使用语音录入过程中，针对识别错误或不理想的词汇和句子进行手工修改，系统将会自动记录该操作行为，并以此作为反馈数据，亦即训练数据，交付自学习引擎，进行学习和优化，从而完善初始上线的识别模型，使得系统在使用过程中越来越智能，越来越完善。智能语音系统的自学习机制是针对特定科室、特定用户的学习，这就排除了科室间、用户间的习惯冲突和相互干扰，使得系统能够更加智能和个性化。

### 4.3　基于分布式计算平台的效率提升

为了训练出高精度的声学模型和语言模型，需要大量的训练数据作为支撑。随着系统投入临床使用，积累的训练数据量迅速飙升，为提高系统响应性能，本系统采用分布式计算来支撑高性能。其基本思路是把语音识别计算任务分成多个子任务并行处理，把识别引擎分成若干个功能独立的模块，并通过定义模块之间的交互接口使得分布在网络各处的功能模块协同工作共同完成语音识别功能，以提高智能语音识别系统整体性能，包括系统响应时间与语音识别准确度等，使其更好地服务于医务人员。

### 4.4　患者信息安全保护与可用性

由于医疗电子病历、诊断报告等医疗信息涉及患者个人隐私，这就要求任何接入医院信息系统的第三方医疗应用程序有严格的信息安全保护机制。因此，智能语音识别系统采用院内局域网私有环境部署的方式，并且语音录入过程结合负载均衡、存储原始音频文件等机制保障系统的信息安全和高可用性等。

### 4.5 系统外设硬件的性能提升

麦克风作为智能语音识别系统的唯一外设硬件，其性能和质量对语音识别准确率有重要影响。面向医疗行业的不同岗位应用场景，应分别提供手持、台式、无线麦克风等多种形态的硬件。这些麦克风需要具有高信噪比、环境适应性强、性能稳定、音质流程清晰等特点，可满足临床用户的多样化需求。

## 5 医疗智能语音识别系统的应用

智能语音识别系统上线应用后，医生在准备写病历或编辑检查报告时，只需打开语音录入系统，对着麦克风说话即可，说话的内容会被转录成文字并显示在医生工作站系统、电子病历系统、医技报告系统等输入文字的位置。相比于传统的手动录入，使用智能语音录入系统可以明显提高录入速度，节省大量时间。以放射科医师为例，他们每天都需要审阅近百份影像并出具报告，语音录入给他们带来了方便快捷，极大提高了工作效率，用常规方法编辑一份检查报告需要七八分钟时间，应用智能语音录入系统编辑一份报告需要用时三分钟左右。病房医生通过语音录入书写电子病历比通过键盘书写可以提高接近三倍的效率，有效节约了医生书写病历的时间，提高了医生对患者诊治过程的工作效率，使医生能有更多时间为患者服务。

## 6 本章小结

智能语音识别技术在医院的临床应用取得很好的效果，在一定程度上提高了医生的工作效率，降低了工作强度。但是通过用户反馈和调查研究也发现一些问题：一是对噪声的敏感性问题。即说话者非常接近麦克风而且环境不嘈杂时，系统识别效果很好，然而，如果说话的声音距离麦克风比较远或者环境很嘈杂，系统的识别能力会迅速下降。二是目前智能语音识别系统作为独立的应用还不能与结构化电子病历结合使用，没有充分体现出语音识别技术带来的便利。下一步需要继续深耕研究，把如何进一步提高识别率以及如何将智能语音识别系统与医院其他信息系统深度融合作为未来的努力方向。

# 第13章 公立医疗机构互联网医院系统建设

青岛大学附属医院　刘晓飞　王　宁

## 1　引言

随着信息技术的飞速发展，互联网医疗正朝气蓬勃地发展。在新的时代背景下，公立医院开展互联网医疗服务成为一个必然选项。在医疗机构中建设互联网医院，就是将医院全业务流程向移动互联网的延伸，让患者通过一部手机就能获取与体验智能自诊导诊、预约挂号、网络门诊、药品配送、检查检验预约、查看检验检查报告、缴费、费用明细查询、反馈就医满意度等全流程服务。互联网医院将实体医院的医疗服务能力自然延伸到患者家庭中，为患者提供足不出户的医疗服务。

## 2　公立医院建设互联网医院的意义

传统公立医院发展互联网医疗对于患者、医生、医院、卫生管理部门来说都有重要的意义。互联网医院方便了患者就诊，充分利用了大型公立医院的优质医疗资源，扩大了医生和医院的社会影响力，主动适应了国家卫生体系分级诊疗改革的趋势等，具体可以概括为以下几个方面。

### 2.1　轻症及慢病患者就医更轻松

对患轻微感冒、咳嗽等轻症患者以及稳定的慢病患者来说，可以不到医院就能享受公立医院医生的正规诊疗服务。在互联网覆盖区域，患者都可以在移动端与公立医院的医生进行网络问诊。这体现了以病人为中心的服务理念，是互联网医院最显著的价值。

### 2.2　促进医院信息化建设,扩大医院辐射范围

互联网医院是数字化医院的亮点,是医院信息化建设的高级阶段。通过开发互联网医院手机 APP、微信公众号、支付宝服务窗等,可以提升医院的信息化水平,使数字化的优势直接便利到就医群众,让老百姓切实体会到数字医疗带来的益处,并扩大医院的辐射范围,加强医患互动。

### 2.3　增强医院动态宣传,提升医院社会形象

互联网医院不仅是医院的一个诊疗业务平台,同时也是医院的一个宣传平台,它为医院提供图文并茂、信息量丰富、及时准确、按需互动的动态社会宣传窗口。医院可以在微信公众平台、支付宝服务窗、手机 APP 等多个移动端以及互联网医院门户网站的宣传界面及时向患者发布医院最新的信息,如新的健康知识、高新医疗仪器、义诊巡诊信息、专家特长等,从而拉近医患距离,获得患者的认可等。

### 2.4　主动适应国家医疗卫生分级诊疗改革

按照国家卫健委关于“保基本,强基层,建机制”的要求,全国各地都在建立一套分工明确、分流有序、各司其职的分级诊疗制度。大型公立医院拥有医疗资源优势,可以通过互联网医院平台向辐射区域内的基层医院提供远程会诊、双向转诊及远程示教等能力,助力分级诊疗真正落地。

## 3　互联网医院建设方案

公立医院建设互联网医院需要综合考虑患者就诊、医生出诊、院内相关业务部门协作、物流配送等环节,并且对于后期商业医药机构合作、区域一体化医疗卫生系统接入等也要在互联网医院建设规划时给予充分的考虑。

### 3.1　互联网医院的业务流程

互联网医院业务是患者、医生、医院、物流等四方参与的一个医疗服务过程,整个业务流程如图 13.1 所示。

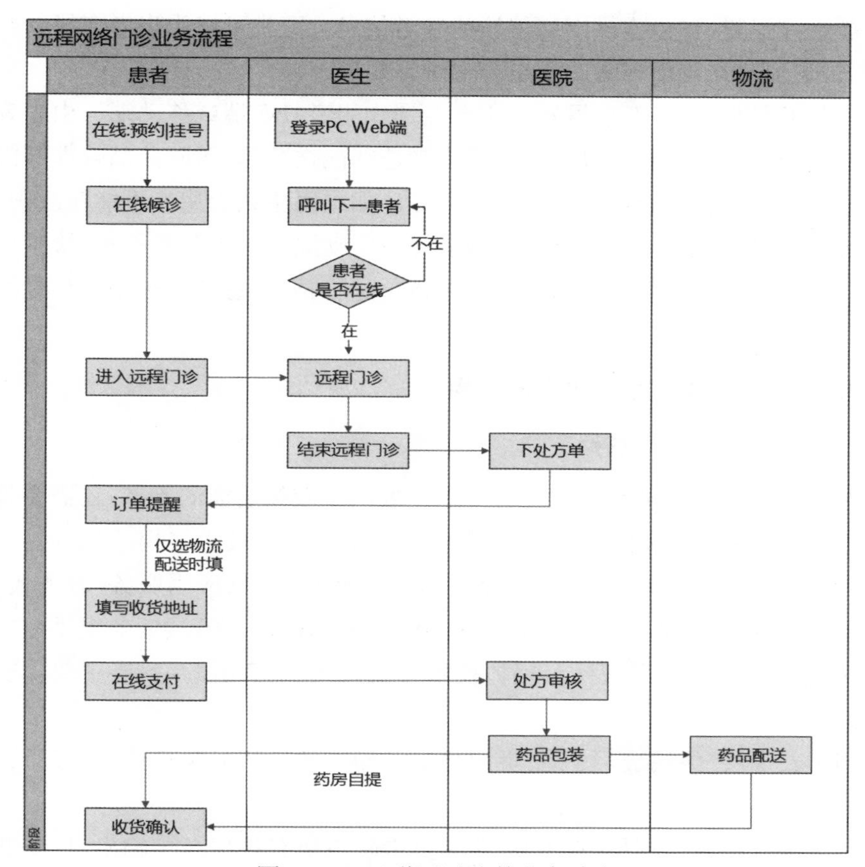


图 13.1 互联网医院的业务流程

患者通过互联网医院移动端 APP 程序、互联网医院网站等自助注册互联网医院账号,并且登记个人基础信息、发病时间、主要症状、就诊经历等信息。患者可以选择在线咨询已开通网络咨询业务的医生或者选择网络挂号,进入互联网候诊室就诊。患者完成互联网就诊预约挂号后,在预定的时间进入网络候诊室,等待在线医生的呼叫与连接。医院可以通过在线候诊室为患者提供各类健康教育视频或者医院、医生的宣传视频等,使患者可以充分利用等待时间对疾病、医院或医师有更多的了解。

医生呼叫候诊患者进入网络诊室后,可以通过网络视频与患者进行互动交流。医生根据与患者的交流获得的信息,在医生工作站电脑上书写电子病历,提出各类的诊断建议。同时,医生在工作站中可调阅患者在本院院内历次就诊的各类诊疗资料，作为本次网络就诊的参考信息。医生可以为患者在线新开电子处方，也可选择使用患者的历史处方进行延用。

医生开具处方后，互联网医院平台会通知患者（PC 端或移动端），由患者选择药品配送方式（配送或自取）。如果患者选择配送药品，医院药品管理部门会选择具备资质的物流企业为患者配送药品。如果医生认为患者不能在线确诊，需进行检查、检验后才能做出诊断，或者患者主动要求医生开具检查、检验项目时，医生可在线为患者开具检查、检验申请单进行预约，患者可根据预约时间来院就诊。

## 3.2 互联网医院系统平台的架构

### 3.2.1 整体技术架构

公立医院开展互联网医院业务不仅需要国家政策层面的支持，还需要强大的信息技术支撑。互联网医院系统平台一般采用三层技术架构，即表现层（终端应用）、接口访问控制层（Web 服务）、业务逻辑层（包括应用服务、服务代理、通用构件、数据源层以及基础硬件）等，为互联网医院顺利开展业务提供全方面的保障。互联网医院系统平台整体技术架构如图 13.2 所示，各层主要功能如下所述。

（1）表现层（终端应用）：负责用户交互操作的 PC 端 Web 页面、移动 APP 应用程序等。

（2）接口访问控制层（Web 服务）：负责院内所有接口统一输出，控制并发流量请求，对各渠道请求数进行控制管理等。访问控制层还通过服务代理完成服务调度、数据加密、接口封装、数据鉴权、数据缓存、数据压缩 / 编解码等。

（3）业务逻辑层：负责主要的业务领域逻辑流程服务、界面定义服务、媒体服务、文件服务、推送服务、数据报表服务、日志服务、系统安全服务、查询管理服务、身份鉴权服务、组织账号管理服务。

基于该架构，互联网医院系统平台能够更好地扩展网关接口，对业务子系统接口能实现更好的管理和控制。并且，互联网医院系统平台可横向扩展接口网关，使外部调用能够更稳定，且能抵御互联网高并发请求，并对外提供统一入口，对内提供统一管理。

### 3.2.2 基于阿里云平台的视频解决方案

在互联网医院就诊时，医生和患者主要通过视频沟通来完成诊疗过程。为保障医患双方权益，医患沟通过程的视频录像需要长期保存，因此，一个高性能、高可靠与稳定性的音视频云服务平台对于互联网医院的成功运营非常关键。为了能够灵活处理来自不同类型客户端(移动端与PC端)的音视频流，实现实时高效的编解码和音视频高质量展现，笔者在互联网医院系统平台建设中，引入了阿里云服务平台解决方案，解决了高质量视频通话和存储问题。

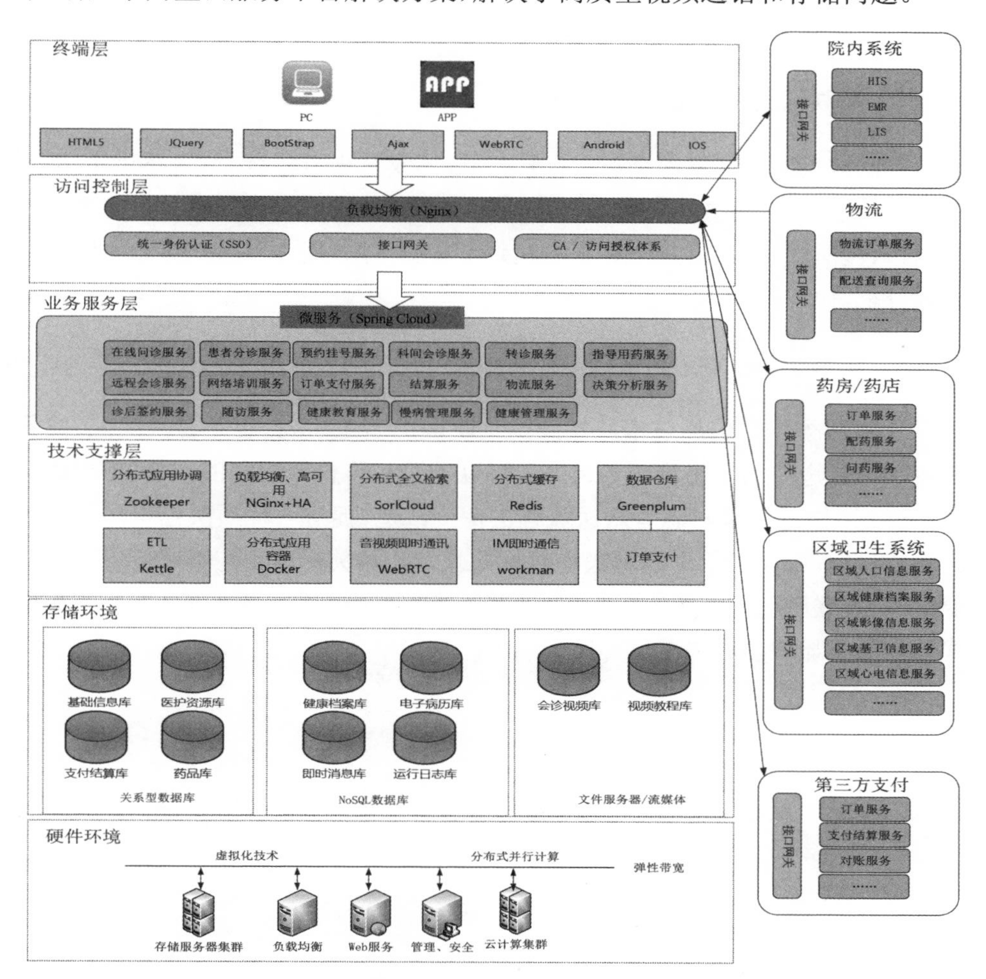


图13.2　互联网医院系统平台整体技术架构

阿里云VPC(虚拟私有云)服务采取多重措施保障医院患者诊疗过程和诊疗信息的安全。平台设计者可以在网络内部署云主机、负载均衡、数据库、

Nosql 快存储等云服务资源，也可自由划分网段、制定路由策略等。阿里云 VPC 与医院内部网络之间通过 VPN（虚拟专用网络）连接，不同医院的 VPC 之间网络实现严格隔离，相互之间毫无影响，从医院角度看，使用阿里云 VPC 服务就跟自己的内网一样。同时公有云针对每个 VPC，都可提供防火墙、WEB 防攻击和 DDoS 攻击防御等安全手段，确保医院业务的安全，同时为患者提供更好的互联网就医体验。

## 4 互联网医院的管理与应用

互联网医院患者就诊全部实行预约制，不支持当日挂号。互联网医院模式的运营，受到广大患者和社会的一致认可和好评。互联网诊疗模式在病患的预检分诊、慢病管理、诊后复诊等方面起到了重要作用，促进了医疗资源的优化和合理分配，病患得到了实惠和方便。

## 5 本章小结

互联网医院是信息技术发展到一定阶段的新生事物，也是各大医院、商业机构等争相进入的新医疗服务领域。互联网医院将传统医院的“院内”诊疗服务拓展到“院外”，是对患者就医流程的深度改造，促进了优质医疗资源的合理利用。目前，国家关于互联网医疗发展的政策和相关标准正在不断完善和优化调整中，互联网医院在国家医疗卫生服务体系、传统医院运营管理、医生工作模式等方面将显现出越来越重要的影响。

# 第 14 章 VTE 风险评估与预警监控系统的建设实践

青岛大学附属医院　王　龙　李　鹏

## 1　引言

VTE 是静脉血栓栓塞症（Venous Thromboembolism）的简称，主要包括深静脉血栓形成（Deep Venous Thromboembolism，DVT）和肺动脉血栓栓塞症（Pulmonary Thromboembolism，PTE）在内的一组疾病。我国住院死亡患者中 5%～10%是发生了 VTE 所致，因此 VTE 防治是医院医疗质量管理中的一项重要工作，也逐渐受到越来越多医疗机构的重视。

传统的医院信息系统中实现 VTE 风险评估主要依赖医务人员在信息系统中填写电子化表格，然后根据患者评估得分判定 VTE 风险等级，采取相应举措。这不仅依赖于医务人员的个人能力，而且耗费大量的时间和精力，且后续治疗措施无法监管或统计分析。青岛大学附属医院高度重视 VTE 防治工作，探索利用人工智能技术实现 VTE 预防，将智能化的 VTE 风险评估系统嵌入医生工作站、护士工作站，利用信息技术提取患者病历资料中的 VTE 风险因素并智能化计算 VTE 评分，给出风险等级提示，进而提高医务人员的预防意识，减少院内 VTE 发生率，提高医疗质量。

## 2　VTE 风险评估与预警监控系统的建设

智能化的 VTE 风险评估系统建设过程中，需要选择合适的评估量表并制定科学的监测指标字典作为智能化评估的理论依据。VTE 风险评估系统对接数据源的范围及精确程度决定着智能化评估的可靠性及准确性。因此，这些都是 VTE 风险评估与预警监控系统（简称“VTE 系统”）建设所需的关键问题。

### 2.1 评估工具选择

VTE 系统建设首先要选定合适的血栓风险评估工具。目前，VTE 风险评估的工具较多，在综合分析多种评估工具的内容特征、临床应用、评估方法的基础上，笔者选择 Caprini 血栓风险评估量表作为手术科室的评估工具，并选择 surgery 作为相应的出血风险评估量表；笔者选择 Padua 血栓风险评估量表作为非手术科室的评估工具，并选择 intemed 作为相应的出血风险评估量表。

### 2.2 评估量表结构化

选定评估量表以后，需要将量表中的变量逐项分解，形成结构化的评分条目，建立起血栓风险评估字典及出血风险评估字典。风险评估字典包含 Caprini 评分条目 37 条，Padua 评分条目 11 条；出血风险评估字典包含 surgery 评分条目 19 条，intemed 评分条目 11 条。针对每一条评分条目，制定监测数据来源、监测关键指标等，作为智能化评估的基础字典，部分监测指标字典如表 14.1 所示。为提高评估结果的准确性，还需建立起科室与评估表的关系字典，即指定某科室的自动化评分是采用 Caprini 评分或者 Padua 评分。

表 14.1 部分监测指标字典

| 条目 | 手术字典-1 | 手术字典-2 | 诊断字典 | 检查/检验字典 | 药品字典 |
|---|---|---|---|---|---|
| 1 | 颈内静脉血栓切除术 | 颈内静脉血栓切除术 | 肺血栓栓塞症 | CT 肺动脉造影（CTPA） | 链激酶 |
| 2 | 上肢静脉血栓切除术 | 上肢静脉血栓切除术 | 深静脉血栓 | 核素肺通气/灌注（V/Q）显像 | 那屈肝素钙注射液 |
| 3 | 上腔静脉血栓切除术 | 上腔静脉血栓切除术 | 股静脉血栓形成 | 磁共振肺动脉造影（MRPA） | 达肝素钠 |
| 4 | 肠系膜上静脉血栓切除术 | 经皮门静脉取栓术 | 髂静脉血栓形成 | 肺动脉造影 | 达比加群酯 |
| 5 | 门静脉血栓切除术 | 经皮上腔静脉取栓术 | 髂股静脉血栓形成 | 静脉造影 | 肝素 |
| 6 | 肾静脉血栓切除术 | 经皮上肢人工血管取栓术 | 下肢深静脉血栓形成 | 核素静脉显像 | 磺达肝癸钠 |

续表

| 条目 | 手术字典-1 | 手术字典-2 | 诊断字典 | 检查/检验字典 | 药品字典 |
| --- | --- | --- | --- | --- | --- |
| 7 | 下腔静脉血栓切除术 | | 髂内静脉血栓形成 | CT 静脉造影（CTV） | 比伐卢定 |
| 8 | 下肢静脉血栓切除术 | | 髂外静脉血栓形成 | 加压静脉超声（CUS） | 尿激酶 |
| 9 | 经皮颅内静脉取栓术 | | 下肢静脉血栓形成 | D-二聚体 | 华法林 |
| 10 | 经皮颈静脉取栓术 | | 下腔静脉血栓形成 | 抗凝血酶Ⅲ活性测定 | 利伐沙班 |
| 11 | 精索静脉栓塞术 | | 上腔静脉血栓形成 | 蛋白 C | |
| 12 | 经皮下腔静脉取栓术 | | 门静脉血栓形成 | | |
| 13 | 经皮下肢静脉取栓术 | | 颈静脉血栓形成 | | |
| 14 | 经皮下肢人工血管取栓术 | | 上肢静脉血栓形成 | | |
| 15 | 经皮周围静脉取栓术 | | 上肢深静脉血栓形成 | | |
| 16 | 食管-胃底静脉栓塞术 | | 肠系膜静脉血栓形成 | | |

### 2.3　数据源结构化

为完成 VTE 系统的自动化评分，需要根据结构化评分条目中的监测数据来源、监测关键指标等完成 VTE 系统与相关信息系统对接，主要包括电子病历、基础信息、检查检验、医嘱、诊断、手术等内容，具体如表 14.2 所示。

为完成对接数据中自然语言描写的文本数据结构化，需要依靠智能分词技术完成症状提取、诊断识别、手术分析、检验筛查、既往史追踪等特征数据提取工作，作为智能化 VTE 风险评估的元数据。

表 14.2　VTE 系统数据对接列表

| 序号 | 数据源 | 主要内容 |
| --- | --- | --- |
| 1 | 患者基础信息 | 基本信息、生命体征 |
| 2 | 诊断信息 | 诊断列表 |
| 3 | 手术信息 | 手术列表、手术记录 |
| 4 | 医嘱信息 | 长期医嘱、临时医嘱 |
| 5 | 检查信息 | 放射、超声、内镜、病理等报告信息 |
| 6 | 检验信息 | 检验报告 |
| 7 | 电子病历 | 入院记录、病程记录 |

### 2.4　智能化 VTE 风险评估

VTE 系统中完成结构化处理的患者诊疗数据以及结构化的评估量表和监测指标字典是完成智能化 VTE 风险评估的元数据。人工智能算法通过选择数据、数据建模、模型验证、模型测试、模型优化等步骤逐步迭代出最佳的智能化 VTE 风险评估模型，应用于系统自动化评估。在前述 VTE 风险评估模型基础上，VTE 系统通过设置定时任务，每天自动完成所有在院病人的 VTE 风险评估，医务人员只需审核自动评估结果，大幅提升了评估工作效率。

智能化 VTE 评估方法中加入了人工干预路径，如个别患者不适用所在科室分组的 VTE 风险评估量表，医务人员可手动调整该患者的 VTE 风险评估量表，经过一次人工干预后，则本次住院期间该患者之后的智能化 VTE 风险评估将会按照新设定的评估量表自动计算。

### 2.5　预警与监控

VTE 系统的评估结果需要及时提醒医务人员，并可以给出下一步的预防建议。为此笔者将每一次的评估分数实时推送给 HIS，并在病区床位图用醒目图标展现，医务人员也可以进一步查阅预防建议。如果将 VTE 评估风险分级与诊疗过程中的医疗事件相关联，则可以实现更精细化的 VTE 风险预警。为此笔者设计与主要医疗活动相对应的评估节点，主要包括入院、转科、术前、术后、病情变化、出院及其他等七个节点。医务人员在审核确认智能化 VTE 风险评估结果时，将评估量表单与评估节点相关联，实现 VTE 评估事后管理的多维度统计分析。

为便于管理层监管全院VTE风险评估工作开展情况，VTE系统中建设了病例监评模块主要完成评估质量、预防质量、治疗质量、综合统计等方面的监控与管理等。

## 3 VTE风险评估与预警监控系统的实施

### 3.1 组织保障

实施全院VTE管理是一个复杂的系统工程，需要强有力的组织保障。为此青岛大学附属医院成立了由医务部、护理部、信息管理部、临床医护专家等组成的VTE管理专题小组，推动智能化VTE系统在医院VTE防治与管理中发挥作用。管理小组负责制定VTE风险评估业务执行流程、预警提醒方案、试点工作计划、全面推广方案、风险评估日常监管等。

### 3.2 业务流程

为提高在全院开展VTE风险评估工作的可操作性，我们采用“系统自动计算风险分级”“医师下评估医嘱”“护士审核评估风险分级”三步走的VTE风险评估过程。VTE系统基于医疗大数据和人工智能技术，每天自动计算全院在院患者的VTE风险分级。患者主管医生根据患者病情开具“静脉血栓栓塞风险评估”医嘱，护士接到医生医嘱后，进入内嵌在HIS中的VTE自动评估模块，审核确认VTE系统智能推荐的风险评级或人工调整风险评级，护士确认后该自动评估结果才生效。患者所在病区床位图中会显示出该患者的VTE风险等级，并提醒医师做出相应预防或治疗措施。

### 3.3 上线应用

VTE风险评估和预警监控系统具备上线条件后，首先在呼吸内科、重症医学科、血管外科、神经外科等重点科室开展试点应用，经过一段时间的运行磨合，逐步向全院推广，全面开展VTE风险评估和监测相关工作。

### 3.4 优化与调整

VTE系统全院上线运行初期，根据不同类型科室对智能化评估效果的反馈，实施团队及时调整科室与评估量表对应关系字典、检查项目字典、检验项目字典、预防药品字典、物理治疗字典等，细化部分触发条件，逐步提升了智能化评估的准确率与评估质量。

## 4 VTE 系统的应用效果

医院启用智能化 VTE 系统以后，将原有的人工手动评分方式改变为系统自动评分加人工审核确认的方式，大幅提升了医务人员开展 VTE 评估的效率和积极性，VTE 风险评估率比原来手工模式下大幅提升。表 14.3 给出了 2020 年 3 月系统上线前和 2021 年 3 月系统上线后几个代表性科室的 VTE 风险评估情况。

表 14.3 VTE 风险评估情况

| 科室名称 | 2020 年 3 月评估人数 | 2020 年 3 月出院人数 | 2020 年 3 月评估率/% | 2021 年 3 月评估人数 | 2021 年 3 月出院人数 | 2021 年 3 月评估率/% |
|---|---|---|---|---|---|---|
| 呼吸内科 | 18 | 81 | 22.2 | 126 | 126 | 100 |
| 神经外科 | 21 | 125 | 16.8 | 196 | 196 | 100 |
| 重症医学科 | 12 | 26 | 46.2 | 32 | 32 | 100 |

VTE 中高风险患者的预防措施和治疗情况在原有手工模式下无法监管和统计，智能化 VTE 系统应用以后，医务人员针对中高风险人群采用的预防措施更加明确，如出血风险较低患者采用药物预防为主，出血风险较高患者采用机械预防为主的措施等，整体预防率 50%左右，并呈现逐步升高趋势。

## 5 本章小结

VTE 风险评估与预警监控系统的实施提升了医院开展 VTE 防治管理工作的效率，也为医院提供了一个有效的医疗质量管理工具。智能化的 VTE 系统上线后，医务人员 VTE 防治意识和积极性明显提高，这减少了医务人员手工填写评估量表的时间，降低了 VTE 事件发生风险，减少了医疗风险，提高了医院的经济效益和社会效益。未来的工作中，将重点提升自动化风险评估的准确率、研究提升预防率的方法和路径以及风险预警信息推送的智能化水平等。

# 第 15 章 基于 CDSS 的医疗质控系统建设与应用

青岛大学附属医院　孙小梅　刘大伟

## 1　现状与问题

医疗质量管理与控制是运用专业手段对医疗服务全过程实行监测、分析、评估、反馈的管理过程。我国卫生健康行政部门不断完善各项制度规范和医疗质量指标控制体系，指导医院加强医疗质量管理，规范临床行为，并做好相关数据报送工作。

医疗服务过程中不符合质控标准和要求的临床行为，主要源于医生对临床指南认知度不足、诊疗时间有限、信息分析能力不足等。Pauker S. D. 等的研究发现，有经验的医生需要使用约 200 万条医学信息（知识）来管理病人。近年来，随着医学知识更新速度加快，医生存在知识更新慢、对新知识掌握不足、医生人均医疗负荷过重等问题，医疗服务质控缺陷更加突出，影响了医疗服务的质量。医院做好医疗质量管理的关键是以环节质量为主，但医院传统的医疗管理模式偏重终末抽查质量，缺乏对医疗过程环节的监管与干预。大数据、人工智能等信息技术的发展以及日益完善的医疗质量控制数字化指标体系，为现代医疗质量管理提供了新方法和新路径。《医疗质量管理办法》《公立医院高质量发展促进行动（2021—2025 年）》等文件也明确，要充分利用信息化手段开展医疗质量管理与控制。

围绕医疗质控管理中的临床需求与痛点问题，本章研究中利用基于人工智能技术的临床决策支持系统（CDSS）建立医疗质控闭环，根据不同医疗业务场景的质控要求建立规范流程，对医疗过程进行实时质量监测与控制，提醒特定患者存在的疾病风险和诊疗质量缺陷，减少部分临床工作的人力投入，为提高医生工作质量与医疗质量管理水平提供重要抓手。

## 2 系统建设实践

### 2.1 建设思路

目前我国医疗质量管理模式进入“以精确数据为基础的质量改进模式”的2.0时代，这包括两重含义：一是在质控管理这项系统性工作中，以全流程标准化的医疗质量信息项数据收集、分析、反馈为基础，推动质量改进；二是在医疗服务全过程中，通过临床数据的挖掘监测诊疗质量。这些数据主要是使用以电子病历为核心的医疗数据，通过将CDSS与医院信息系统无缝对接，发挥其数据挖掘与分析能力，可支撑医疗质量的规范化管理与连续性评价。

在建设基于CDSS的医疗质控系统过程中，首先是组建由医院医务、信息、临床等部门专家组成的智慧医疗项目小组，在此基础上，梳理门诊、住院等不同业务环节的医务人员业务需求，以及不同专科、不同疾病（如肿瘤专科诊治、脓毒症疾病诊治）等的诊治标准，构建CDSS后台知识规则库。

### 2.2 实现过程

根据笔者所在项目小组对于医疗质控系统建设的目标定位，首先需要确定数据源及业务数据范围，即CDSS系统与哪些业务系统对接，以及对接各业务系统的哪些数据。为了确保系统能够抽取到覆盖患者治疗全过程的数据，保障知识来源的完整性，根据临床专家的评估，需要将CDSS与医院的HIS、EMR、NIS、LIS、PACS/RIS、手麻系统进行集成，采入患者医嘱信息、诊断信息、体征信息、检查检验记录、手术记录等数据项（表15.1），以支撑智能业务应用。

表15.1 CDSS系统数据对接业务数据集成列表

| 数据 | HIS | | | EMR | NIS | LIS | RIS/PACS | 病理 | 手麻系统 |
|---|---|---|---|---|---|---|---|---|---|
| 1 | 患者信息 | 医嘱信息 | 手术申请 | 首页基本信息 | 生命体征 | 检验记录 | 检查记录 | 病理申请 | 手术记录 |
| 2 | 入院记录 | 检验申请 | 输血申请 | 首页诊断信息 | 护理记录 | 检验结果 | 影像结果 | 病理报告 | 排班记录 |

续表

| 数据 | HIS | | | EMR | NIS | LIS | RIS/PACS | 病理 | 手麻系统 |
|---|---|---|---|---|---|---|---|---|---|
| 3 | 出院记录 | 检查申请 | 诊断信息 | 首页手术信息 | 评估信息 | 微生物信息 | 超声结果 | 分子病理 | 麻醉记录 |
| 4 | 转科记录 | 会诊申请 | 字典信息 | 首页其他信息 | | | | | |
| 5 | | | | 病历文书信息 | | | | | |

CDSS 系统获取的临床数据既包含结构化的信息如字典信息、医嘱信息等，也包括大量的非结构化文本如电子病历、检查报告等。为提高数据的可用性，CDSS 系统需要采用自然语言处理技术（NLP）通过分句、分词、标注、实体链接、实体编码等步骤，完成非结构化文本数据的关键特征抽取与标准化处理。标准化数据通过人工智能算法自动映射知识图谱节点，构建决策树式的规则推理引擎，在医生不同的医疗业务场景中输出疾病风险评估、治疗、异常指标预警等不同知识内容。例如，图 15.1 为给定患者信息的情况下，预测患者在未来一段时间内患某种疾病或事件（如脑卒中、心衰）的风险概率。

## 3 应用实践

### 3.1 医疗全程知识支持

患者与医生的每一次互动都可能产生至少一个信息需求，且有可能与治疗有关。但医生在看病时所使用的信息（知识）可能无法用于处理一些特定患者的需要等。CDSS 系统从门急诊、住院医疗场景实际出发，结合真实环境诊疗数据抽取的关键信息，形成面向全院统一的知识调用服务（图 15.2），通过信息系统间交互实时推出符合患者个体情况的诊疗建议，解决医务人员信息储存与分析能力的局限性，提高临床诊疗决策的合理性。

#### 3.1.1 治疗方案推荐

医生根据患者主诉、先期检查检验结果对患者做出临床诊断后，CDSS 系统会给医生实时推荐治疗方案。医生可以参考系统推荐的治疗方案，对患者病情做出进一步的判断，更好地制订诊疗计划。

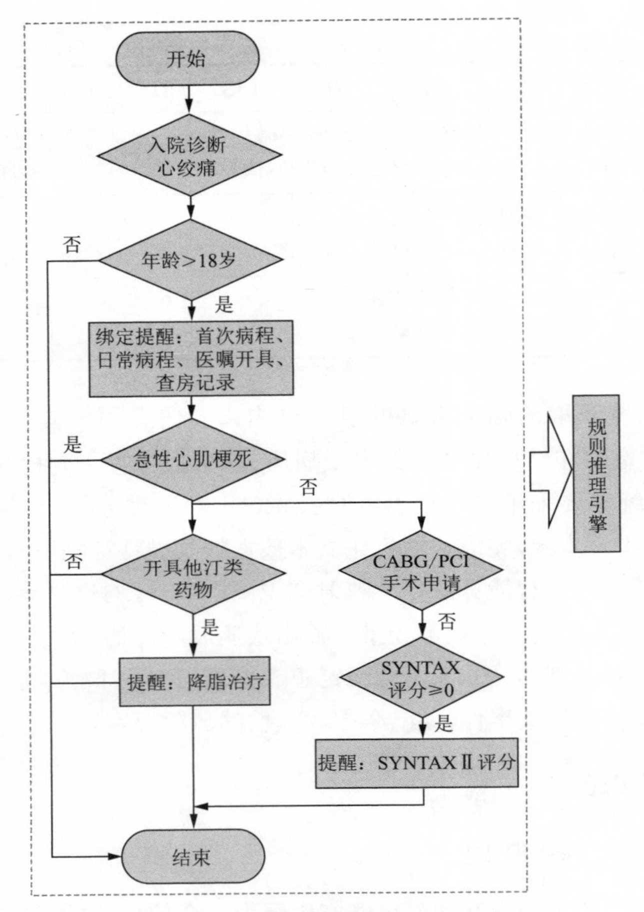


图 15.1　规则推理引擎过程示意

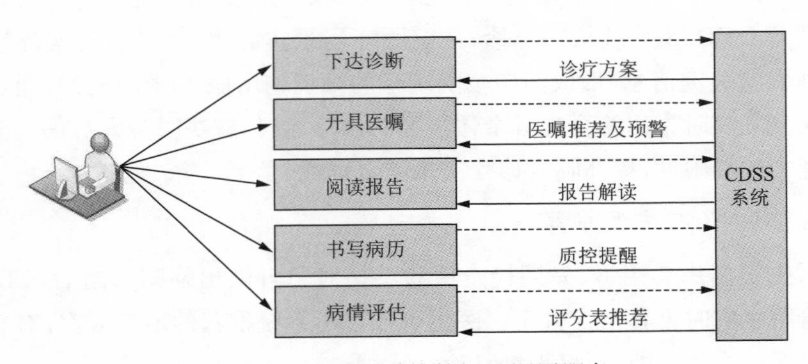


图 15.2　CDSS 系统的知识调用服务

#### 3.1.2 报告解读

医生在阅读检查检验报告时，系统会即时推荐相关报告中关键信息的解读，并进行危急值与异常指标提醒标注，防止医生阅读时错过报告中的关键信息，避免医疗差错与医疗风险的发生。

#### 3.1.3 评分表推荐

医生需要用多种评分工具对患者的病情做出定量评估，CDSS 系统中包含丰富的评估表，会根据患者当前诊疗数据向医生推荐可能会用到的评分表；医生也可以根据需要自主检索所需评分表，完成评分后一键写入病历。

#### 3.1.4 医嘱推荐及预警

医生在繁忙的临床环境中，每个患者要下达很多医嘱，医嘱中的不合理性问题可能导致医疗风险的发生。应用系统可对医疗过程中的检验检查项目、手术医嘱合理性等进行审查，对不合理问题实时预警，对患者可能需要做的检查检验项目给出推荐。

### 3.2 医疗行为事中干预

目前我国已经以病种为管理单元制定覆盖诊疗全程的质控指标来开展单病种管理工作。临床医生在患者住院全周期中执行相关质控指标的依从性越高，患者临床预后越好。项目小组组织专家团队据此梳理出了专科化、专病化的医疗质控流程，建立疾病诊治过程中的实时质量监测与控制，加强各医疗业务场景的规范化管理。

以肿瘤科的肿瘤化疗质控为例，制定了 10 项质控指标（表 15.2），将指标转化为系统后台知识规则，在医生打开肿瘤患者病历时，将知识规则与患者病历数据对照，发现存在化疗前的常规操作没有完成，以及相应的医疗文书没有及时记录，提醒医生关注与及时改正，提高质控指标完成率，表 15.3 给出了部分质控指标的规则条目。

表 15.2 肿瘤化疗质控指标

| 序号 | 指标名称 |
| --- | --- |
| CaCh-1 | 完成并正确书写病理学诊断 |
| CaCh-2 | 化疗前完成并记录肿瘤分期 |

续表

| 序号 | 指标名称 |
|---|---|
| CaCh-3 | 化疗当日有病程记录 |
| CaCh-4 | 化疗患者化疗前完成化疗前讨论记录 |
| CaCh-5 | 出院小结填写完整/正确 |
| CaCh-6 | 化疗前讨论中准确记录有本次化疗目的 |
| CaCh-7 | 化疗知情同意书内容完整 |
| CaCh-8 | 化疗前完成常规检查 |
| CaCh-9 | 本次化疗方案、药物名称、剂量、用法及周期记录完整 |
| CaCh-10 | 化疗药物的使用恰当 |

表 15.3 部分肿瘤化疗质控规则

| 序号 | Cach-5 出院小结填写完整/正确 | Cach-8 化疗前完成常规检查 |
|---|---|---|
| 1 | 出院小结中关于具体化疗日期的记录 | 血常规 |
| 2 | 出院小结中对于复查血常规的建议 | 肝功能 |
| 3 | 出院小结中对于复查肝肾功能的建议 | 肾功能 |
| 4 | 出院小结中对于具体化疗方案的记录 | 心电图 |
| 5 | 出院小结中关于病理学诊断类型的记录 | 电解质 |
| 6 | 出院诊断中关于肿瘤分期的记录 | 凝血功能 |
| 7 | | BNP |
| 8 | | 心肌酶 |

对于临床未做出明确诊断、以防治性为主的疾病，如静脉血栓栓塞症(VTE)、脓毒症等，系统可以自动预测患者病情的发生发展情况，引导医生执行规范防治流程。例如，脓毒症 3.0 的诊断标准为“SOFA≥2 分 + 感染”，系统持续监测与计算重症患者的 SOFA(序贯器官衰竭评分)分值(分值每增高 2 分，实时弹窗预警)，对符合诊断标准的患者实时提醒医生补充诊断，帮助医生及时制订抢救方案，保障患者安全。

为尽量减少医疗负荷带来的医疗质量影响，CDSS 系统根据国家单病种质控数据上报要求，基于治理后的患者标准数据，构建以病种为核心的病种数据集，在医生打开单病种数据填报表单时，自动从专病数据集中提取信息项完成填报，医生对填报项进行确认、补充后便可快捷提交。由此减轻数据上报过程中的数据调取、填写等工作量，有效减轻临床工作负担。

### 3.3 医疗过程定量分析

CDSS 系统记录患者医疗过程的数据，可以统计汇总各医师质量指标的执行情况，并可以对各项质量指标执行率纵横向比较，为医院质量评价提供真实客观的数据资源，为医院管理决策提供可以量化的工具。

## 4 效果评价

### 4.1 临床诊疗规范性提升

基于 CDSS 的医疗质量控制体系可以实时进行质量测量和客观数据反馈，有助于改善传统人工终末病历抽查的滞后性与延迟。CDSS 系统在临床端进行实时提醒，可以很好地规范诊疗行为，提高临床规范性和质量管控效果。根据 2022 年 8 月至 2023 年 1 月的应用数据显示，半年内临床医生对系统提示的整体点击量为 28 768 次，覆盖患者数约 1 万人次，对不合理的检查 / 检验项目预警了 165 次。随着系统提示采纳次数的增加，相关科室、相关疾病的质控指标完成率渐趋上升，质量缺陷问题相应下降。以 2022 年 12 月启用的肿瘤化疗质控为例，智能化质控的临床科室肿瘤化疗质量缺陷率 1 月内下降了 17%（表 15.4）。

表 15.4　2022 年 11—12 月临床科室肿瘤化疗质量缺陷率改善情况

| 时间 | 服务患者人次 | 肿瘤化疗质量缺陷率/% |
|---|---|---|
| 11 月 | 3 430 | 32（终末质控统计） |
| 12 月第 1 周 | 833 | 18 |
| 12 月第 2 周 | 847 | 18 |
| 12 月第 3 周 | 815 | 16 |
| 12 月第 4 周 | 764 | 15 |

医院两个重症医学科科室应用系统进行脓毒症防治，基于系统提醒实现早期识别脓毒症患者以及下达诊断。2022 年 9—12 月科室整体脓毒症确诊率超

过 90%，最高达 100%（表 15.5）。由于脓毒症的诊治与预后与时间密切相关，患者每延迟 1 小时治疗，死亡率就增加 7.6%，早期诊断对患者抢救具有重要的临床意义。

表 15.5　2022 年 9—12 月两个重症医学科科室脓毒症患者确诊情况

| 时间 | AI 识别脓毒症患者数 | 临床下达诊断患者数 | 脓毒症患者确诊率/% |
|---|---|---|---|
| 9 月 | 3 | 3 | 100 |
| 10 月 | 10 | 9 | 90 |
| 11 月 | 67 | 65 | 97 |
| 12 月 | 30 | 29 | 97 |

### 4.2　工作效率提升

应用 CDSS 系统评估患者疾病风险便捷、高效。利用人工评估患者疾病风险或人工图表方式对一名患者的质控指标进行汇总分析，需要数分至数十分钟时间不等，应用 CDSS 系统评估则在秒级完成，有效提升疾病诊治效率与质量管理效率，提升了临床对疾病评估的积极性。

应用 CDSS 系统评估使得单病种数据上报效率大幅提升。根据临床单病种数据上报工作实践评价，人工上报一例病种数据的耗时中位数为 30 分钟。应用 CDSS 系统实时调取病种相关信息项目后，医生的上报时间约缩短 70%。自 2022 年 2 月至 2023 年 2 月，医院应用系统已累计上报 3 万余例病种数据，为临床节省了大量的工作时间。根据部分病种的填报情况统计，系统表单数据项的自动填报率的平均值约为 90%，填报数据准确率的平均值约为 96%（表 15.6），说明系统可有效提升临床填报的工作质效。

表 15.6　部分病种的 AI 自动填报率与准确率

| 病种名称 | 系统自动填报率/% | 准确率/% |
|---|---|---|
| 房颤 | 97.0 | 95.9 |
| 剖宫产 | 92.6 | 98.2 |
| 社区获得性肺炎(成人，首次住院) | 89.1 | 89.5 |
| 围手术期预防感染 | 86.2 | 97.1 |
| 髋关节置换术 | 85.8 | 95.9 |

续表

| 病种名称 | 系统自动填报率/% | 准确率/% |
| --- | --- | --- |
| 急性心肌梗死(ST 段抬高型,首次住院) | 85.8 | 97.7 |
| 平均值 | 89.42 | 96.1 |

## 5 本章小结

CDSS 系统基于知识库、规则库和推理引擎等来完成医疗过程质控,系统获取基础数据的质量对于质控效果有着最直接的影响,并且知识库和规则库的本地化程度也影响着医务人员对系统的接受度和参与度。知识库和规则库的完善和维护是一个长期的过程,需要信息技术人员和临床专家的积极互动和广泛参与,以便能够为临床提供长期、动态、全面的知识源。在未来的工作中,笔者主要从提升医务人员病历书写规范性以及系统应用的深度推广两个方向去努力,逐步提升基于 CDSS 的医疗质控系统的运行效果和医院医疗质量。

# 第16章

# 手术麻醉信息系统建设实践

青岛大学附属医院　丁福辉　陈　浩

## 1　引言

随着计算机软硬件的快速发展,医院越来越意识到信息系统对于规范医疗流程、提高医疗效率、改善医疗质量的巨大作用。近些年,医院信息化建设速度加快,信息化程度越来越高,不再只关注基本的HIS、PACS、LIS等主体较成熟的核心系统,许多小范围使用的系统也开始逐渐纳入医院信息系统建设中,其中手术麻醉信息系统就是其中较重要的一部分。众所周知,手术是多数住院患者必需且重要的一项治疗,而麻醉又是手术的重要环节。在麻醉过程中,若采用人工填写的方法,麻醉医师每天约有40%的时间忙于书写和记录,尤其在抢救危重病人时由于记录时间延误或笔误而引起的医疗纠纷也时有发生。采用麻醉系统自动采集麻醉监护仪的各项生命体征,可以使麻醉单的记录及时、准确,并且可以使麻醉医生及时查看生命体征曲线以对当前病人的状况有较全面的了解。手术麻醉信息系统不同于其他传统的医疗信息系统,其对安全性和稳定性要求特别高,因此一套高效、稳定的手术麻醉信息采集方案是非常有必要的。

## 2　手术麻醉信息系统的数据采集

一个稳定、高效的手术麻醉信息系统需要有一个稳定可靠的数据通道和一个稳定可靠的数据库。首先要选择一种具有高可用性的系统架构,然后对数据通道中的每一个流通环节做可用性分析,并针对每一项导致数据通道中断的可能设立应急预案,保证手术麻醉系统的正常工作。

### 2.1 系统架构设计

根据临床业务分析，手术麻醉过程中大部分的数据是从麻醉监护仪上获取的，把这一部分数据系统地存入数据库中的方法有许多，考虑到医院的实际情况，高效且可靠的数据存入方式应为：监护仪的数据经过最少的设备用最简洁的流程插入数据库中，减少出错环节。首先设立数据采集服务器，批量获取所有手术间中监护仪的数据，然后由采集服务器统一存入数据库中，最后由用户从麻醉客户端访问数据库，获取数据，这样的设计避免了麻醉客户端与监护仪的直接交互。因为服务器的稳定性远高于麻醉客户端的稳定性，这就保证了数据能够完整、可靠的存入数据库中，即使麻醉客户端出现问题也不影响数据的采集，提高了系统的可用性。

### 2.2 数据采集路径的分析及改进

监护仪的数据通过网络传输到数据采集服务器，因此网络的稳定是保证手术麻醉信息系统稳定的前提。建议从整个网络的结构设计、设备选型和日常维护等方面出发进行网络的高可靠性设计和改造。同时，关键设备要采用硬件备份、冗余等可靠性技术，建立备份系统，一旦主系统发生故障，仍可采用备份系统维持运行以提高安全性和可靠性。提高了网络的稳定性后依然不能避免局部网络瘫痪的可能，因此需要用户通过麻醉客户端能够手工对系统进行数据录入，且用户端与监护仪端的网络应分开，单独设立。考虑到医院手术室的客观条件不同，许多监护仪不支持无线网络接入，因此手术室监护仪采用有线网络接入的方式，而用户端则采用移动推车无线接入网络，既方便移动又避免了增加手术室的连线，保证了用户端与监护仪不在同一个物理网络。这样即使监护仪与数据采集服务器之间的通路出现问题数据采集无法实现，也可暂由用户手工通过麻醉客户端将监护仪的数据录入手术麻醉信息系统数据库中，避免因手术室麻醉信息系统出现问题而影响到整个麻醉过程数据的记录。若麻醉客户端电脑出现故障或麻醉客户端与数据库端的连接出现问题，数据依然由数据采集服务器采集，不受客户端故障的影响。

所有监护仪由一台数据采集服务器采集，因此数据采集服务器的稳定性也是其中关键的一环。除了优化服务器、保证其安全性和稳定性之外，医院还将数据采集服务器架设在由三台 PC（个人计算机）服务器搭建的虚拟机上，使得单独某台 PC 服务器的硬件故障不会影响到数据采集服务器的正常运行，提高数据采集服务器的可用性。在所有环节中数据库稳定的重要性不言而喻，一旦数据库服务器出现问题，对医院整个的信息管理系统，甚至整个医院的正常运行都将产生不可估量的损失，因此数据库服务器必须设立双机热备份，当一台服务器停机时，可以由双机中的另一台服务器自动将停机服务器的业务接管，在不需要人工干预的情况下，保证系统能持续提供服务。

## 3　麻醉监护设备网络环境准备

### 3.1　监护仪的采购及网络接入

监护仪要支持数据发送功能，当前主流的监护仪几乎全部带有 RJ45 接口，支持网络接入，一些没有网口但带有串口的比较老旧的监护仪需要通过串口转网口的设备实现网络接入，每一台监护仪都需要分配一个 IP 地址，通过有线方式接入医院的网络中，并配置在采集服务器中。一个 IP 对应一台手术间，以便采集服务器能够识别监护仪所在的手术室，结合手术室排班系统，进而确定该监护仪所采集的数据属于哪位病人。

### 3.2　数据采集服务器和监护仪的网络连接

数据采集服务器一般存放在数据中心机房，每一院区都有独立手术室，因此网络环境各不相同，且不在同一个网段。但某些型号的监护仪无法跨网段进行通信，如 GE 的 dash 4000 型号、solar 8000i 等型号，此类监护仪只能设置 IP 地址无法设置其子网掩码以及网关，因此无法跨网段通信，这就导致数据采集服务器无法获取此类监护仪的数据。对于此类设备必须设立中转服务器并将此服务器划入监护仪所在的网段，这些无法跨网段通信的设备由同网段的中转服务器采集数据，然后通过中转服务器配置的网关，将数据传输至数据采集服务器，以实现此类设备的跨网段数据采集。

### 3.3　部署数据采集服务器，实现与数据库服务器的交互

数据采集服务器是所有监护仪数据的汇聚中心，每一个手术病人的监护开始后，都由该服务器负责连接监护仪获取数据。当监护仪的数量较多时，数据采集服务器的负荷较大，因此数据采集服务器应选择性能较高、较稳定的服务器。因其为数据的汇聚中心，其所在的网络环境应具有较大的网络带宽，通过严格的服务器管理，安装杀毒软件等保证数据采集服务器的高可用性。

### 3.4　麻醉医师客户端的软硬件环境部署

麻醉客户端应选择与监护仪端不同的网络接入，并且为减少手术室的连

线、方便用户端工作站的移动，手术室客户端应选择移动设备通过无线接入网络。每一定数量的手术间，设立一台备用客户端设备以便某台设备无法正常工作时能及时地更换，保证用户的正常工作。

## 4 数据可靠性设计

### 4.1 麻醉记录单中数据的保存

手术麻醉信息系统上线以后，取消了纸质麻醉记录单，数据传输、存储都采用电子的形式，如何保证麻醉单的数据由责任麻醉医师填写且并未被他人改动过，对于麻醉医师来说就显得尤为重要。电子签章是电子签名的一种表现形式，利用图像处理技术将电子签名操作转化为与纸质文件盖章操作相同的可视效果，同时利用电子签名技术保障电子信息的真实性和完整性以及签名人的不可否认性。使用电子签章系统对麻醉记录单进行数字签名，能够保证数据存储的可靠性，但是麻醉单的填写和改动是一个实时的过程，不可能实时对当前麻醉记录单进行签名，因此需要选择一个合适的动作来触发电子签名过程。综合麻醉医师的工作流程，在整个麻醉结束后，打印麻醉记录单时触发电子签名过程，能够保证签名数据的完整性，且不会过多占用麻醉医师的时间。

### 4.2 麻醉记录单数据可靠性的验证

签名后的数据存储在电子签名服务器中，但麻醉医生并不能直观地查看电子签名服务器中的数据，他在手术麻醉信息系统中看到的依然是存储在主数据库中的未经加密的数据。麻醉医生在日后查看该麻醉记录单时，需要确定当前数据为该麻醉医生打印签名时的数据，因此需要增加签名验证按钮，该过程将验证当前数据与电子签名服务器中的数据的一致性。

## 5 本章小结

随着医院信息化的提高、条件的成熟，医院无纸化是未来一段时间医院信息化发展的方向，手术麻醉信息系统的无纸化也是必不可少的。实现手术麻醉信息系统后，各项数据可以直接从监护仪采集，最后自动生成麻醉单，解放了麻醉医师的双手，使其有更多的时间关注病人的情况及用药。手术麻醉关乎手术病人的生命安危，其对于信息系统的即时性与稳定性要求较高，因此建设一个高可用性的手术麻醉信息系统是非常有必要的。

# 第17章

# 手术状态信息发布系统设计与实现

青岛大学附属医院　刘晓飞　丁福辉

## 1　引言

随着医院信息化的深入、细化，医疗机构开始逐渐建设一些规模较小、针对性强的信息系统，如手术排班系统、麻醉监护系统、供应室系统等。这些小型信息系统往往只针对某一用户群体，每个系统的数据与工作流相对独立，数据的互联互通不足，因此这些系统之间的数据利用还有充分挖掘利用的空间。手术状态信息发布系统正是利用了手术排班系统、麻醉监护系统实施后，挖掘并整合其中的数据信息而实现的。

## 2　现状分析

患者进入手术室后，家属在手术室外等候期间，对于手术进程无法知晓，存在一定的心理焦虑，也容易造成手术家属等候室的管理混乱。有时手术进程中需要跟家属沟通配合的时候联系家属存在困难，导致延误手术进展，也给医护人员的工作也带来一定的麻烦。因此，亟须设计出一套由后台电脑控制、手术家属等候室中悬挂大屏幕来显示手术状态的系统，以便家属及时获得手术进度信息。

## 3　系统架构设计

近年来，越来越多的医院开始重视手术室的数字化管理，实现了手术排班、手术核对、麻醉监护记录等功能，这就为手术状态信息发布系统的实现提供了可能。通过该系统，分析病人进入手术室、进行手术、进行麻醉恢复、出手术室的闭环流程可以得到病人手术的关键节点，并分析如何获取该关键节点事件、时间，实现手术状态信息自动发布。

### 3.1 入室

手术状态信息发布系统逐步完善，不仅有手术排班等功能，还有手术信息核对功能，即病人推到手术室时由前台护士扫描病人的腕带，与手术申请单核对，因此此扫描事件可以作为病人的“入室”事件。但是在流程的实际进行过程中为充分利用手术间，往往是上一病人正在缝合时，下一位要做手术的病人被提前推进手术室，在手术间外等候，也就是说不是推入手术室就能立即进入手术间，且病人进入手术室门口时，病人家属在场，因此病人家属很清楚是何时进入的手术室，但对于何时进入手术间是不知道的。所以“入室”事件的开始应为进入手术间的时间，该事件由麻醉医师记录在麻醉系统中的麻醉记录单中，因此该事件的录入可作为更改“入室”状态的触发事件。

### 3.2 手术开始

手术开始与手术结束是病人家属最为关注的两个事件。手术开始的事件不需要专人更新，可直接取麻醉系统中的“手术开始”事件，由麻醉医师记录在电子麻醉记录单中。

### 3.3 手术结束

手术结束事件取电子麻醉记录单中的“手术结束”事件，由麻醉医师录入。该手术结束事件并不意味着病人整个手术过程的结束，因为病人手术结束后有两个分支型的路径，即需要进恢复室观察恢复或直接在手术室前台核对后送回病房。因此，手术结束并不意味着整个手术流程的结束，需要避免病人家属误认为手术已结束，可以接病人回病房。

### 3.4 入恢复室

麻醉后恢复室又称为麻醉后监测治疗室，是对麻醉后病人进行严密观察和监测，直至病人的生命指征恢复稳定的科室。实际运行中，并不是所有术后病人都需要进入麻醉恢复室进行麻醉术后恢复。如局麻等麻醉较浅的病人术后可直接送回病房恢复。因此，入恢复室是手术结束后的分支路径之一。麻醉恢复室系统，作为手术麻醉信息系统的后续部分，麻醉恢复记录单中必然会有“入恢复室”事件，所以手术状态信息发布系统的恢复室状态切换可由恢复室系统的“入恢复室”事件触发。

### 3.5　术后登记

作为整个闭环手术流程的最后一个环节，术后登记起到核对并锁定整个手术信息的作用，标志着整个手术流程的结束，无论是手术结束直接回病房的病人还是进入恢复室清醒后送回病房的病人将要出手术室时都要进行术后登记，因此术后登记时间的录入即为手术状态切换为完成的触发事件，病人家属即可到手术室门口接送病人回病房。

## 4　系统实现

手术状态变更节点规划出来后，需要通过代码编程将设计变成可执行程序，主要有以下几个功能模块。

### 4.1　手术状态数据获取

若手术排班系统、麻醉系统、恢复室系统使用同一数据库，可直接通过数据库提供的接口抓取数据库中本系统所用到的关键数据，此种方法的程序实现复杂度较低且程序执行效率最高。若各个系统独立存在，则需要各系统提供相应的数据接口来获取关键数据。

### 4.2　手术状态展示

若只显示每个病人当前的手术状态并不能让病人家属对手术持续时间有一个直观的了解，那么病人的手术状态进度条应该结合时间轴随当前时间持续延伸，直至手术完成。若要实现此功能，就不能直接使用固定的系统控件来显示，因为一定时间内手术的个数并不是固定的，无法实现利用视图设计器直接画出固定数量的控件，可使用“System. Drawing”程序集中的“Graphics. DrawRectangle”函数绘制矩形，用“Graphics. FillRectangle”填充矩形颜色，利用“Graphics. DrawString”绘制字符，当然使用此类函数需要精确计算绘制的坐标，避免产生错误。

### 4.3　手术状态刷新

展示大屏界面显示的内容、状态需要随时间不断变化，进度条需随当前时间延伸。因此需要每隔一定的时间刷新数据，这就需要 Time 控件，设置其“Intervel”属性为刷新间隔时间，利用“Timer. Tick”事件触发数据、界面重绘函数，绘制最新手术信息。绘制时还需要定义基准时间，以便计算绘制坐标，如下所示。

```
private void tmrPick_Tick(object sender, EventArgs e)
{
    pnlMain. Size = new System. Drawing. Size(this. Width - 20, this. ClientRectangle. Height - pnlTop. Height - pnlTimeLine. Height); // 设置主界面尺寸
    imageBack. Size = new System. Drawing. Size(this. Width - 38, this. ClientRectangle. Height - pnlTop. Height - pnlTimeLine. Height); // 设置数据绘制界面尺寸
    DateTime baseTime = Transform. GetBaseTime(); // 获取绘制时的基准(开始)时间
    GlobalVariable. BaseTime = baseTime;
    SetImage();// 绘制数据界面
}
```

## 5 本章小结

手术状态信息发布系统，使得病人家属能够更加直观、详细地了解病人当前的手术状态，缓解病人家属等待时的焦虑感，改善手术家属等候室的秩序，同时无须人工干预，信息自动发布，减轻了医护人员工作量。随着医院信息化的完善，信息系统主体功能越来越完善，围绕“以病人为中心”的出发点，使得医疗过程更加透明，减少医患矛盾。

# 第18章 临床输血信息管理系统的设计与实现

青岛大学附属医院 王 龙 陈军伟

## 1 引言

输血是现代医学非常重要的治疗手段，随着临床输血管理方面法律法规的完善，人们的法治意识也在逐渐加强。为了更好地对临床输血实施全面系统管理，需要对输血全流程进行信息化管理。完整的输血过程需要有记录可追溯，因此输血管理也被纳入医院的信息化管理。输血管理是医疗质量管理中的重要组成部分，输血过程涉及多个业务部门和环节。应用信息化技术规范护理输血流程，确保患者护理安全。HIS中的临床输血系统和输血信息管理系统BIS（Blood Information System，BIS）实时交互，两个系统共同实现完整的输血过程。完整的输血过程即医生需要在临床输血信息管理系统中发出输血申请，经审核通过后申请发送到输血科，输血科进行检验并配发血袋，护理人员接收血袋后进行输血操作，最后责任医师书写输血反应文书。临床输血过程是实现“正确的血液输注给正确的病人”目标的重要环节。

## 2 输血管理流程

如图18.1所示，输血管理流程包括从输血科发血后到护士输血完成这个过程中的所有操作。输血申请发出后，等待输血科配送血袋。首先护士接收血袋，然后开始输血、输血巡视、输血结束等输血操作及是否出现不良反应等，该过程需要在信息系统中记录。输血管理主要分为四部分：血袋接收，输血开始，输血结束和输血巡视。

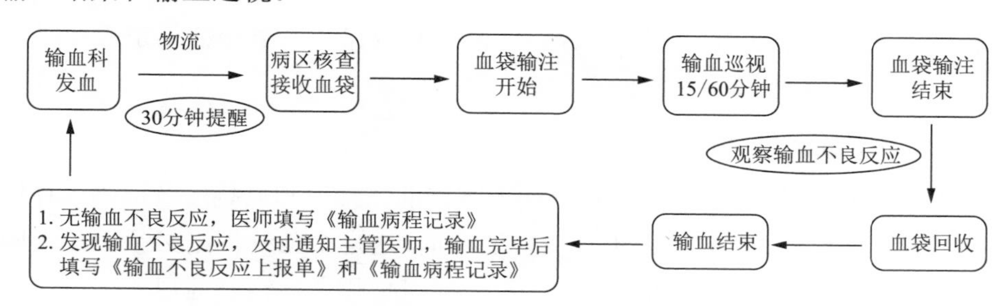


图 18.1 输血管理流程

## 3 输血信息化设计与实现

输血根据临床特点分为两大类:一是内科如血液内科病人进行常规血液治疗,二是手术病人围术期和急症病人的血液抢救。临床输血信息管理系统设计要充分研究这两类输血过程,依托移动护理终端和传统 PC 护理工作站在便携性、严谨性和效率上的不同,设计和开发了应用于内科血液治疗基于手持设备(PDA)的护理输血管理系统和围术期、急诊血液输注基于 PC 的护理输血管理系统。护士既可以通过 PDA 全程扫码执行也可以通过电脑端操作,每个步骤都会自动生成一条护理记录并插入护理病历。

### 3.1 内科输血治疗管理系统

内科输血治疗的信息管理要求每一步都精确记录时间、操作者以及不良反应,而基于 PDA 的输血治疗管理系统可以完全胜任步步追踪、床旁实施等安全性要求,并且利用 PDA 的震动、铃声和短消息服务,在各个输注的环节进行对应的提示,护士可以在繁忙的工作中实时接收输注动态。

#### 3.1.1 血袋接收

护士可通过 PDA 扫描血袋号和血制品条码号,系统会自动调取出使用该血液的病人信息,护士核对床号、姓名、血型等信息。核对无误后输入护士工号确认签收并取当前时间为血袋接收时间。血袋接收成功后会自动生成记录插入护理记录中。

#### 3.1.2 输血开始

开始输血时,护士要通过 PDA 到病人床旁扫描患者腕带和血袋的条形码进行信息核对，系统自动完成信息匹配。无误后，两名护士分别用 PDA 在执行人和审核人处扫描工号，完成双人核对，开始血液输注。系统会记录操作时间和执行人、审核人以及核对时间等信息。

### 3.1.3 输血结束

当病人输血结束时，护士要扫描病人腕带的二维码和血袋的条形码进行信息核对，系统会弹出填写有无不良反应的界面，这是个强制规则必须完成。同时，如果血液的全程输注时间超过了 15 分钟则必须进行输血巡视才可以结束输注，护士扫描结束人工号牌，输血结束。信息保存后也不可修改，同时自动生成一条输血结束的记录插入护理记录中。

### 3.1.4 输血巡视

护士应该严格执行输血巡视制度，在输血开始的 15 分钟及输血过程中的每个小时都需要进行巡视。进行输血巡视时，护士要扫描血袋的条形码，填写输血滴速、有无不良反应、巡视人、巡视时间及备注等信息。如果有不良反应，需要立即停止输血并启动输血不良反应处置流程。输血巡视信息保存后会生成记录插入护理记录中。

PDA 输血管理界面如图 18.2 所示。

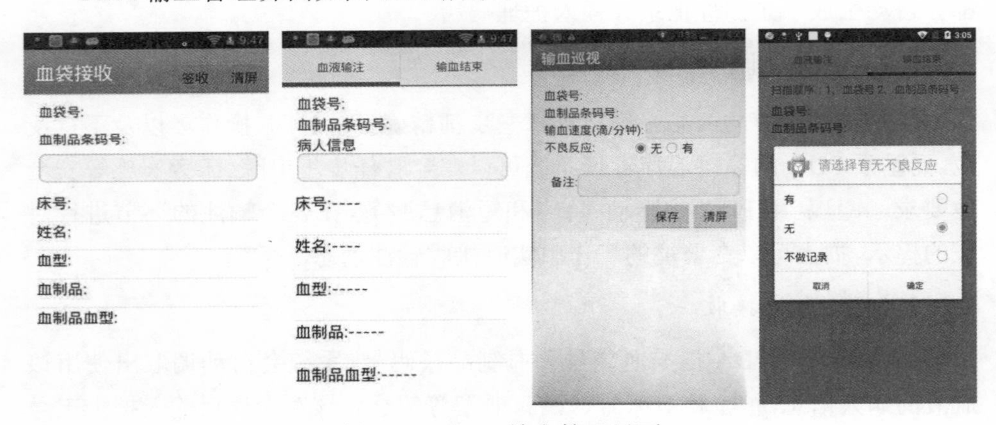


图 18.2　PDA 输血管理界面

### 3.1.5 输血查询

输血查询功能实现按照日期查询输血信息，包括床号、姓名、血袋号、血制品号、血制品描述、发血时间、接收人、接收日期、接收时间、执行人、审核人、执行日期、执行时间、电脑执行原因、结束人、结束日期和状态。针对 PDA 高度依赖移动互联网,无线信号有时较弱并且有盲区,护士使用 PDA 中遇到数据下载失败、下载过慢、自动锁机,甚至登录失败等情况,笔者制作了电脑端输血管理流程,并同步实施。

### 3.2 围术期输血和急诊用血管理系统

外科手术和急诊抢救过程中病情危急,护士需要在短时间内给病人完成输血,而且用量相对比较大,完全执行 PDA 流程会耽误护士的救治操作,不利于提高工作效率、改善病情。针对这个特点,在一切为了保障输血安全的前提下,临床输血信息管理系统优化开发出了围术期输血和急诊用血管理系统,把四个流程整合到一个界面来实现,通过登记号或者发血单号查询患者信息,优化后的界面包括了血袋列表信息、血袋接收、输血开始、输血结束和输血巡视功能。

护士在该类信息管理模块的操作流程与要求是与内科输血一致的、集成化的优势在于保证用血信息更全面、如实追溯的基础上,提高护理工作便捷性。

## 4 本章小结

临床输血信息管理系统按照病人输血的情况进行分类设计管理,遵循输血规范,提高了信息核查效率,减少了出错环节,做到有章可循。同时,提高了护士工作效率和医疗质量。详尽的数据记录组成了输血信息的大数据库,有利于医院对输血患者做智能分析,利用人工智能设计虚拟用血医师指导临床,提高输血质量。

# 第19章 全流程追溯模式的血液管理

青岛大学附属医院　杨兆凯　高文娟

## 1　引言

输血是为患者输入血液或血液组成部分，从而补充其血容量及机体欠缺的血液组成，并达到改善机体血液循环、确保组织器官用血供应需求、缓解病症的功效。临床医师以患者为中心，注重患者血液管理，有效鉴别输血指征，在规范临床用血诊疗行为，保障输血安全的前提下关注患者临床转归，为患者提供适宜、循证的精准输血治疗服务，科学有效用血，因此输血在临床治疗过程中有着至关重要的作用。国家卫生健康委员会等对临床输血主要环节出台了一系列规范与国家标准，保障输血流程规范操作。输血安全必须得到高度重视，加强各部门临床输血管理，保证输血安全、严格控制输血的各个流程，为患者输血提供可靠的、安全的保障，成为临床输血最重要的问题。

目前国内大部分医疗机构通过信息化手段来监管输血流程和输血护理质量。有的医疗机构提出的双闭环管理信息平台能够有效提高输血过程的合理性、安全性的管控监管，提升临床合理用血水平，但是没有涉及如何保证血袋在整个运输途中始终处于系统的监管状态。医院在保证双闭环管理实施的前提下，提出使用冷链监控系统的智能血液转运箱来转运血袋，保证血袋始终存储在合理温度，且在运输途中不允许进行开箱操作，填补了运输途中保障血袋安全的空白。如何保证一袋完整的血液能够安全、准确无误地输注给患者是我们探讨的主题。输血科在血站专网预订血液后，中心血站根据需求进行批量发血。医生根据患者病情进行输血申请，输血科工作人员依据电子交叉配血的结果进行发血，血液存储于智能血液转运箱后发出，护士开箱检查血袋完整性，接收血袋并给患者输注，血袋回收后由输血科统一处理，输血信息上传中心血站系统，全流程追溯血液去向，具体流程如图 19. 1 所示。

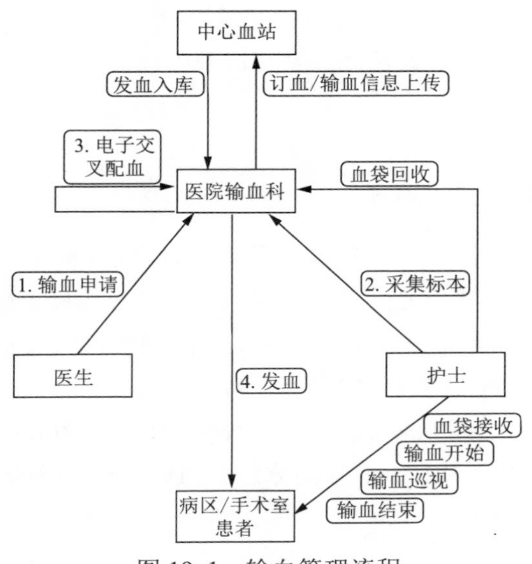


图 19. 1　输血管理流程

## 2　全流程追溯血液智能管理模式构建

全流程追溯血液智能管理模式主要由以下五个功能板块构成。

(1) 输血信息管理系统(BIS)：该系统包含了血液入库、接收输血申请单、配血和发血、血袋回收、输血信息评价等功能。

(2) HIS：该系统存储了患者信息，医生通过系统发送输血申请单，打印取血单。护士接收血液并给患者进行输注，详细记录操作时间节点和执行人等信息。

(3) 输血标本管理系统：该系统对输血标本从医生下医嘱、抽血核查，到输血科检验及检验后存储，实现了全流程智能化和信息化管理。同时通过标本储存智能冰箱和其 APP 信息管理系统的使用，实现了标本精准定位并自动在 HIS 中发起输血申请时提供标本信息。

(4) 血库前移管理系统：通过把智能血液冰箱 APP 系统、BIS、电子交叉配血系统建立关联，把血液库存前移至手术室、重症监护室等科室，把血袋的 RFID 标签跟冰箱中的位置做绑定，根据取血单精准推送血袋。该系统还提供库存查询功能，设置即将过期提醒功能，所有发血、取血等操作日志同步到BIS。

（5）冷链监控系统：智能冰箱和智能血液转运箱链接到冷链监控系统，对库存和温度进行实时监控，监测到异常情况及时报警。

## 3　血液管理流程

### 3.1　血液入库信息可追溯

BIS跟中心血站已做系统对接，血液复检合格后，根据中心血站提供的血站单号，通过扫描枪扫描单号后自动批量入库。血液的标识码是由血袋编号和血制品唯一确定的。入库信息中提供了采血品种、血型、血量、采血日期、失效日期、入库日期和时间、接收者和复检者等。

血库前移冰箱入库：从输血科库存中选中血袋和RFID标签进行绑定，将带RFID标签的血袋存入血库前移的冰箱后，通过RFID标签获取在冰箱中的位置信息，并存储到BIS。

### 3.2　输血申请、电子交叉配血及发血可追溯

患者签署输血知情同意书后，医生选择输血的成分、数量、目的和指征后，系统会根据预设的规则智能判断该申请是否合理，不合理的申请将无法进行保存和提交。护士进行床旁采血，并将标本和申请单送至输血科。输血科发血后，会打印一张配发血记录单，一式两份留存备案。该发血单上详细记录了患者的信息、血制品详细信息输血申请时间、发血时间、发血人、取血人等。此时血袋的信息与患者进行关联。把血袋放入智能转运箱并关闭后，触发按钮记录关箱时间并上传冷链监控系统。输血申请流程如图19.2所示。

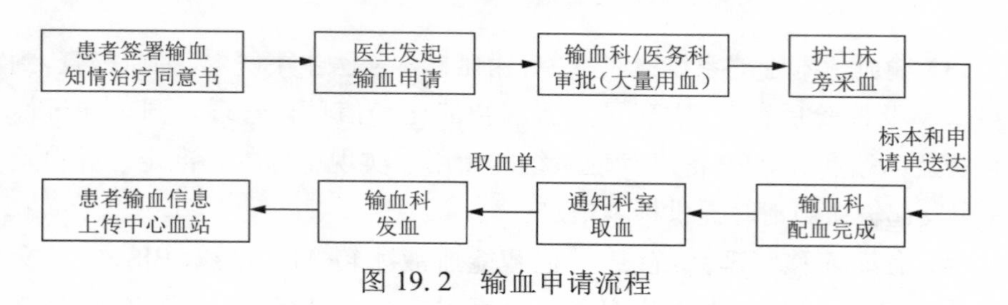


图19.2　输血申请流程

### 3.3 血袋接收和输注可追溯

输血护理记录是护士对患者输血治疗期间生命体征及护理客观记录的医疗文书。输血前和床旁输血时需要两人核对输血信息并记录。输血前、输血中和输血后都需要记录患者的生命体征。信息保存后不可修改，同时自动生成一条记录插入护理记录中。护士通过PDA扫描智能血液转运箱的二维码进行开箱操作，开箱后触发按钮把开箱人和开箱时间信息上传到冷链监控系统。输血护理流程如图19.3所示。

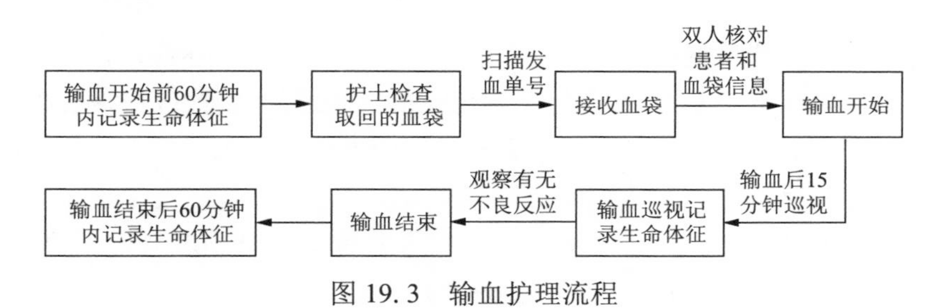


图19.3 输血护理流程

输血信息可追溯查询：按照日期查询输血信息，其包括床号、姓名、血袋号、血制品号、血制品描述、发血时间、接收人、接收日期、接收时间、执行人、审核人、执行日期、执行时间、结束人和结束日期等信息。

### 3.4 血袋回收及用血评价可追溯

为保证临床用血安全，减少血液传播疾病的发生，患者输血结束后，统一将血袋送回到输血科并进行核对做好登记。发出的血袋数目和回收的血袋数目要一致，并保留24小时后按照医院感染管理要求进行封存处理。登记时记录回收时间、回收人等信息。通过血液回收明细可以查询数据。

输血科会定期反馈医生用血量统计、科室用血统计、输血不良反应数据统计、超量用血统计、人均输血量统计等数据，通过分析数据制订持续改进方案和合理的用血审批制度，不断提高临床输血安全水平，确保安全、合理、科学规范用血。

### 3.5 血液信息回传给中心血站系统

医院的BIS与中心血站做系统对接，实现了网上订血信息、血站发血信息、医院退血信息、临床发血信息、临床退血信息、血液报废信息、输血反应信息、医院库存明细信息、外调血出入库信息等实时上传中心血站系统，实现血液信息精准管理和追溯。

## 4 应用效果

医院通过制定科学、合理和有效的血液智能管理模式，保证血液安全、准确无误地输注给患者，全流程记录血液去向并实现信息可追溯。同时，根据用血相关报表，分析输血存在的问题、薄弱环节，提出持续改进方案。

（1）通过分析血液接收时间与发血时间的差值，提出了在手术室、重症监护室等用血量大的科室设置物联网智能血液冰箱，实现血库前移的建议并付诸实践。血库前移至手术室后，缩短手术用血的准备时间，以前取血需要10～20分钟的时间，现在只需1～2分钟。手术过程中未使用的血液可重新回收调配，提高了血液利用率。

（2）血库前移至手术室后，降低不合格输血率。肝移植和心脏相关的大手术不合格输血率由原来的26.7%降低至3.3%，差异有统计学意义（$x^2$=4.96，$P<0.001$）。

（3）根据急诊科室患者的特殊性，采取在急诊科等科室设置物联网的智能血液暂存冰箱的措施。血液送达急诊室后，由于患者原因不能输注的，血液不需要送到输血科暂存，直接暂存在智能血液暂存冰箱，当患者满足输血条件时可以通过智能血液暂存冰箱实现二次发血，减少血液在运送途中的损耗。

（4）通过分析血液开始输注时间和发血之间的时间差，判断是否在规定的时候内给患者输血。如有超时，需要分析超时的原因并制定整改措施。

（5）血袋回收时，通过扫码登记代替人工登记血液回收记录本，在系统中准确记录血袋号、回收时间和回收人，避免人工登记血袋号时不清晰、不准确等问题。这样既能提高工作效率，又能提高准确性。

（6）实现网上订血，一键入库。以前医院与血站间信息交流方式较多采用电话进行联系，而血站血液登记采用人工或纸质等，导致两者间信息共享方式费时费力，效率极差，存在一定风险性。现在医院输血科与血站建立信息系统联网，能有效确保患者用血安全性，降低医院与血站的工作成本，提升血液质量、工作人员效率及输血科管理质量。

（7）血袋运输方式实现质的飞跃。以前使用保温桶、饭盒等容器去输血科取血，现在使用智能血液转运箱给科室运送血袋，实现对温度和位置的实时监控。

## 5 本章小结

医院为输血管理及血库的管理提供了规范的管理制度和标准，且需要把这些制度和标准落实到实际工作中。通过记录血液流向，实现血液信息追溯，分析输血过程中不合理因素，制定有效、规范的管理制度，提升合理用血与安全用血。加强血液管理，保障患者安全输血，规范输血流程，在临床实际应用中取得了良好的效果，提高了输血质量管理水平。中心血站通过对血液使用的监管，实现了从献血者到用血者的全过程记录，保证了信息的完整与统一，保障了患者的用血安全，同时为临床科研提供了依据。

# 第20章

# 门诊预约挂号系统的研究与建设

青岛大学附属医院　陈军伟　张寒彬

## 1　引言

门诊是医院提供医疗服务的一个重要窗口。对于大型综合医院来说，门诊患者数量大，就诊时间集中，并具有很大的随机性等特点，反复排队、等候时间长成为影响患者就医满意度的重要因素。随着我国医疗卫生体制改革的深入和医院管理模式的创新和发展，建设和完善预约诊疗平台、提高预约服务水平已成为大型医院之间竞争的一个热点。传统的门诊挂号和预约挂号系统之间存在很多的问题，比如：医师的出诊排班需要在两套系统中分别维护，增加了门诊管理人员的工作量；挂号号源不统一，门诊挂号和预约挂号号源分开，不同号源就诊时的优先级问题经常会造成医疗纠纷；号源分开时会出现某种号源已用完，而另一种号源还有剩余，造成号源的浪费；传统预约无法实现付费预约，爽约率高，取号时还要二次排队付费取号等。新媒体的不断出现如手机应用程序（APP）、微信、支付宝、网络运营商、自助机等拓宽了预约挂号的渠道，原有的挂号模式和信息系统功能已不能满足现在门诊管理和医院发展的需要，建设基于统一号源池的门诊预约挂号系统可以很好地解决传统预约挂号系统中存在的多种问题。

## 2　门诊预约挂号途径

为了最大限度地方便患者享受预约诊疗服务，充分利用新媒体给人们的生活带来的便利，青岛大学附属医院提供多种渠道的门诊预约挂号方式，主要包括 APP 预约、微信预约、支付宝钱包预约、第三方网络运营商预约、电话预约、医院自助机预约、挂号窗口预约、医生诊间预约等。这些预约方式中，微信预约、APP 预约、支付宝预约、网络运营商预约、电话预约等属于外网预约，通过公网连接到院内，然后再通过防火墙、网闸等设备接入医院内网，实现预约挂号。医院自助机预约、挂号窗口预约和医生诊间预约等属于内网预约，直接在医院内网中实现预约挂号。所有的预约途径共用一套医师门诊排班表，共享一个号源池，实现了真正意义上的预约挂号和统一排队。

## 3 基于统一号源池的门诊预约挂号系统设计

### 3.1 系统的部署架构

基于统一号源池的门诊预约挂号系统部署架构如图 20.1 所示。微信预约和支付宝预约分别通过关注医院的公众号或服务号，使用相关功能将数据通过公网传输，经过医院外网防火墙和网闸到达集成平台，通过集成平台和内网预约服务器交换数据，访问 HIS 数据库，实现预约挂号。患者在第三方网络运营商的预约数据通过公网穿过医院防火墙后，剩余的步骤和微信预约一致。APP 预约的数据传输路径较为复杂，患者应用安装在手机上的应用程序将预约数据通过公网穿过医院外网防火墙到达 Web 服务器，数据经过 Web 服务器处理后，依次经过外网前置机、内网防火墙、内网前置机到达内网集成平台，通过集成平台和内网预约服务器交换数据，访问 HIS 数据库，实现预约挂号。自助机、窗口和医生诊间预约较为简单，可以直接通过医院内网访问集成平台，完成预约。

### 3.2 系统的构成

基于统一号源池的门诊预约挂号系统由排班与号源管理子系统、微信预约子系统、“掌上青医”APP 预约子系统、支付宝预约子系统、商业网站和电话预约子系统、短信服务子系统和内网预约子系统七个子系统组成。七个子系统分别面向医生、患者、门诊部人员、挂号员等不同人员设置不同的权限，各子系统的功能介绍如下。

#### 3.2.1 排班与号源管理子系统

排班与号源管理是整个预约系统的基础，它面向门诊管理人员，主要完成医生排班、号源维护、改诊调班、各渠道预约量和医师工作量统计等。门诊管理人员完成医师排班和号源数量设置后，系统会自动生成未来一个月的全院号源，减少管理人员维护系统的工作量。

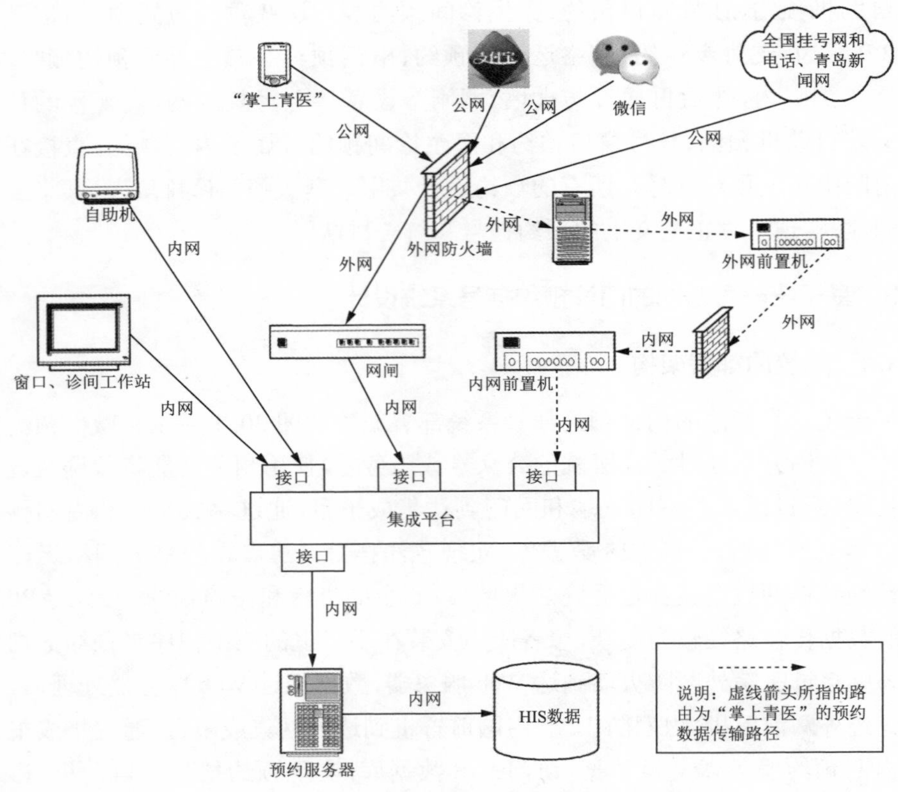


图 20.1　门诊预约挂号系统部署架构

### 3.2.2　微信预约子系统

微信预约是青岛大学附属医院开发的基于微信平台的综合应用系统的功能之一，通过关注医院的公众账号，就可以使用微信平台的预约就诊功能，通过注册相应的信息，选择相应的科室和医生，就能够完成预约挂号。

### 3.2.3　“掌上青医”APP 预约子系统

“掌上青医”是一款手机应用程序，分为安卓版和 IOS 版。患者在手机上安装这款软件后，通过注册相关信息，就可以通过预约功能选择就诊科室和医生，完成预约挂号。

### 3.2.4 支付宝预约子系统

支付宝预约子系统是基于支付宝钱包开发的综合应用系统的功能之一。患者在手机上安装支付宝以后，通过关注医院生活号，然后通过身份证信息和医院就诊卡绑定。绑定成功后就可以通过挂号就诊功能选择科室和医生，完成预约挂号。

### 3.2.5 商业网站和电话预约子系统

网络运营商实时获取医院的医师排班表和号源数量，患者访问商业网站自助预约或拨打全国挂号网的预约电话由接线员协助预约。商业网站预约也需要先注册就诊患者的基本信息，然后再选择相应的科室和医生，完成预约。

### 3.2.6 内网预约子系统

内网预约是指从医院内的挂号窗口、自助机、医生诊室等渠道预约未来一月内的就诊，这需要患者首先办理医院的就诊卡，并且卡内有足够的预交金，预约成功即从就诊卡内扣除挂号费用。

### 3.2.7 短信服务子系统

短信服务子系统是整个预约挂号平台的辅助子系统。当患者通过微信、“掌上青医”、商业网站和电话等渠道预约成功时，短信平台会向患者注册的手机号码发送短消息，告知患者详细的预约诊疗信息。如遇到医生临时调整排班或停诊，短信平台会自动向已预约该医生就诊的患者发送停改诊信息，方便患者退号或更改预约。其中，患者通过“掌上青医”和微信预约的相关短信由医院自有的短信平台发送，通过商业网站预约的相关短信由商业网站短信平台发送。

## 3.3 排队管理的理论基础

为了实现预约挂号患者和当日现场挂号患者之间的排队管理，减少患者的等候时间，青岛大学附属医院实现了专家实名制挂号，将专家号类型分为上午号、下午号、全天号三种，然后分别设计不同的算法，将每个号的就诊时间预计到分钟，预约号和现场号都有预计就诊时点，根据就诊时点分配唯一的排队号，不再存在谁优先的问题。

计算每个号的预计就诊时间方法如下：设医生一次出诊的总时间为 $M$ 分钟，号源总量为 $N$ 个，每个就诊号的平均就诊时间为 $T_{per}=M/N$，医生出诊的开

始时间为 $T_s$。排队号为 $K$ 的就诊号的预计就诊时间 $K_t=T_s+(K-1)\cdot T_{per}$。

这样就解决了不同渠道挂号患者之间的排队问题，同时患者也可以更合理地安排时间，不必一直在候诊区等候，提高患者对医院服务的满意度。

## 4 基于统一号源池的门诊预约系统实现

各种渠道的门诊预约挂号方式共享统一号源池主要是通过和内网集成平台做接口实现的。集成平台接口技术主要采用 WebService、Socket、XML 等。内网预约安全性相对较高，预约终端通过读取患者就诊卡内的基本信息，应用 WebService + XML 和 Socket + XML 技术实现 HIS 接口调用，完成预约。外网预约考虑到安全性问题和很多患者没有就诊卡的现实，要求患者注册时提供姓名、性别、身份证号、联系方式等信息，通过公网发送数据，数据穿过医院防火墙、网闸等网络安全设备到达医院内网，然后再应用 WebService + XML、Socket + XML 等技术调用 HIS 接口，完成预约。

## 5 门诊预约系统的应用效果观察

医院门诊预约挂号系统全面投入运行后，在运行过程中不断地完善和调整。图 20.2 为该系统运行半年后的某周，医院各渠道预约挂号和就诊当日窗口挂号情况的数量图。

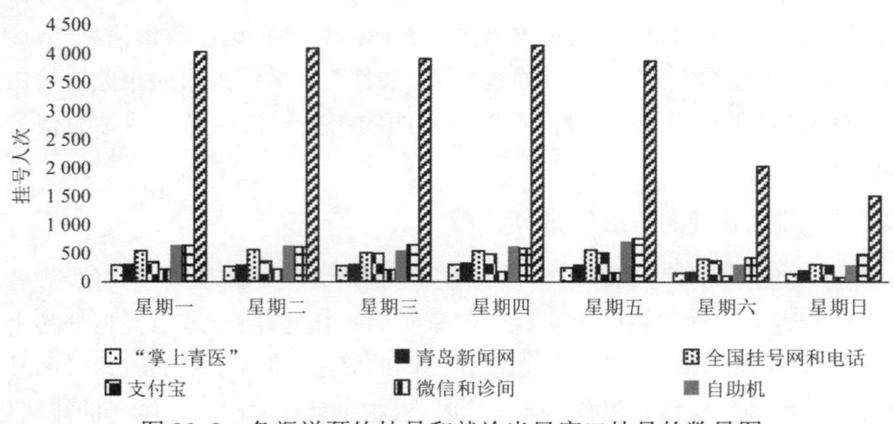


图 20.2 各渠道预约挂号和就诊当日窗口挂号的数量图

从图中可以看出，就诊当日窗口挂号仍是患者就诊的最主要挂号方式，商业网站和电话预约、自助机预约和窗口预约是患者使用较多的几种预约挂号方式，微信预约、"掌上青医"预约、支付宝预约、医生诊间预约等方式使用量较少。预约挂号量占当日就诊总量的比例在35%左右，还有较大的提升空间。经过短时间的应用，门诊预约挂号系统已经表现出了诸多优点和强大的吸引力，它优化了门诊服务流程，分流了高峰时段的患者，减少了患者候诊排队的时间，缓解了医院停车难的问题。另外，开通多渠道的外网预约，借助新媒体提高了医院和医生的知名度，扩大了医疗服务半径，提高了工作效率和医疗服务质量。

## 6 本章小结

预约就诊是我国医疗卫生改革发展的一个趋势，是医院管理和医疗服务模式的变革和创新，是一项综合性系统工程，需要医院管理层在制度、流程、人力、财力等各方面的支持。为提高预约就诊水平，需要加大宣传力度，通过主流媒体和各种新媒体宣传预约挂号，提高公众对各种预约挂号途径的知晓率，让预约就诊的患者切实感受到预约挂号带来的便捷和实惠，自觉成为门诊预约挂号系统的宣传员。

# 第21章

# 急诊信息系统的研究与建设实践

青岛大学附属医院　管晓飞　王　通

## 1　引言

急诊是医院医疗工作的最前线，急诊患者通常病情急、变化快，并且就诊患者数存在动态不确定性等特点，这些客观条件也使得急诊业务的信息化水平与医院其他科室有一定的差距。建设一套既能有效减轻医护人员的工作又能方便患者就诊的便捷、高效、智能的急诊信息系统就显得异常重要。

## 2　系统架构设计

医院急诊信息系统设计时要考虑将急诊信息系统与医院门诊、住院信息系统无缝融合，并将门诊及住院业务中相关成熟的模块技术运用到急诊信息系统中。这样既可以提高系统建设效率，又能实现患者就诊信息在医院整体就诊过程中的闭环管理，方便医护人员使用急诊信息系统。

## 3　系统功能设计

根据对急诊业务的分析，急诊信息系统的功能主要分为三大模块，即急诊预检分诊系统、急诊医生站和急诊护士站，各模块间既相互依存，又相对独立。

### 3.1　急诊预检分诊

患者急诊就诊从预检分诊开始，这要求医务人员在正确的时间、地点对患者实施正确的医疗救治。预检分诊系统模块设计时采用先分诊后挂号（抢救、绿色通道特殊处理)的一键分诊挂号模式,普通患者能实现急诊“先预检,后挂号,分诊挂号一键操作”的分诊特色;如遇到抢救病人、绿色通道、“三无”病人分诊后即可就诊,为抢救病人争取宝贵的抢救时间,费用采用担保金模式。流程如图 21.1 所示。

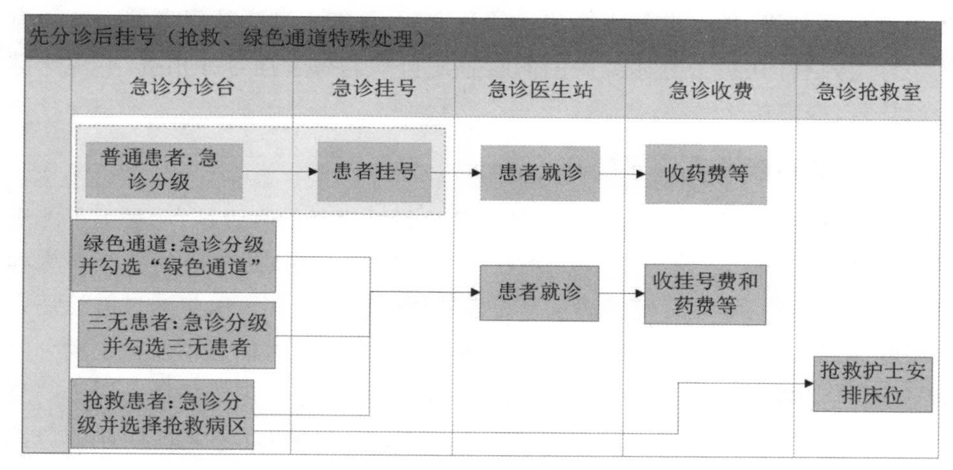


图 21.1　预检分诊流程示意图

预检分诊的设计参照医院急诊科规范化流程中详细的预检分诊划分规则,结合 2018 版预检分诊专家组最新标准的规范,将分诊划分为三区、四级,即红区(Ⅰ级、Ⅱ级)、黄区(Ⅲ级)、绿区(Ⅳ级),并且分级严格按照规范要求执行。

预检分诊系统主要包含以下三个功能区。

(1) 患者基本信息区。分诊人员通过读卡获取患者个人基本信息,确保分诊对象的正确性。

(2) 患者当前症状信息区。症状信息区记录患者当前的身体状况信息,信息系统根据症状按照既定的算法给出自动分诊结果。影响急诊分级因素主要内容包含生命体征(心率、脉搏、体温等通过监护仪自动获取,无须手工录入)、意识状态、是否高风险、病情指标、疼痛分级、是否威胁生命、所需资源、创伤分级,患者年龄(超过 70 岁患者自动升一级)等。不影响分级内容包括特殊人群、既往病史、病人来源、来诊方式、六大病种、用药情况、格拉斯哥昏迷、主诉等。为了减少护士分级时的主观因素以及业务熟练度等造成的分级不准确的情况，笔者将规范中的分级标准规则嵌入系统中，护士只需要填写相应指标，系统会自动给出分级。这样既减少了护士的工作难度又能有效提高分级的准确性。

（3）分诊挂号区。分诊人员填写完患者症状信息后，系统会自动根据算法为患者分区分级，护士选择需要就诊的科室后，系统自动为该患者挂出该科室的急诊号，这样在护士分诊结束的同时系统自动为患者挂号并扣费，实现一键分诊挂号，提高接诊效率。

### 3.2 急诊医生站

急诊医生站参照门诊医生站并结合急诊特性进行综合设计，尽最大可能满足医生使用习惯。急诊医生站就诊病人列表中的患者按照护士的分级严重程度及等候时间进行排序，确保病重患者能够优先获得诊疗。医生通过就诊病人列表呼叫患者就诊，在系统中读卡后能够看到患者的基本信息以及护士的分诊信息等。医生对患者进行诊疗，并可以在系统中填写急诊电子病历。对于需要留观的患者，医生可以将患者在系统中置留观，系统会自动将之前所建的急诊病历引用到留观电子病历，并且提供医嘱、诊断、检验检查结果等一键引入电子病历功能，提高病历书写效率，完善病历内容。对于需要转住院的患者，急诊医生可以直接在急诊系统中开住院证，入院准备中心审核后患者可直接转住院，实现患者的急诊、住院诊断、医嘱、病历等诊疗信息共享。

### 3.3 急诊护士站

急诊护士站包括注射室和留观室两个功能模块。注射室护士为非留观患者安排座位、收药、打签、皮试、执行注射或输液等。留观室护士则跟病房护士类似，可以安排床位、打印手腕带、医嘱打印标签及执行、创建护理病历、下护理医嘱等一些日常操作，并且留观室的日常巡视及输液执行可直接使用PDA扫码执行，让护士可以准确、高效、便捷地完成日常护理工作。

## 4 系统应用

急诊信息系统作为急诊业务数字化转型的解决方案取得了比较显著的效果，减轻了急诊医护人员的工作难度，提高了医务人员的工作效率。预检分诊系统取代了传统的人工分诊，实现患者分诊、挂号一站式解决，极大提高了分诊的效率和分诊的准确率。经统计，分诊准确率由使用系统前的85%提高到

96%。急诊信息系统能够多维度详细统计出分诊数据，管理者可以按需求统计自己所需的数据，如月度分诊统计表、分级分区统计、72小时重返统计、分诊科室统计等，满足各级管理部门对急诊预检分诊的数据统计要求。

## 5 本章小结

急诊医生站和急诊护士站为医生、护士提供一站式服务，让医生在整个诊疗过程更加规范、便捷地工作，让护士在医嘱执行、护理病历填写、检验标本采集等工作中更加有条不紊。急诊信息系统将医护人员从烦琐的人工记录和登记中解放出来，提升了医院急诊工作的效率和急诊管理的信息化水平。

# 第22章

# 体检中心智能导检系统的研究与应用

青岛大学附属医院　李金苗　王　岳

## 1　引言

近年来，随着科学技术和社会发展以及医学模式的转变，公众生活方式和传统健康观念发生了改变，健康体检作为一项重要的预防保健措施也越来越受到公众的青睐，医院体检业务也呈现出快速增长的趋势。快速增长的体检需求导致体检过程中检查科室门外总会排起“长龙”，体检人群在拥挤的体检大厅中盲目地找寻下一站检查的科室，出现排队混乱、人流分配不均、插队及排队等待体检的时间长等一系列问题。同时，在陌生环境及拥挤现状的影响下，不少体检者会咨询医务人员下一项检查科室位置等问题，医务人员只能停下手头工作进行帮助指引，影响了正常工作秩序。因此体检中心急需一种智能化的体检导检系统，对体检者进行合理化导流和分诊。

## 2　智能导检系统设计

### 2.1　问题分析

传统的人工导检包括：体检全程由导检员指引体检。一些检查效率瓶颈项目（超声、CT等）区域单独排队取号，与其他项目并行排队，瓶颈项目的排队安排由导检员协调提醒叫号，导检员现场维持秩序，其他项目由体检者按体检流程机动排队。通过实践发现人工导检存在以下缺陷：导检员陪同体检，人力成本过大；体检高峰时服务人群有限，现场秩序混乱；人流量大导致医生工作环境嘈杂，同时客户的隐私也无法得到保障；人为干预排队序列，虽然提升了个别体检者的体验感，却破坏了公平性原则；体检者只根据体检人数多少来判断体检时间，对整个体检项目顺序没有规划，在体检高峰时可能需要长时间排队，导致体检者满意度不高。

医院健康管理中心的排队属于多服务台排队性质，比如一个完整的体检项目有内科、外科、五官科、检验检查等很多个项目，这就涉及多次排队叫号的问题，只有在全部检查项目完成后才算结束，所以单一的分诊系统无法满足体检。

为了解决以上问题，笔者提出了一种多诊室智能导检算法，将AI智能导检算法应用于体检全流程，配合叫号屏、自助机等硬件搭建了智能导检系统。优化后的流程为：客户通过自助机报到并打印导检单，自助机自动推荐体检第一站，客户根据导检单上的位置指引到达诊室门口排队，叫号屏会呼叫当前排队客户的名字，提醒客户进入诊室体检，当前诊室就诊完成后，该诊室会提示该客户下一站要去的诊室，客户还可以通过其他方式，比如手机移动端、叫号屏幕、自助查询机等查看排队信息。智能导检算法指引客户以最优路径完成体检，并有效防止客户漏检。全部检查项目完成后，系统自动提醒客户将体检单交回体检前台，结束体检。

### 2.2 智能导检算法设计

智能导检的核心为最优路径算法的设计。为了简化该导检算法模型，首先进行合理的假设：顾客进入系统后接受服务的顺序是公平的，即先到者优先接收服务；针对同一个项目，每个体检医生对每个体检者的服务时间是一致的。多个检查项目的平均检查时间和服务台的数量统计是前期的基础工作。时间可以精确到分钟，每个体检者做完当前体检，智能导检算法便会自动计算每个队列的等待时间。智能导检系统流程如图22.1所示。

### 2.3 AI智能导检算法最优路径设计原则

#### 2.3.1 等待时间最短

等待时间长短是衡量导检算法有效性的关键指标之一，本章研究提出的智能导检算法会以平均诊疗时间为依据自动分析，自动分配体检者到当前体检人数最少、排队时间最短的科室进行下一个项目检查。

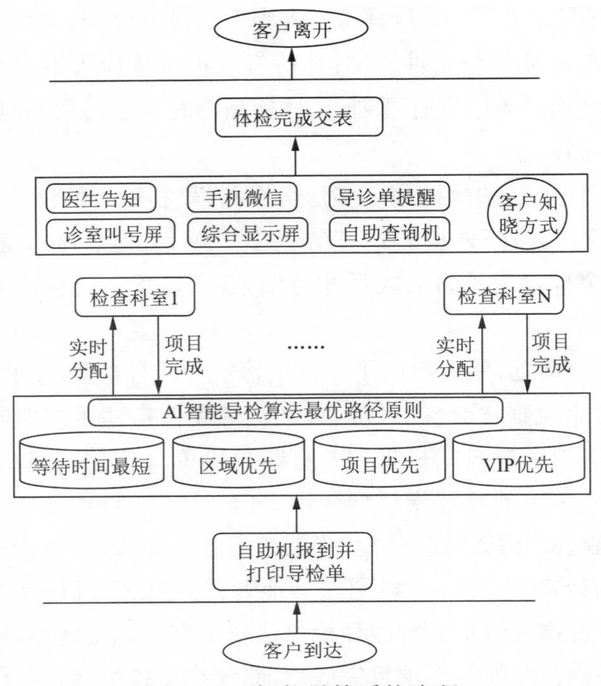


图 22.1　智能导检系统流程

等待时间即为当前诊室排队队列的总排队时长，计算方法如下：在满足模型假设条件的基础上，根据提前设定的每个检查项目平均诊疗时间，计算出每个诊室针对每个体检者的总诊疗时间，最终计算出每个排队队列的排队时间。假设A诊室共有三个检查项目 $J_a/J_b/J_c$，其中 $J_a$ 的平均诊疗时间为 $t_a$，$J_b$ 的平均诊疗时间为 $t_b$，$J_c$ 的平均诊疗时间是 $t_c$；该诊室门口共有 $n$ 个排队者，第 $i$ 个体检者 $H_i$ 在A诊室共需要完成 $J_a$ 和 $J_b$ 的检查，则体检者 $H_i$ 在A诊室的诊疗时间为 $T_i=t_a+t_b$。A诊室排队队列的总排队时长 $T=T_1+T_2+\cdots+T_i+T_n$。

对于一些需要检查之前准备的检查，比如超声科的检查，体检者在检查之前需要整理衣服等，这需要花费时间，为了让等待时间的计算更加精准，在该算法中，笔者将准备时间也看作单独的项目，计算平均诊疗时间，纳入排队时长的计算中。

### 2.3.2　项目依赖优先

体检项目不是简单地按照等待时间排序的多队列串行，其中包含很多限制规则：一是体检项目之间的顺序限制，本章研究提出的智能导检算法支持设置检查项目之间的顺序关系，比如做完心电图之后才能做内科，做完内科之后才能做一些心理类的检查等；二是体检项目的截止时间限制，系统支持设置项目的截止时间，比如空腹项目体检采血需在 10：00 之前完成最佳等。

#### 2.3.3 分区优先

大型三甲医院的健康管理中心开展的业务比较全面，在物理结构上会分为多个楼层和区域，客户的体检项目经常会分布在多个楼层和区域，如果仅仅考虑等待时间最短，客户有可能需要不断地更换区域，这样反而浪费时间，同时降低体验感，为了避免体检者上下楼及区域间来回穿梭，智能导检算法支持设置区域优先导检，在保证等待时间最短的前提下，兼顾分区优先。

#### 2.3.4 VIP 及特殊人群优先

智能导检算法支持每一个检查项目的排队队列优先原则，比如 VIP 及高龄等特殊人群。

## 3 系统功能实现

智能导检系统虽然能很好地解决体检者在服务中所遇到的各种排队、拥挤和混乱等现象，但通过前期调查研究发现，体检医生和护士都非常担心该系统的上线会增加工作量。护士担心排队的查询和调整，医生担心叫号操作烦琐，为了解决这个问题，系统实现了如下功能。

### 3.1 一站式自助报到分诊

与自助机报到功能集成，实现一站式报到，打印导检单和智能导检第一站等多项业务。

### 3.2 医生站叫号功能

智能导检系统实现了自动叫号功能，当医生提交了上一体检者的体检结果后，系统自动触发叫号，呼叫下一名体检者，同时叫号窗口独立，可以拖拽隐藏等，完全不影响体检医生录入结果。

### 3.3 排队队列总览、调整及查询

支持查看所有体检科室的动态排队明细，便于现场管控，及时预警，提供

队列调整功能，应对突发事件的发生及依从性差的客户。

### 3.4 多渠道查询排队信息

为用户提供多渠道查询方式，如多功能自助机、叫号屏、微信公众号等均可以查看排队信息。

## 4 系统应用

智能导检系统在医院健康管理中心上线应用后，体检客户在自助机上打印导检单时系统自动导引体检第一站，各科室的体检医生通过一键叫号呼叫体检者，检查完毕后确认提交结果，智能导检系统自动提示体检者下一站的导检信息。整个过程无须导检员参与。通过和未上线前体检排队情况作对比，智能导检系统表现出明显优势。

### 4.1 缩短体检时间

系统实时自动分析，指引最合理路径和最短等候时间的科室候诊，同时消除体检者来回选择的时间，明显缩短了体检时间。为了验证以上结论，分别抽取了智能导检系统应用前后体检中心一天的体检数据进行分析。如表 22.1 所示，体检者能直观地了解医生的检查工作进程，医生也能清楚知道剩余待检者数量。体检者可以合理安排时间，无须在诊室前导检等候，减轻了体检者导检的焦虑感。

表 22.1 实施智能导检前后体检时间比较

| 时间 | 体检人次 | 平均体检时间/小时 |
|---|---|---|
| 实施前 | 237 | 3 |
| 实施后 | 253 | 2.5 |

### 4.2 提升客户体验

智能导检系统改变了以往体检客户四处询问下一导检科室的焦灼情况；体检者不必在诊室门口扎堆，减少导检中可能发生的先后顺序摩擦，从客观角度考虑明显改善了体检人员的导检友好度，促成公平、公正、透明的导检秩序，从主观角度考虑体检者的主观感受得到了极高的提升；按照同等层次的项目在同一物理分区优先检查的原则，避免体检者由于区域分配不合理在不同分区间往返的现象出现，再加上多渠道的排队信息展示，提升了客户满意度。

### 4.3 降低健康管理中心的运营成本

智能导检系统上线前，按照体检中心日接待量200人来算，导检护士至少需五人；智能导检系统上线后，在理想情况下可以“零”导护。为了更好地为客户服务，体检中心仅留两名导检护士来解答客户问题即可，导检工作量减少了60%；减轻了健康管理中心工作负担，不再受问路的困扰，让医护人员回归本职工作，为体检者提供更高水平的优质服务。

## 5 本章小结

实践证明，智能导检系统在体检中心运行中取得了很好的效果，实现了“一人、一用、一室、一检”的体检方式，确保体检者的体检安全，同时体检者就诊体验感得到明显提升。智能导检系统的最大优势是带来公平、公正、透明的导检秩序。任何流程的优化总会存在瓶颈，合理的日检量预先排期是智能导检系统平稳运行的根本，合理安排医疗资源有利于缩短候检时间。

# 第23章 智能化护理病历的建设与应用

青岛大学附属医院　李金苗　王　岳

## 1　引言

电子护理病历是医院信息化系统中的重要组成部分，它不仅记载了护理工作者对患者病情整体的处理过程，还体现了医院对护理文书规范化统一的管理程度，甚至影响医院工作质量和管理水平。医院全面引入电子病历系统，给护理工作人员带来极大便利的同时，也逐步暴露出一些问题，如全院各科室护理评估内容不统一、记录不全、不及时，信息共享性差等。

随着无线通信技术和移动设备的迅猛发展，移动医疗已掀起国内争相建设的热潮，无线移动医生站和无线移动护士站在大量医疗机构普遍投入使用。特别是移动终端 PDA 的使用，极大提高了护士的临床工作质量。但护士填写电子护理病历时依旧还是传统的电脑录入方式，PDA 上执行的所有操作，还需要再一次记录在护理评估单中，这对于任务多、任务重、人员紧缺的护理人员来说，填写一份优质的护理病历还是占据他们很多时间。为进一步简化护士的工作流程，推进移动医疗的建设，对医院的护理病历进行全面的升级，笔者创建了一套以移动护士站 PDA 为载体的智能化护理病历系统，实现了结构化电子记录、归档与存储。

## 2　系统设计

智能化护理病历系统是借鉴国外的临床护理决策系统，规范护理记录，实时指导护士临床工作的计算机应用系统。通过护理记录及时给予护士相应的提示与警示，帮助其更好地根据患者的病情进行护理。

智能化护理病历系统是在原有护理病历的基础上进行改进，以 HIS 为依托，以移动 PDA、移动护理车为硬件设备，以无线 WiFi 为网络平台，将护理记录同时用 PC 机和 PDA 记录，保证了护理记录的正确性、及时性，提高了护士的工作效率和工作质量。

升级后的护理病历系统格式统一，记录工整、全面、及时，实现了医院护理工作的统一规范化管理。此外，还添加了三个智能化模块：提示预警的风险因素评估模块（跌倒坠床和压疮）、自动生成护理记录模块、数据统计及下载功能。智能化护理病历系统的建构和业务流程如图 23.1 所示。

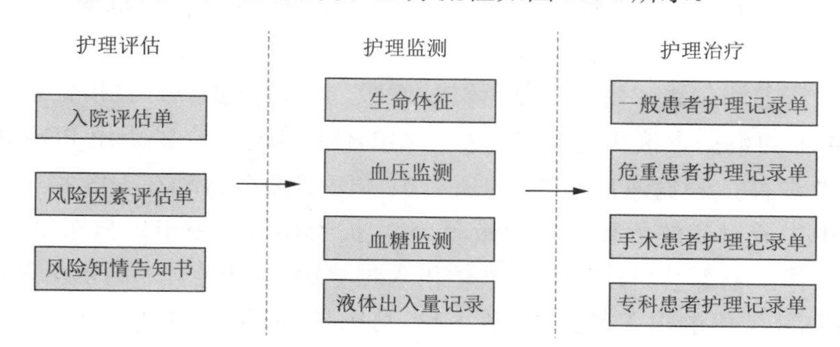


图 23.1　智能化护理病历系统的建构和业务流程

## 3　智能化模块介绍

### 3.1　提示预警的风险评估模块

患者在住院期间发生跌倒坠床、压疮，不仅会加重患者的病情，严重时还会引发医疗护理纠纷。如何回避护理风险，防范意外发生成为广大护理工作者争相关注的焦点。防范与减少患者跌倒坠床、压疮风险的发生，加强患者知情权和疼痛管理是国际医院管理的重要目标，是加强医院 JCI（国际医疗卫生机构认证联合委员会）认证建设的重要组成部分。为此在升级时，将这四个目标作为改进重心之一，建立了智能化风险评估系统。评估单分别为：① Morse 跌倒危险因素评估量表；② 压疮发生危险因素量化评估 -Braden Scale 评分简表；③ 日常生活能力 BARTHLE 评分量表；④ 营养筛查评估量表；⑤ 压疮风险教育知情同意书；⑥ 防跌倒坠床安全告知书。风险评估单中的每项条目都有明确定义，护士勾选对应条目后，系统会自动计算出总分值，当评估结果出现高危风险时，系统会自动在床位图上显示对应风险标志（Morse>44 分红色跌字预警，Braden＜17 分红色压字预警），同时弹出对应的警示框，提醒护士告知患者可能存在的各种风险因子，保证患者的知情权。系统还会根据分值去选择对应的预防措施，给予护士不同侧重点的护理指导，并对评估时间和评估频次给予明确提示，护士不管是在 PC 机、PDA 或移动护理车上都能很醒目地看到对应的提示。

### 3.2　自动生成护理记录模块

将护士从任务重、时间紧、人员紧缺的工作中解脱出来，减少护士的重复性工作，是升级系统的目标之一，为此建立了自动生成护理记录模块。该模块主要用于自动生成生命体征、自动插入液体医嘱、自动插入出入量这三方面：①护士在病床前测量患者生命体征（体温、呼吸、脉搏、血压）后，直接记录在 PDA 上，PDA 上的数据直接传递到 HIS 护士站的体温单中；② 护士用 PDA 对病危病重患者进行扫码输液后，执行的所有液体医嘱都会自动在 HIS 护士站的护理病历中生成对应的危重护理记录单。③ 护士在执行记出入量医嘱后，执行的所有液体医嘱都会自动记录到液体出入量单中，护士点击“同步出入量到体征”按钮后，生成的出入量结果（总入量、总出量、尿量、呕吐量、痰量、引流量）会自动插入至体温单中。

### 3.3　数据统计模块

智能化数据统计模块是基于护理病历中的各项风险评估值，如风险评估 -Braden 和 Morse 量表。根据用户权限的不同，病区护士长对所管辖病区进行管理，护理部对所有病区的信息进行统计、汇总及分析。如图 23.2 所示。

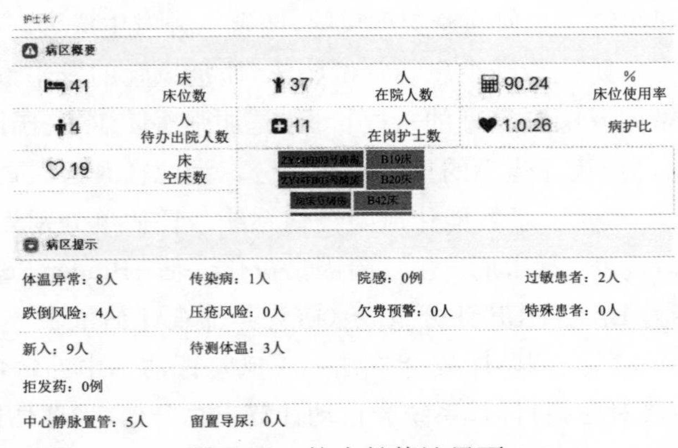


图 23.2　护士长统计界面

### 3.4 其他职能化模块

（1）护理病历中的入院评估单中添加同步基本信息功能：患者基本信息（如入院时间、入院诊断、入院方式、教育程度、婚姻状况、生命体征、食物药物过敏史、既往史、家族史、主诉）；风险评分（Morse、Braden、日常生活能力、营养筛查）。

（2）病人列表添加自动筛选功能：需测血压、需测血糖、术后24小时、术后48小时、术后72小时。

（3）护理措施知识库：各科室分病种，分治疗流程制作个性化知识库；将HIS，检验LIS，检查PACS，超声系统，心电图、脑电图系统跨平台整合在一起，实现检验、检查、B超、心电图、脑电图等结果调入功能。

## 4 系统应用

### 4.1 护理病历合格率比较

护理病历涵盖患者住院期间所有的护理信息（入院评估、体温单、一般护理记录单、危重患者护理记录单、手术记录单、各种风险知情同意书、患者转科记录等），要想整体统计全部护理病历的合格率，会产生巨大的工作量，耗费巨大的时间和精力，故挑选危重患者的护理记录单作为考核对象。从病案室随机抽取各病区系统运行前三个月的危重患者护理病历500份，抽取应用智能化护理病历系统以来的三个月危重患者护理病历500份。由护理文书小组及病案室人员进行分析，根据病历中出现的错字数、漏字数、内容涂改、内容记录不全，以及提交病历时间延迟等方法去判断护理病历的合格程度。具体统计结果如表23.2所示。采用Excel中CHITEST（）函数进行卡方$X^2$检验，$P<0.05$，这说明护理病历的合格率得到明显提高，具有显著的统计学意义。

表23.2 应用智能化护理病历前后三个月的护理病历合格率比较

| 时间 | 合格/$n$ | 不合格/$n$ | 合格率/% | $P$值 |
| --- | --- | --- | --- | --- |
| 应用前三个月 | 465 | 35 | 93 | 0.001 136 |
| 应用后三个月 | 487 | 13 | 97.4 | |

### 4.2 护理质量比较

为推进医院安全管理质量的持续发展，将危险因素评估作为管理质量工作的重要目标之一，同时将这些风险因素评估作为护士绩效考核的一条标准，促使护士在日常工作中提高了对这些风险因素评估的意识和重视化程度，提高了工作质量和安全管理水平。现将系统运行前后三个月的跌倒坠床和压疮不良事件发生率进行分析比较。通过在 Excel 中采用数据分析模块对计数数据采用 $t$ 检验，$P<0.05$，这说明跌倒坠床和压疮不良事件的发生率明显降低，具有显著的统计学意义。具体分析结果如表 23.3 所示。

表 23.3　应用智能化护理病历前后三个月跌倒坠床与压疮不良事件发生率比较

| 不良事件 | $n$（应用前三个月） | $n$（应用后三个月） | $t$ 值 | $P$ 值 |
|---|---|---|---|---|
| 跌倒坠床 | 56 | 27 | 6.182 821 | 0.003 477 |
| 压疮 | 95 | 50 | 10.062 31 | 0.000 549 |

## 5　本章小结

智能化护理病历系统将医院的移动资源与 HIS 工作站无缝衔接起来，将护理工作都转移到患者床前，真正做到以患者为中心，极大地促进了医院移动护理工作的建设。同时患者信息自动获取及同步功能，保证了医护工作人员之间信息的一致性，提高了 HIS 的数据共享能力。智能化护理病历系统虽然给临床护士的工作带来便捷与高效，但也有不少方面需要进一步改善与研究，如在护理病历质控方面，科室的责任护士或护士长如何快速、高效、准确地对病区的护理病历进行审核及回复反馈结果。医院护理信息化工作将会在护理管理、病历质控、信息安全等方面进行持续优化探讨与研究创新。

# 第24章 静配中心药物配送系统的研究与应用

青岛大学附属医院　丁福辉　牛恒星

## 1　引言

静脉药物配置中心(Pharmacy Intravenous Admixture Services，PIVAS，简称“静配中心”)是指在符合国际标准、依据药物特性设计的操作环境下，经过职业药师审核的处方由受过专门培训的药技人员严格按照标准操作程序进行全静脉营养、细胞毒性药物和抗生素等静脉药物的配置，为临床提供优质的产品和药学服务的机构，其信息化管理为临床药学服务有效开展和促进合理用药监督提供了新的机遇和挑战。青岛大学附属医院已经建立起了患者静配用药从医嘱开具、护士生药、PIVAS 处方审核、排批、贴签摆药、调配、复核、药品打包、物流配送、病区接收、护士执行环节的全流程监控管理，其中静配中心药物配送系统是串联 PIVAS 和临床科室的重要纽带，对优化配送流程、提高配送效率、提升配送准确度起着至关重要的作用，同时静配用药配送系统的顺利实施保证了临床静配用药的质量安全，也提升了医院 PIVAS 整体运行水平，取得了令人满意的效果。

## 2　静配中心药物配送系统实施背景

静脉药物集中配置，保证了输液成品的质量，减少了获得性感染，保证了药品的无菌性，减少了微粒污染，给患者提供了无菌、安全的高品质药品，同时也全面提升了临床医疗质量，加强了医务人员的职业防护，另外还优化了资源配置，实现了药品信息、医嘱信息、调剂信息等资源共享。传统的静配用药配送主要是在 PIVAS 复核完毕后完成病区药品汇总明细的打印及药品打包，运送人员将药品送往病区，病区护士按照药品明细进行物品清点。在传统流程中缺少信息化的监管及信息节点事件的记录，PIVAS 打包时人工核对药品信息容易出错，运送人员将药品送达科室的时间无法有效监管，科室药品清点时需要按照纸质单子进行逐个核对耗时耗力。基于上述原因，为进一步提升静配用药的配送效率及护士的工作效率，减少各过程环节中的人为因素，青岛大学附属医院正式建立起静配药物配送的信息化平台，实现了静配药物配送的信息化管理。

## 3　静配中心药物配送系统的流程设计

根据前期对传统药物配送流程的调查分析，医院护理、药学、信息等多部门联合梳理业务流程，制定的业务流程如图 24. 1 所示。

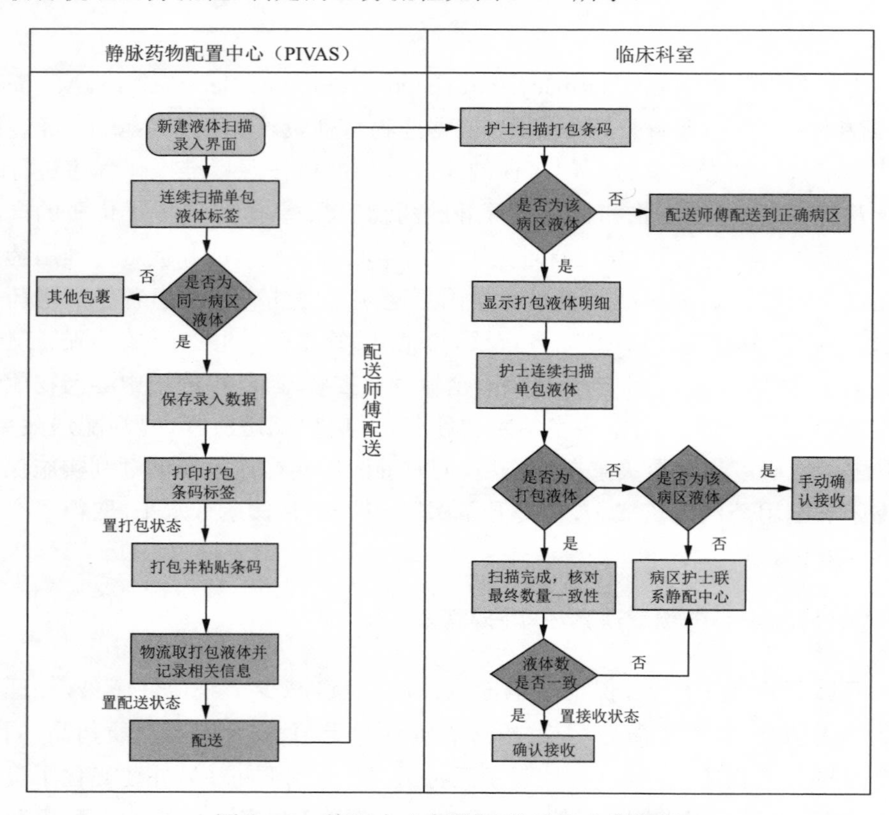


图 24. 1　静配中心药物配送系统业务流程

从图 24.1 中可看出，静配中心药物配送系统细分为药物在静配中心的打包环节、运送人员配送环节和临床科室的药物接收环节。

## 4 静配中心药物配送系统的应用

### 4.1 系统在静配中心的应用

静配用药在 PIVAS 复核完毕后进入打包环节，首先在系统的静配药物打包界面，工作人员点击“生成打包单号”按钮，系统根据规则自动生成打包单号，这时工作人员可以直接点击“打印”按钮，将生成的打包单号打印出来留作备用，打印出来的打包单号为条形码，可以供临床科室直接扫描读取信息，这时工作人员使用扫码枪或扫码台连续扫描待打包的液体，系统会自动识别并记录该药物信息到打包单号内，若连续扫描过程中有不是同一个病区的药物，那么系统会进行提示，是否将此药物归纳到该打包单号内，这样就能有效避免不同病区药物混装的问题，节省了临床科室接收和运用人员配送的时间，药物扫描完毕后工作人员将药物进行打包，并将之前打印的打包单号条形码贴到包装外侧后等待运送人员配送。

根据静脉药物调配相关收费文件，静配中心药物配送系统的打包模块整合了静脉加药扫码计费模块，实现了静配中心工作人员在药物扫码打包的同时自动对需要计费的药物进行加收静脉药物集中调配费的操作，大幅减少了静配中心人员的工作压力。

药品打包完毕后，静配中心工作人员联系运送人员前来运送药物到科室，运送人员拿到打包好的药物时，静配中心工作人员在系统内扫码记录运送单号和运送人员的姓名及时间，同时置配送状态。

### 4.2 系统在临床科室的应用

运送人员将药物送到科室后，护士登录静配用药接收模块扫描打包单号，再扫描每袋药物，每次扫描成功系统会自动将药物状态从配送状态更新为病区接收状态，并记录接收人和接收时间，若有其他科室的药物系统会进行提示，非本病区药物不可接收，全部药物扫描完毕后护士点击查询按钮，可获取该包药物总数量、已经接收的数量、未接收的数量，未接收的药物医嘱会进行标红提醒，便于护士直观查看，护士查对一致后完成药物接收。若护士扫描接收的过程中有未打包的药物则系统会进行提示，该药物未进行打包操作，需要护士手动确认该药物是不是本病区的药物，若是则手动确认接收，若是其他科室药物，运送人员在该科室接收完毕后前往其他科室继续配送。

## 5 系统应用效果

传统配送方式需要运送人员在纸质本子上记录运送的日期时间及配送科室、签收人信息等，记录的数据很难有效进行统计分析从而用来优化药物配送流程。目前的静配中心药物配送系统将运送工人信息录入系统，扫描打包单号标签，即可将该运送人员与该药包单号进行关联，静配中心利用系统记录的数据分析后对配送线路进行优化，同时对配送时效进行监管，保证了患者的药物质量。

传统药物接收需要病区护士对着药物核对表进行核对，核对过程需要确认药物名称和数量是否一致，时间耗费比较长，同时无法有效排除非本科室的药物。应用静配中心药物配送系统后护士只需扫描打包单号获取病区药物总数量信息，逐个扫描药物二维码查对完毕后即可完成无纸化签收，方便快捷；若发现有其他科室的药物，系统会进行提示，运送人员直接前往其他科室完成配送，保证患者静脉用药的时效性。

## 6 本章小结

静配中心药物配送系统实现了全流程的信息监管，使配送效率得到了优化提升，同时精准高效的扫码核对提高了临床护士的工作效率，进一步减少了护士非医疗工作的时长，获得了临床科室的肯定。

# 第25章 医技检查预约信息系统的设计与应用

青岛大学附属医院　王　通　袁锡钧

## 1　引言

随着医疗信息技术的发展，为进一步改善医疗服务，优化医技预约检查流程，节约患者排队检查时间，同时实现预约检查、缴费、排队候诊、叫号、检查、自助取报告等一站式服务，做到“信息多跑路，患者少跑腿”，青岛大学附属医院对现行的医技检查系统进行了优化升级，现将心电图室的预约检查报到及呼叫流程进行说明。

医技检查预约主要由检查资源池和对应的检查预约端组成，它实现了医技检查项目的自动预约排程，同时其自动化预约的特点改变了过去医技登记台人工预约登记的习惯，降低了科室的人力资源成本，省去了患者排队预约时间。自助报到候诊系统利用自助机实现患者在预约时间段自助报到候诊，患者可通过自助报到机实现报到取号候诊、查询排队号等，改善了患者的就医体验。电生理呼叫系统实现候诊列表患者信息的查看浏览、检查叫号、特殊患者人工报到候诊、过号患者重新候诊等功能。

## 2　心电图室检查预约的优化

医技检查预约是便民惠民服务的重要一环，门诊病人通过诊间完成预约、住院病人通过病房医师完成预约，实现预约“零”等待。预约系统自动提供最佳的预约时间，病人可根据自身需求选择检查时间。预约完成后病人可得到完整的检查注意事项，明显缓解了排队登记压力。目前青岛大学附属医院已经实施了包含超声、放射 CT/MR、心电图等检查资源的全自动预约，随着心电图室上线一体化预约报到呼叫系统，需要重新调整心电图室的预约资源，下面将进行分析、探讨预约资源的最优配置。

## 2.1　心电检查数据年度分析

将心电图室在某年全年中每月的检查人次进行统计分析，探索心电图室每月预约资源的配置数量的合理性，如图 25.1 所示。

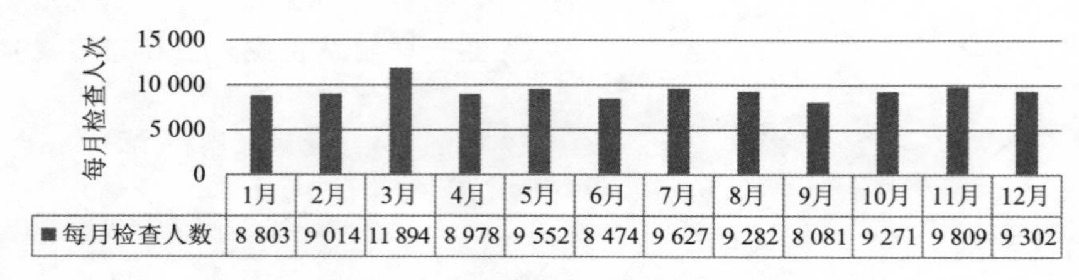


图 25.1　心电图室全年每月检查人次

通过分析全年各月的检查人数情况，其中 3 月份因为是春节过后紧跟的月份，所以人数最多，其他月份大体数据总量差别不大，因此在每月预约资源总数配置上要兼顾节假日带来的动态需求变化。

## 2.2　心电图室检查数据月度分析

选取心电图室在 3 月份的检查人次进行统计分析，探索心电图室每周预约资源的配置数量的合理性，如图 25.2 所示。

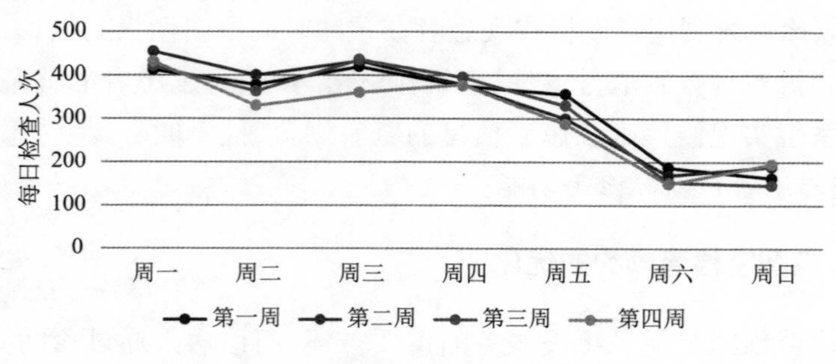


图 25.2　心电图室 3 月份检查人次

从图25.2中可看出，一个月内每周的周一就诊人次最高，周二、周三、周四次之，周六、周日人次最少，而不同周次的变化不大，因此在心电图室预约资源配置上不再考虑每月内不同周次的变化，只考虑每周内周一至周日资源的配置。

### 2.3 心电图室检查数据周分析

选取心电图室在3月份第一周的检查人次进行统计分析，探索心电图室每日预约资源配置量的合理性，如表25.1所示。

表25.1 心电图室3月份第一周检查人次

| 时间 | 周一 | 周二 | 周三 | 周四 | 周五 | 周六 | 周日 |
|---|---|---|---|---|---|---|---|
| 全天检查人次 | 469 | 415 | 443 | 392 | 307 | 169 | 189 |
| 上午检查人次 | 301 | 248 | 267 | 273 | 198 | 111 | 118 |
| 下午检查人次 | 168 | 167 | 176 | 119 | 109 | 58 | 71 |
| 上午占比/% | 64 | 60 | 60 | 70 | 64 | 66 | 62 |
| 下午占比/% | 36 | 40 | 40 | 30 | 36 | 34 | 38 |

经过统计分析，上午检查人次高于下午检查人次，因此在安排预约资源时要侧重配置上午的资源量。

通过以上数据分析，笔者对心电图室的预约资源进行了优化调整，具体为在每月资源相对一致的同时对含有节假日的月份进行数据微调，对每周一到周日的资源按照比率进行配置，同时注重每日上、下午资源的优化分布。

## 3 心电图室自助报到流程设计

自助报到是实现提升患者检查候诊体验的重要一环，是提高患者就诊满意度的重要举措。

根据前期调研情况，笔者对心电图室自助报到流程进行了优化设计，具体流程如下。

（1）患者在医生工作站预约心电图检查后，根据预约条显示的预约日期到自助报到机上报到取号，系统根据患者信息读取医嘱，若无候诊医嘱则退卡并提醒患者。

（2）判断医嘱是否已缴费，若未缴费则进入缴费界面。

（3）查询医嘱确认是否符合报到时间，若符合报到时间则自动报到候诊，同时打印候诊凭条。

（4）若已经超过报到时间，则提示患者前往心电图室咨询；若未到报到时间则显示出患者预约的报到时间，并提示患者在预约时间内报到候诊。具体流程如图 25. 3 所示。

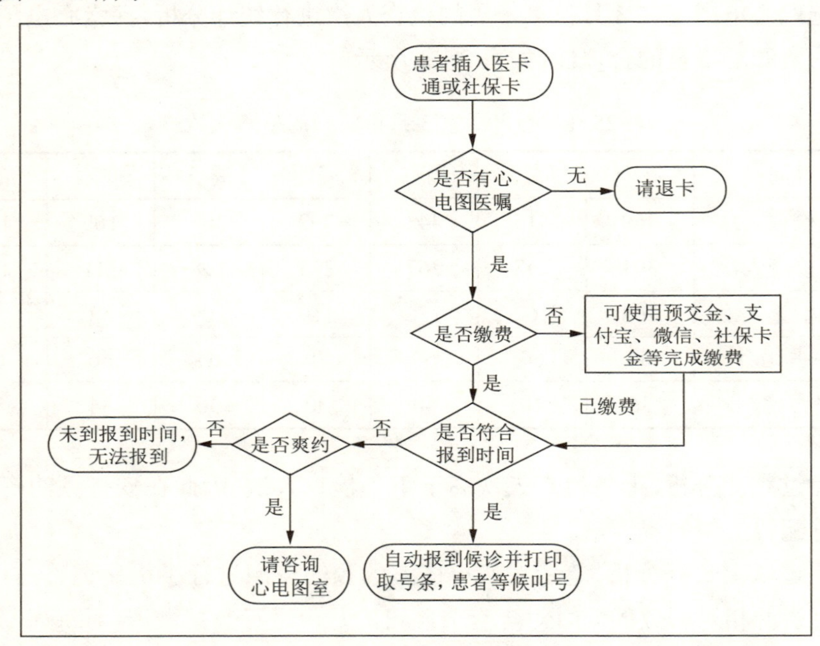


图 25. 3　心电图室自助报到流程

从图 25. 3 可看出，患者在预约检查时间段内报到且医嘱已经缴费时，只需插入就诊卡，系统自动执行判断并打印候诊凭条，无须患者进行其他操作；若未缴费可直接在自助机上使用微信、支付宝等多种支付方式进行缴费，避免缴费后再次排队的麻烦，节省患者就诊时间。患者报到成功后，候诊屏等候检查列表显示出患者的排队信息，患者安心等候检查即可。

## 4　电生理呼叫系统的功能设计

根据心电图室目前的工作方式，笔者设计了检查室呼叫模式和候诊台呼叫模式。

### 4.1 检查室呼叫模式

实现检查室自行叫号,检查室可在电生理呼叫系统的常规检查界面看到候诊者数量,设置一次性提取叫号人数、男女性别,点击提取后实现呼叫患者功能,对没有按时前来检查的患者点击“过号”实现过号功能。

### 4.2 候诊台呼叫模式

候诊台呼叫模式供专门负责叫号的人员使用,该人员统筹安排男女患者每次检查的数量、检查进度,以便提高检查效率,因此候诊台主要有候诊、检查、过号、已完成等列表,同时具有呼叫男女患者、过号、还原、登记、读卡打印候诊条等功能,实现了对男女患者的分开呼叫、患者过号操作,同时对爽约患者读卡报到并打印候诊条排队候诊。

## 5 系统应用

医院各类检查需要服务于不同类型的病人, 如门诊、住院、急诊、体检等。通过上线心电图检查自动预约,合理安排患者的检查流程,预约时间内即可取号检查,缩短了患者检查等待时间,受到好评,同时心电图室通过对门诊、住院等患者预约资源实行合理调配,实现了门诊、住院错峰检查的目的,效果显著。

医院心电图检查的患者数量多,心电图室检查压力大,上线自助报到系统后,在预约时间段内患者自行报到候诊,使得运行期间大厅候诊患者人数明显减少,检查秩序得到改善。电生理呼叫系统实现了患者心电图检查的叫号,同时对爽约、过号的患者重新登记报到候诊,使用过程中反馈效果良好。

## 6 本章小结

经过一段时间的运行,医技检查预约信息系统基本达到了预期目标,自助预约、自助报到、电生理呼叫系统相结合,解决了心电图检查排队时间长的问题,患者可在预约时间前来报到检查,改善了心电图室的检查秩序,改善了患者就医体验,提高了患者满意度。但仍有少部分患者没有按照预约时间前来报到,造成某个时段内检查资源的浪费,虽然门诊部开展相关工作降低了爽约率,但后期如何引导患者按时报到候诊、提高检查资源利用率仍是首要问题。

# 第26章

# 医院单点设备信息系统的接入方案设计与实施

青岛大学附属医院　李　鹏　杨文宝

## 1　引言

随着医疗信息化的不断发展，医院的信息化建设已经步入深水区，从以建设门急诊住院系统来畅通患者就医为目的到现在逐步以优化各医疗系统功能来提升患者就医体验，医院服务理念的更新驱动了医院信息化的发展：使信息系统不仅服务于临床，更服务于医院的管理；不仅为医院内部的业务服务，也服务于区域医疗卫生协同等领域，最终达到为患者提供无障碍就医服务的目的。目前医院的信息系统已经解决了患者在放射、超声、内镜、病理等检查报告的数据存储及浏览访问问题，但仍有一些特殊科室的检查项目没有纳入医院的信息体系内，使建设以患者主索引为中心的数据中心存在不完善之处，如肺功能报告、平板运动试验报告、骨密度报告、眼科和耳鼻咽喉科相关检查报告等，这些报告的检查系统存在品牌各异，数据标准不统一，都停留在单机检查、单机打印、手写报告的模式，很难通过接口的形式进行数据对接，造成"信息孤岛"等问题。为消除"信息孤岛"，解决特殊检查科室报告无法在医院的信息系统查看问题，建设统一标准的医院单点设备信息系统显得尤为重要。

## 2　设计思路

存在单点设备的检查科室厂商较多、各厂商的接口标准不尽相同，无法通过接口的方式将这些设备的原始数据采集出来，同时不同厂家的设备系统出具的患者报告样式也各不相同：患者信息全靠检查技师手工录入，易出现差错，引起不必要的纠纷。报告医师签名仍为手写签名且检查报告数据存储在单机电脑上，机器出现故障后数据容易丢失。临床医生无法在医疗信息系统内访问查看报告，更无法为患者建立统一的电子检查档案。在经过多科室访谈讨论后发现，在为患者提供检查后多数系统中医生会根据患者指标情况出具检查报告，检查过程中的数据信息无须提供给临床；少部分系统中医生会选取几段或几张患者有异常的数据添加到报告中，为临床医生诊断疾病提供参照。因此为解决各种制约因素导致的患者检查信息不统一、报告无法共享问题，需要建立统一标准的单点设备信息系统。

## 3 系统流程设计

根据调研及研讨确定了解决单点设备信息系统报告的业务流程。单点设备信息报告系统实现从患者检查申请、预约登记、身份信息注入、报告打印上传到报告审核发布及报告浏览访问的数字化管理。其业务流程如图 26.1 所示。

### 3.1 检查申请及预约

医技检查申请及预约是医院信息系统内的重要一环，也是构建医技检查全流程闭环管理模式的重要环节。目前医院已经通过服务总线实现了与超声、内镜、放射影像、心电图等系统的全自动预约功能，患者在医生处即可获得相应项目的检查申请及预约，无须到检查科室进行二次预约登记，但仍有部分科室因单点系统的存在，无法实现“一站式”预约登记，仍需前往检查科室进行二次排队。单点设备信息系统有效地解决了二次排队的问题：医技检查科室工作人员在检查预约资源池内完成预约资源排程后，医生可直接为患者预约检查资源并实现在单点设备信息系统的登记，实现患者检查申请“零”跑腿、预约登记“零”等待。医技检查科室可以在系统内查看预约申请的患者信息，同时也可为急症患者实施手工登记等。

### 3.2 身份信息注入

医技检查科室使用的检查系统均运行在 Windows 上，多数采用 C# 语言的 Winform 程序设计，而控件是 WinForm 程序设计中非常常用的技巧。在 Windows 图形界面下，窗体是显示信息的基本元素，因此对指定窗体的控制在

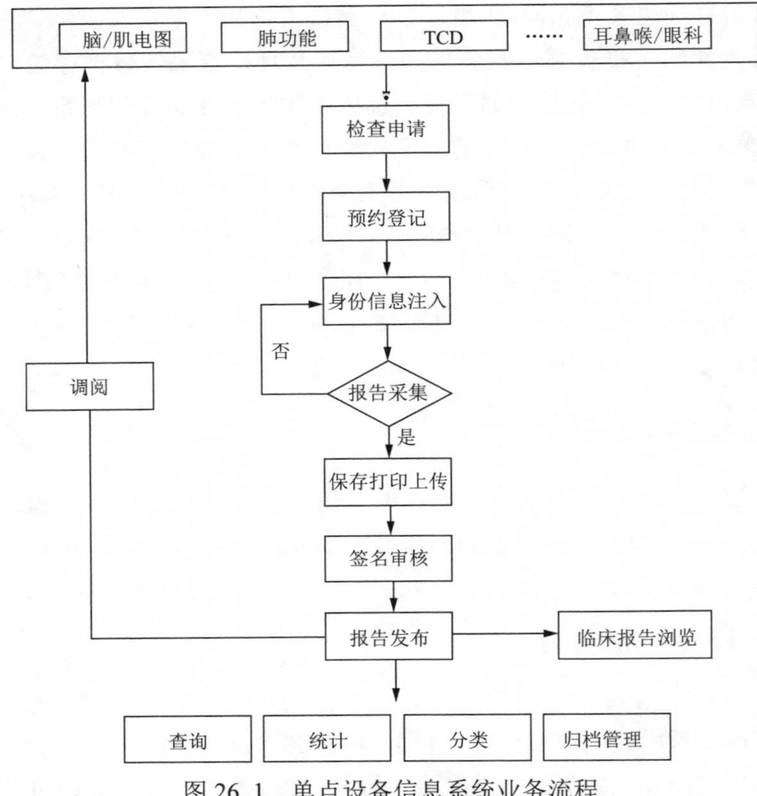


图 26.1　单点设备信息系统业务流程

编程中常有应用，Spy++ 是微软出品的用来获取 Window 窗口信息的工具，它最常用的一个功能就是识别窗口，获取位于指定位置的窗口句柄。在解决科室单点设备信息系统时，笔者使用 Spy++ 对每个系统录入患者信息界面进行了分析，并在单点设备信息系统中对每种设备系统建立了设备表信息，同时进行了窗体信息注入位置的对照维护。因此在医技科室使用第三方系统录入患者信息时，系统自动调用单点设备信息系统的注入信息界面，读卡获取到病人的基本信息后，通过注入功能注入第三方系统内，保证了患者姓名、就诊号、性别、年龄、出生年月等基本信息与医疗信息系统的一致性，避免差错的发生，信息注入系统配置界面如图 26.2 所示。

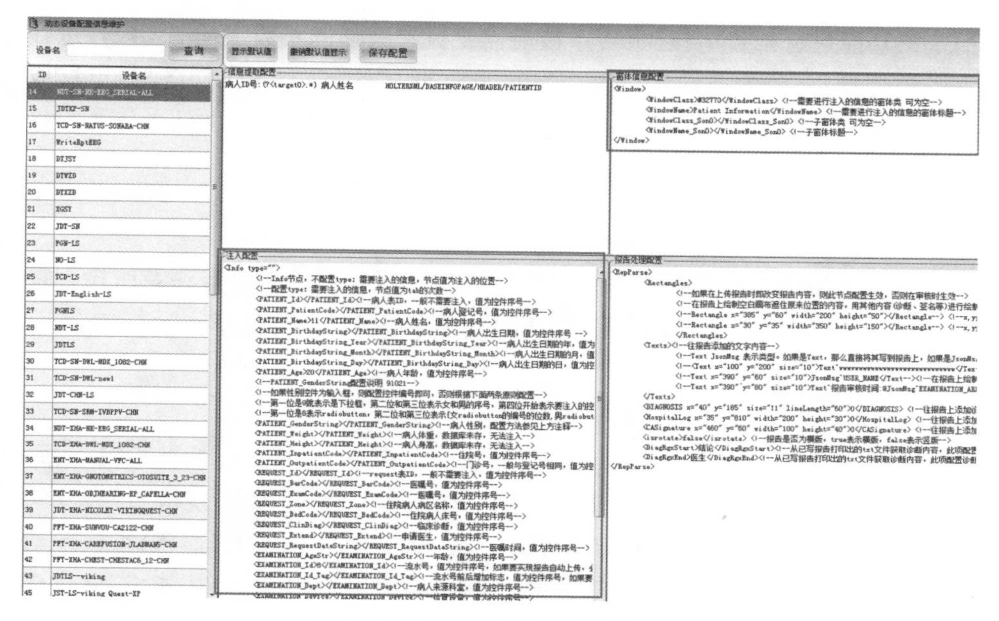

图 26.2　信息注入系统配置界面

### 3.3　报告打印上传

解决单点设备信息系统报告无法在医院信息系统上查看的问题是该系统的主要任务。单点设备信息系统已经通过服务总线与医疗信息系统接口建立了对接。针对该系统的检查报告或者图片的上传问题，笔者使用了虚拟打印技术。虚拟打印技术是指从打印接口获取打印任务，将其打印并转化为通用格式的图像再保存在存储介质上的一种技术。患者检查完毕后，检查医师将选取的检查数据或报告通过虚拟打印机打印成 PDF 文件，并存放到指定的文件夹下。该系统运行期间对该目录下的文件进行实时监控，发现有变更后会进行动态提醒直至全部操作完毕后弹出上传界面，医师只需读卡或手工输入就诊号获取病人检查申请信息，确认无误后通过系统上传功能实现患者检查医嘱与采集报告信息的关联，最终上传到系统内，供医师审核。

### 3.4　报告审核及发布

报告医师在单点设备信息系统内的病例列表内找到患者数据后可浏览查看原始数据内容。对于需要在系统内出具诊断报告的，可使用诊断库内维护的诊断模板及诊断内容进行快速报告录入；对于不需要再次修改的报告可直接使用审核功能进行报告审核，报告审核前需要报告医师插入数字证书Ukey，进行电子验签操作，验签成功后系统会将签字后的内容发送给CA服务器，审核成功后系统将按照医院统一的报告表头设计及签名格式对PDF文件进行二次修改，并通过接口回传到医院信息系统，报告发布成功。

### 3.5 报告浏览

临床医生可在医院信息系统中的特殊检查报告页签内查看患者的检查报告，报告诊断内容也可以引用到电子病历系统内，实现数据共享。

## 4 系统应用

医院在检查科室推进单点设备信息报告系统以来，其运行情况稳定，达到了预期的目的，目前已经在青岛大学附属医院全院区32个医技检查科室、50多种类型的检查设备上成功运行，解决了包含动态心电图、动态血压、平板运动试验、常规、动态及视频脑电图、多普勒、神经及骨科肌电图、肺功能、部分耳鼻咽喉及眼科检查报告、产科产程图、C13呼气试验以及健康管理中心的糖尿病筛查、早期动脉硬化、人体成分分析、DDFAO分析等单点系统的联网问题。单点设备信息报告系统的应用情况如表26.1所示。

表26.1 单点设备信息报告系统在科室近一年内的应用人次

| 科室 | 动态心电室 | 动态血压室 | 平板运动试验 | 脑电图室 | 多普勒室 | 肌电图室 | 肺功能室 | 产科 | 耳鼻咽喉科 | 健康管理中心 |
|---|---|---|---|---|---|---|---|---|---|---|
| 数量 | 6 686 | 691 | 418 | 8 023 | 14 539 | 11 827 | 31 433 | 495 | 19 913 | 7 417 |

单点设备系统建设补齐了医院建设全流程无纸化病案系统的重要一环。以住院患者为例，医技科室不需要再次打印报告，省去了打印环节，同时患者报告无须服务人员前往每个科室收取及配送，节省了医院的人力成本，临床医生可直接在医院信息系统内查看患者的检查报告，不用再翻找患者的病历夹，节约了诊疗时间，提高了工作效率，病案室也不需要像原来那样去临床科室收取纸质报告，也无须把纸质报告翻拍成电子图片储存，节省了收取及翻拍环节的成本。

## 5 本章小结

单点设备信息报告系统在科室运行以来取得了良好的效果，同时也发现一些问题。比如：① 部分检查科室使用的设备内置显示屏幕，虽然运行在Window 系统上，但是屏幕尺寸小，配置单点设备信息系统后运行效果不理想，经过多次沟通厂家也无法提供外接电脑方案，只能放弃运行单点设备信息系统。② 部分医疗设备采购时间比较早，系统配置低，采取联网方案后需要配置杀毒软件，但发现配置杀毒软件后系统运行较之前缓慢，业务系统运行大受影响，更无法再运行单点设备信息系统，科室虽然上线愿望强烈，但只能等设备更新后再进行调试。

单点设备信息系统为医院单点系统与医院信息系统的互联互通提供了解决方案，也为医院全流程无纸化病案系统的建设做出了贡献，同时作为医院实施患者无障碍就医工程的系统组成部分，保证了患者医疗信息在各个系统间的数据一致性，通过与“一站式”检查预约系统的紧密配合，在很大程度上提升了患者的就医体验，对医院进一步实施以患者为中心的医疗服务建设，具有重要的推动意义。

# 第27章

# 移动护理系统的功能配置与应用

青岛大学附属医院　管晓飞　李鹏飞

## 1　引言

移动护理系统主要由掌上电脑(PDA)和对应的医疗软件组成,它在临床科室的应用改变了传统的护理操作,实现了护理操作的实时化、无线化、快速化,同时其具有小巧轻便的特点,护士可以直接使用其在床旁进行患者基本信息的采集、医嘱信息的查看和执行、生命体征的录入维护、护理巡视和护理文书的记录,保证了护士在床旁为患者进行护理的准确性,减少了工作差错率,使护士有更多时间更好地为患者提供服务,提升了医院整体护理质量,同时提高了患者对服务的满意度。

## 2　移动护理系统的功能

### 2.1　身份管理

患者在住院处办理住院手续后,获得标识病人身份信息的手腕带,其手腕带上有集成了病人姓名、年龄、性别、住院号等信息的条形码,在病人住院期间,所有的治疗和护理都要通过这个条形码来进行核实确认。目前护理工作中患者的查对有许多不确定性，如同姓名、换床、患者意识障碍等,加上护士查对工作量大,人为出错的概率较大。护士在床旁为患者进行诊治时,使用PDA对患者进行确认,大大提高了患者身份识别的安全性,杜绝了治疗过程中的张冠李戴,为临床管理路径提供了辅助手段,确保了治疗过程中患者、时间、诊疗行为的准确性。

### 2.2 生命体征实时录入

患者接受诊疗后，HIS里面会自动生成相应信息，以前护士需要定时去患者床旁测量，然后将测量的数据记录到记录本上，再回到电脑边将数据输入HIS里，如体温、脉搏、呼吸、收缩压、舒张压等数据。使用移动护理系统后，护士随身携带PDA可将采集的护理数据在第一时间及时、准确地录入系统，保存后信息直接传输到护士工作站，系统自动生成生命体征观察单及体温单，保证了数据的及时性和准确性，免去了护士反复抄写再录入的各个环节，减少了护士的工作量，缩短了在电脑旁边的工作时间，使护士为患者直接服务的时间增多，大大提高了工作效率。

## 3 移动护理系统在病房内的应用

病房护士在PDA上登录系统后可以看见医嘱处理、医嘱查询、护理文书、护理巡视、检验结果、检查结果等几大模块。下面对传统护理模式与现行的移动护理系统进行对比。

### 3.1 传统护理模式

护士给病人输液，首先询问病人信息，然后查对液体数据，核对无误后再给病人进行输液，当护士完成多个病人的治疗后回到护士工作站再进入系统进行执行操作，系统执行后的时间与实际护理操作的时间不符，且系统里面不能完全保证执行人是实际操作人［以护士登录的工号和U-KEY（数字证书）为凭证］，这样给整个临床的护理管理工作带来了安全隐患。

### 3.2 使用移动护理系统后

护士在给病人进行治疗时，首先用PDA上的扫描器扫描病人手腕带，并对系统即刻显示出的病人姓名、登记号和床号等信息进行核对，核对无误后再用PDA扫描输液上粘贴的条形码，核对是否为正确的药物，若不是该病人的药物，则PDA会通过震动和文字提醒等提示护士，核对正确后再对病人进行治疗。治疗完毕后护士扫描自己的工号牌条形码则立即将医嘱置为执行状态，执行时间和执行人同步上传到HIS服务器中，电脑、移动推车、PDA同步显示出执行信息。使用PDA床旁扫描检验标本，保证了采样信息的实时性与正确性，彻底解决了标本采集在源头出错进而造成医疗纠纷的问题。

护理文书模块为护士在病人床边，扫描手腕带上的条形码，找到对应的病人信息后，查看病人的检验和检查结果及医嘱信息，通过对病人病情的了解进行相应的护理活动，并将护理操作的内容进行现场书写，不需要再返回电脑边进行查看操作，节约了护士的时间，提高了操作效率，保证了操作的正确性，明确了责任人。

## 4 移动护理系统在门诊输液上的应用

为了提高门诊输液室的工作效率和服务内容的准确性，根据工作内容将门诊护士使用的 PDA 客户端内容简单分为三部分，分别是“液体配置”“病人查询”“门诊输液”。

首先，配药护士根据医生开具的医嘱信息将病人的药品进行配置，配置完毕后将打印的条码贴在输液袋上，然后在 PDA 上点击“液体配置”并扫描条形码，系统会自动将此医嘱的配药人员记录在系统内。

其次，输液护士将配置好的药品带到患者处进行输液，在 PDA 上点击“门诊输液”，扫描病人的标识码，确认病人的身份后扫描液体的条形码，此时 PDA 会提示“确认医嘱执行、输液、续液、取消”等信息，点击“输液”便成功完成对病人的治疗且将医嘱执行，并记录下时间点和执行人，便于工作量的统计和责任人的确定。

门诊 PDA 的使用符合护士的操作流程，同时详细记录下液体从配药到执行的所有操作者的姓名、时间等信息，在提供给患者优质服务的同时也树立起护士的责任意识，明确了责任人。

## 5 本章小结

移动护理系统在临床科室的应用提高了护士的护理工作效率，明确了责任人，降低了不良事件的发生概率，实现了对医嘱实际执行全过程的跟踪，完善了医嘱管理制度，使医嘱和护理任务的执行更为规范合理，同时也是医院无纸化、信息化、规范化的重要组成部分，推进了医院信息化建设的进程，值得临床应用与推广。

# 第28章

# 重症监护系统的移动化整合应用

青岛大学附属医院 李 鹏 王晓丽

## 1 引言

重症监护系统是针对重症监护病房(Intensive Care Unit, ICU)的一套专科信息系统,提高了护士的工作效率,也提升了科室患者满意度。重症监护系统作为医院信息系统的重要组成部分,对智慧医院的建设具有重要的推动作用。它实现了患者的资料管理、病情评估管理、患者用药医嘱管理、出入量平衡管理以及生命体征数据自动采集管理等功能,搭建起了符合医院重症监护病房的数字化重症监护系统。为进一步提高监护室护士的工作效率、减少不良事件的发生,医院通过完善重症监护病房移动护理相关功能模块,实现移动护理系统与重症监护系统在数据上互通共享,从而起到优化重症监护病房工作流程的目的,使得患者给药入量管理、床旁护理、输血管理等操作后的数据在系统内实时展现,保证了住院护士站、重症监护系统、输血管理系统的数据一致性,进一步减少了护士重复性的工作。

## 2 移动化整合设计

### 2.1 技术路线

基于医院的无线医疗网络环境和移动数据终端(Personal Digital Assistant, PDA)共同搭建移动护理系统,充分利用 PDA 小巧轻便的特点,按照重症监护病区床护比合理化配置 PDA,满足护士的临床使用要求。移动护理系统基于

Android 系统构架，采用 Java + Android Framework 撰写应用程序，开发环境为 Android Studio，移动护理系统与重症监护系统的交互数据通过服务总线进行数据交互，实现系统间的信息互通。

## 2.2 药物执行及入量管理整合

### 2.2.1 整合前情况

医院重症监护系统与 HIS 实现了数据互通，医生下达的医嘱在经过该系统执行用法筛选后把关联入量的医嘱进行自动取入，护士直接在重症监护系统里面选择患者需要用药的医嘱，并填写药品液体总量、剂量、浓度及每小时入量、速度等指标信息，填写的数据在重症监护系统内自动进行 1～24 小时的出入量汇总及补液平衡计算。系统记录详细的医嘱执行过程及数据信息，但护士系统实际应用过程中仍需要手动确认添加的医嘱名称及操作时间点与 HIS 医嘱执行内的医嘱名称及记录时间点的一致性，以避免造成系统内记录的内容与患者医嘱单上的内容不一致，这对监护室护士来说增加了文书书写的操作难度，导致系统不能完全满足 ICU 信息化便捷性和数据一致性的要求。

### 2.2.2 整合设计

移动护理系统运行在 PDA 上，PDA 具有便携性的特点，其中医嘱执行模块可实现在病房床旁核对患者身份、医嘱信息、执行确认等功能。为实现重症监护系统便捷性和数据一致性的要求，笔者对医嘱执行模块进行改造，增加执行药物的入量、速度、浓度等录入信息框。同时为避免过多应用程序前端弹窗的确认操作对护士工作的影响，在移动护理系统程序后台增加护士登录权限判断、ICU 患者身份判断、监护床位属性判断、入量医嘱属性判断、患者是否应用重症监护系统等若干判断规则，实现系统自动判断，以充分区分 ICU 与普通病房以及普通病房的监护床位和普通床位，保证该功能只有在重症监护病房或普通病房的重症监护床位上才可以显示并使用，实现不同场景下护士在 PDA 上操作的无感化及移动护理系统医嘱执行界面的差异性。

护士使用移动护理系统的医嘱执行模块在病人床旁完成医嘱的核查及执行操作，同时若是药物入量类型医嘱则直接在 PDA 上弹出药品备入量、速度、浓度等信息的输入框，护士在 PDA 执行医嘱成功后医嘱信息同步在重症监护系统显示，患者详细用药信息直接记录在重症护理记录单上，提高了医嘱执行的准确率，实现了以移动护理系统为数据入口，重症监护系统、住院护士站内相关医嘱数据及状态的同步改变，提升了护士的工作效率，保证了重症监护系统操作记录信息与医院信息系统内各子系统数据的一致性。重症监护病房药品执行操作界面如图 28.1 所示。

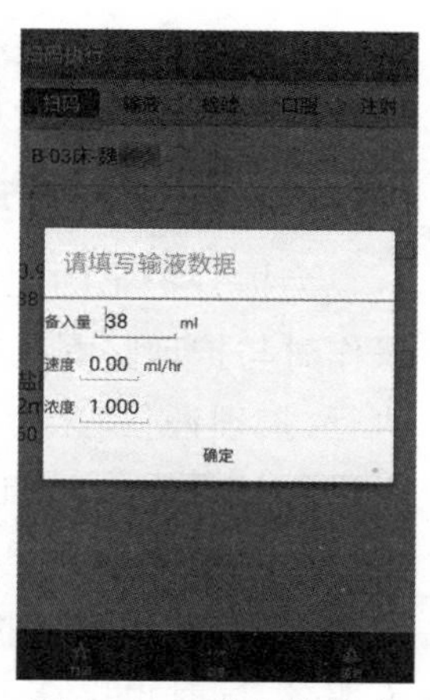


图 28.1 重症监护病房药品执行操作界面

### 2.3 输血管理整合

#### 2.3.1 整合前情况

临床输血管理是医疗卫生质量管理工作的重要组成部分，涉及血液制品的使用是否合理、输血操作的流程是否规范、输血患者的生命是否安全等多方面的管理。为保证患者用血安全，医院在移动护理系统上构建了患者输血前评估、血袋接收、血液输注、输血巡视、输血结束、输血结束后评估等多个输血模块，共同组建起输血管理系统。目前输血管理系统已经实现了患者用血数据全程闭环管理。

#### 2.3.2 改造设计

输血管理系统的闭环并不能有效解决患者的文书质量问题。为实现输血管理系统与重症监护系统内患者用血数据互通，医院对移动护理系统上的输血相关模块进行改造，护士利用 PDA 对患者进行输血相关操作后，移动护理系统输血模块自动根据病人的病情、科室、床位等信息判断需要插入的护理表单类型，如一般护理记录单、危重护理记录单、重症监护记录单，在判断输血患者是重症监护患者后将输血规范性描述内容同步插入重症监护系统的输血模块内。这实现了患者输血信息在输血管理系统、护士工作站系统、重症监护系统等系统内数据的一致性，并在保证患者用血安全的基础上进一步提升了护士的工作效率。

### 2.4 床旁护理操作整合

#### 2.4.1 整合前业务流程

床旁护理评估、床旁护理操作是重症监护病房护士文书记录的一项重要内容。目前医院已经结合重症患者临床护理的需要，实现了个性化电子护理记录单的应用，可根据患者的病情实施个性化的护理服务，并取得了良好的应用效果。但应用一段时间后发现重症监护系统护理记录单内护理项目与对应项目医嘱的执行仍需要进行多次操作处理，无法做到在患者床旁执行护理医嘱时实现重症监护系统内护理项目的同步展现。

### 2.4.2 改造设计

为提升护士的工作效率，规范护理的操作流程和记录方法，实现床旁护理操作时与护理医嘱执行的自动关联，笔者在移动护理信息系统上开发护理医嘱执行、护理评估、床旁护理操作等多个模块，实现了通过使用PDA在床旁对患者进行护理操作时自动执行HIS内对应的护理医嘱，并将护理内容同步到重症监护系统的护理记录单内，做到护理内容标准规范、护理操作实时反馈到文书记录中，节约了监护室护士文书的书写时间，使他们真正有更多的时间为病人服务，同时也提高了护理工作质量和危重症病人的抢救成功率。

## 3 系统应用

移动护理系统和重症监护系统是医院信息系统的重要组成部分。在重症监护系统移动化整合后，护士只需借助PDA对患者进行输血、用药及床旁护理等操作，便可实现医疗数据在移动护理信息系统与重症监护系统的互通应用，避免人工原因导致数据漏填、错写、医学术语运用不规范等问题引起的不良事件的发生，同时多个系统之间数据互通也提高了数据质量，使医疗数据内容、时间节点等关键信息保持一致。移动护理系统在重症监护病房的改造应用降低了护士在多系统间操作的频率，优化了护士的工作流程，减少了护士的重复性劳动，提高了工作效率，同时运用PDA的条形码识别技术，准确识别了患者身份，保证了患者的医疗质量安全，规避了重症患者的护理风险。重症监护系统移动化整合应用前后对比如表28.1所示。

表28.1 重症监护系统移动化整合应用前后对比

| 护士操作内容 | 改造应用前 | 改造应用后 |
| --- | --- | --- |
| 患者用药 | PDA执行医嘱、重症监护系统手工添加医嘱信息 | PDA执行医嘱后重症监护系统自动记录医嘱信息 |
| 患者输血 | PDA输血管理模块管理用血、在重症监护系统中手工记录输血各流程信息 | PDA输血管理模块确认操作后重症监护系统自动记录输血各流程信息 |

续表

| 护士操作内容 | 改造应用前 | 改造应用后 |
| --- | --- | --- |
| 患者床旁护理 | 护士先手工执行护理医嘱，然后在重症监护系统护理单中再手工记录操作内容 | PDA 护理执行模块床旁执行医嘱后重症监护系统自动记录护理操作内容 |

## 4 重点讨论

重症病房主要业务系统的整合取得了良好的效果，同时也发现存在以下一些问题。

（1）患者用药医嘱在 PDA 上执行成功并添加到重症监护系统后，护士若在后续时刻调整患者的输液速度、浓度、剂量等信息，以及在非整点时刻记录患者的输液速度、入量、输液处置等操作，仍需要返回到重症监护系统上进行操作，无法在移动护理系统上直接操作，后续考虑对移动护理系统进行再次优化，如改造输液巡视模块，通过输液巡视实现重症监护系统输液信息的调整。

（2）抢救患者时，很多医嘱都是事后进行补录，但重症监护系统必须记录真实发生时间，因此使用 PDA 执行医嘱时部分模块因为是系统自动验证患者身份后同步到重症监护系统内，所以重症监护系统上的记录时刻与抢救时刻不符，需要护士再次返回到重症监护系统上进行文书时间的调整，这在一定程度上加重了护士的工作负担。如何解决抢救患者使用 PDA 执行补录医嘱后插入重症监护系统的文书书写时间问题，目前已经有初步解决方案，如使用移动护理系统执行医嘱时判断医嘱的补录标志，确认是补录医嘱后允许在 PDA 上修改操作时间等，但操作时间的修改范围要遵照医疗质量标准进行严格控制。

## 5 本章小结

重症病房主要业务系统的整合实现了移动护理系统、输血管理系统、重症监护系统等各子系统的数据互通共享，统一规范了数据来源，解决了监护室护士在患者给药入量管理、床旁护理、输血管理等重复性操作问题，保证了患者医疗信息在各个系统间的数据一致性，在很大程度上提升了监护室医护人员的工作效率，提高了医护人员医疗文书的书写质量，降低了医疗风险，对医院进一步实施以患者为中心的医疗服务建设具有重要的推动意义。

# ·医院管理篇·

# 第29章 医院办公自动化系统建设实践

青岛大学附属医院　杨皓然　李　鹏

## 1　引言

随着互联网技术的飞速发展，人们对办公自动化（Office Automation，OA）系统的需求和期望越来越高。在大型医疗机构，由于医务人员临床工作繁忙，外出学习、交流、会诊等活动频繁，他们对一种能够随时随地都能完成办公的OA系统需求更加强烈。医院管理者也希望通过OA系统实现各种文件、申请表单等在职能部门之间的自动流转审批，提高工作效率，防止部门之间的推诿扯皮，实现办公流程的规范化、标准化与无纸化，最终建成数字化医院。因此，基于Web技术和B/S架构的工作流系统成为新一代OA系统的最佳选择。

## 2　工作流技术简介

### 2.1　工作流的基本概念

工作流（Workflow）就是工作流程的计算模型，即将工作流程中的工作组织的逻辑和规则在计算机中以恰当的模型进行表示并对其实施计算。工作流可以形象地表述为一系列自动流转、相互衔接的业务活动或任务，为实现某个业务目标，在多个参与者之间，利用计算机，按某种预定规则自动传递文档、信息或者任务。

### 2.2　工作流中的常用术语

工作流中常用的术语有业务流程、活动、过程定义、流程实例及角色等。

业务流程是指为了一个总的业务目标，将业务文档、信息按照预先定义的方式传递给业务人员并进行相应处理的过程。活动是指业务流程中的一个步骤或环节，是组成流程的基本单位。过程是指业务流程的计算机化描述，是业务流程的抽象建模过程。流程实例是指实际运行中的一个业务流程。角色是指业务流程的参与者在执行活动的过程中所扮演的身份。

## 3 医院 OA 的功能架构

### 3.1 OA 系统的基本架构

为了实现医院办公自动化、无纸化的目标，OA 系统就应该尽可能广地把医院内部可用资源的信息整合起来，避免出现“信息孤岛”。只有这样才能使各种流程在医院多个部门之间顺利流动起来。根据医院办公需求并结合实际情况，医院 OA 系统主要包括如下功能模块：个人办公、站内邮件、信息发布、公文管理、资产管理、车辆管理、会议管理、院内论坛、人力资源管理、文档管理、系统设置、档案管理、工作日志、日程管理、工作流管理以及短信平台等。

### 3.2 OA 系统的功能模块

医院 OA 系统规模庞大，功能模块众多，下面逐一介绍各个模块的功能。

① 个人办公：主要包括待办事宜、待阅事宜、个人流程、个人设置等模块，满足日常办公需要。② 站内邮件：主要用于医院内部人员及部门之间传阅各种信息。③ 信息发布：用于医院内各职能部门发布各类通知公告、新闻等信息。④ 公文管理：主要用于发布、接收各类院内公文。⑤ 资产管理：实现对医院内各类物资、办公用品用具的管理。⑥ 车辆管理：实现对医院内公务用车、急救车等车辆的管理、使用申请及审批等。⑦ 日程管理：主要用于提前安排各类日常活动、行程等，系统会根据日程设置自主地对用户提醒，以防耽误工作。⑧ 人力资源管理：主要实现医院内职工的人事档案管理和人力资源状况的统计分析。档案管理：主要实现对用户在参与工作流过程中所产生的文档、表单等信息的统一管理、归档等。⑨ 文档管理：分为个人文档和公共文档两部分，主要用于存储和分享各类文件、表单及学习资料等信息。⑩ 会议管理：实现医院内部会议室的统一管理，从会议室基本信息维护到会议室使用申请、会议室审批等功能。⑪ 院内论坛：是医院职工工作、学习、生活的交流平台，用户可以通过发帖、回复等就某一个问题展开讨论。⑫ 工作日志：用于记录用户在工作、学

习中的各种事件，并提供数据导出功能，可帮助用户分析、总结一段时间内工作、学习情况。⑬ 档案管理：档案管理主要实现对用户在参与工作流过程中所产生的文档、表单等信息的统一管理、归档等。⑭ 系统设置：主要为管理员所用，实现对办公自动化系统后台的各种操作、角色授权、设置等功能。⑮ 工作流管理：是整个办公自动化系统的核心，是工作流中表单定制、流程定义、活动授权、流程监控、流程管理等活动的中枢。⑯ 短信平台：通过将短信通与办公自动化系统的集成，设置事件触发机制，用短信的方式通知相关人员及时处理自己的待办事宜。

## 4 医院 OA 系统的部署与实施

### 4.1 OA 系统的部署

为了满足医院工作人员随时随地都能办公的需求，需要将 OA 系统部署为医院内外都能访问。根据实际需求和医院信息安全的需要，医院 OA 系统的部署架构如图 29.1 所示。

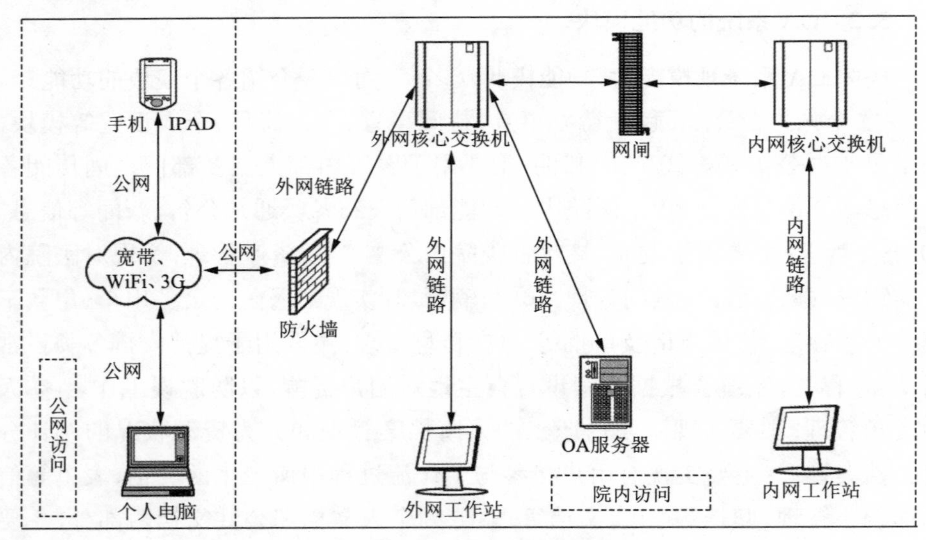


图 29.1 OA 系统部署架构

医院 OA 系统的访问分为院内访问和院外访问两种模式，因此系统的部署也要分两部分来考虑。院外访问 OA 系统的用户，通过下载安装手机、IPAD 等客户端或者用个人电脑输入网址，从公网通道实现网上办公。由于医院网络系统安全的需要，医院内建设有内网和外网两套独立的、物理隔离的网络系统，内外网之间通过物理网闸实现通信。为了满足医院内外网用户都能访问办公系统的需求，需要在内外网之间通过物理网闸建立专用的访问通道。OA 服务器部署在外网上，外网办公工作站访问 OA 系统时，先通过外网链路到达外网核心交换机，然后再到达 OA 服务器，实现网上办公。内网办公工作站访问 OA 系统时，先通过内网链路到达内网核心交换机，然后再通过网闸建立的专用通道到达外网核心交换机，最后再到达 OA 服务器，实现网上办公。

### 4.2 OA 系统的实施

医院 OA 系统规模庞大，并且医院工作人员众多，职工在年龄、知识层次以及对新事物的接受能力等方面差异很大，因此让医院整体上从传统的手工、纸上办公模式转向自动化、无纸化办公模式，需要很长时间的磨合与适应。这期间不仅需要医院职工对 OA 系统的熟练操作，更需要从思维方式上的转变，同时还需要医院管理层的积极参与，变革传统的管理模式。

OA 系统的实施要分步骤、按模块进行，循序渐进。第一阶段，首先从与工作流程变革关系不大的模块开始，确保系统的稳定上线。如信息发布、站内邮件、日程管理、文档管理、档案管理及院内论坛等模块，与传统的信息发布系统功能相近，用户更易接受，同时也是用户熟悉系统使用的阶段。第二阶段开始推进工作流的实施，从简易、活动少、参与部门少的流程开始，让用户体验到工作流系统给日常工作带来的便捷、高效，给管理带来的规范、效益等，使全院都积极参与到工作流系统中来。如会议管理、车辆管理、资产管理等模块中的流程一般只有一到两个活动，涉及部门少，实施起来相对容易。第三阶段是工作流系统的全面实施阶段，主要推进过程复杂、活动多、参与部门多的业务流程，真正实现医院办公的自动化、无纸化。如大型医疗设备的申请、发布公文等业务流程涉及活动、部门较多，放在这一阶段实施。

## 5 移动端建设

个人无线终端产品越来越丰富，为了让主流的移动终端都能使用办公系统，B/S 模式的架构已无法满足需求，为此必须建设专门的客户端。移动客户端将办公自动化系统中的待办、待阅、通知公告等信息在门户上统一展现。因带宽和浏览屏大小的限制，将主要突出文本信息，新闻、信息中的大图片将被友好过滤，同时去除一些辅助栏目，以更优化的网页大小为无线终端上网用户提供支持。

## 6 本章小结

基于工作流技术的医院办公自动化系统能够有效提高医院办公效率，适应医院办公流程的柔性变更，是医院高质量发展的重要支撑平台。

# 第30章

# 工作流技术驱动下的医院办公流程再造

青岛大学附属医院　李　楠　李　鹏

## 1　引言

随着国家医疗卫生体系改革的推进，集团化、多院区办院成为当下诸多大型医院的经营模式，而表单签字、审批等管理性事务占据了医院职工的大量时间，成为提高医院管理效率的一个瓶颈。因此，医院迫切需要一种能够在网上完成各种签字、审批，业务自动流转的办公平台。工作流技术作为支持业务过程重组、运行过程自动化的一种手段，对建立规范化、标准化、无纸化的办公环境提供了可能性，正被越来越多地应用在医院办公流程再造中。

## 2　工作流技术简介

工作流可以形象地表述为一系列自动流转、相互衔接的业务活动或任务，为实现某个业务目标，在多个参与者之间，利用计算机，按某种预定规则自动传递文档、信息或者任务。工作流技术在业务流程再造中的应用主要分为业务流程建模、业务流程控制、运行时人机交互三部分。

## 3　基于工作流技术的办公平台设计与实现

医院管理流程的再造，需要依托医院办公自动化平台。建设基于工作流技术的医院办公平台，要以实现医院办公的自动化、无纸化为目标，以最大限度地整合医院资源、避免“信息孤岛”、方便易用为原则。根据医院实际工作需求，设计出以工作流管理为核心的医院办公平台，实现对医院公文、资产、车辆、会议、论坛、人事、文档、档案、日程、信息发布等的全面管理，并整合短信平台，建立事件提醒机制。图 30.1 为医院办公平台的功能结构图。

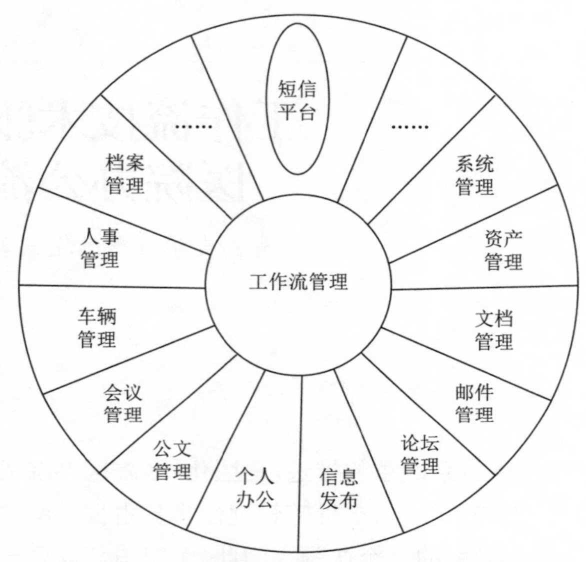


图 30.1　医院办公平台的功能结构图

为了满足医护人员在任意一台电脑上都能完成办公的需求，减少 IT 运维人员的工作量，系统开发采用基于 Web 技术的 B/S 架构。医院办公平台的数据库采用 SQL-server 数据库系统，服务器采用 Tomcat 服务器。

## 4　医院办公流程再造的抽象过程

应用工作流技术实现医院办公流程的再造，首先需要完成的是现实医院办公需求向计算机可实现的理论模型的抽象，抽象过程分为建立过程模、建立组织模型、建立资源模型三个步骤实现。① 过程模型是医院各职能部门根据日常办公的实际情况，梳理业务流程，确定活动的先后顺序，合并、删减不必要的环节，最终确定医院办公流程的逻辑模型。② 组织模型是指医院人员的组织机构，本文研究中将组织机构的实体分为三种，分别是人员、部门、角色。人员是组织机构的最基本元素，包括医院中实际存在的每一位职员。部门是传统的面向职能的组织形式的抽象，如财务部等。角色是对人员身份的一种抽象，如科主任等。③ 资源模型是对资源信息的静态管理，是在工作流运行环境中对资源进行分配的基础。资源模型由表单资源和人力资源等组成。表单资源主要包括与办公流程相关的各类表单如申请表单、申报材料、受理表单等。人力资源主要是指某个具体业务活动由哪个人员或哪个角色来执行，以及执行活动时应该做哪些工作等。

## 5 医院办公流程的设计与实现

在医院办公平台中实现办公流程再造，主要通过制作表单、画流程图、绑定表单、创建流程类型、给相应角色授权等一系列步骤来完成。① 制作电子表单就是将资源模型中提到的传统纸质表单电子化，并进行相应的优化调整，既方便职工填写表单，又可以规范数据格式。② 流程图是将实际工作过程向计算机可处理的形式化定义的初步转化。医院办公平台提供可视化的流程定义工具，方便用户画流程图。流程图中用不同形状的图形符号代表不同类型的活动，图 30.2 给出了设计门诊专家请假流程的一个截图。③ 为了让电子表单能够按照流程图画出的先后关系在不同的流程参与者之间流转，需要绑定相关电子表单和流程图。④ 为了便于流程的管理，需要创建流程类型，并把定义好的电子流程分配给相应的流程类型。当设计的电子流程有新版本需要更新时，只需将新版本分配给相应的流程类型，替换旧版本，这样不影响正在运行的依赖旧模板的流程实例。⑤ 流程类型创建完毕以后需要将流程的权限分配给相应人员，被授权人员才能发起流程。人员权限的分配有按角色、部门、具体人员三种方式，为了使权限分配更合理、更完善，可以将多种分配方式结合使用。

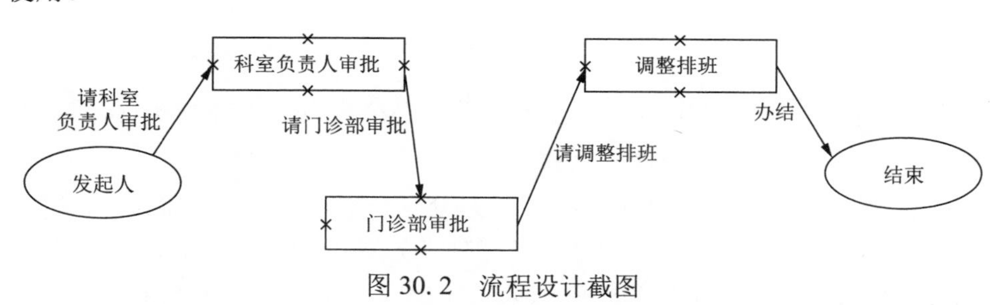


图 30.2 流程设计截图

## 6 工作流平台的柔性机制

为了提高医院工作流平台的适应能力和健壮性信息技术指标，需要建立业务流程运转过程的柔性机制。本系统中主要建立了流程的超时提醒机制、流程或实例的委托机制、流程模型的更新机制等柔性策略。① 超时提醒是指业务流程运转到某活动时，当事人在设定时间内未能及时处理事务，为防止流程无限期等待下去，需要触发短信平台，向当事人手机发送提醒短信，督促及时办理相关业务。② 流程或实例委托是指由于某种原因，流程中某活动的当事人暂时无法处理该事务，可以将该流程或流程的一个实例委托给他人处理，被委托人享有和委托人同等的权利。流程委托期间，再有同类流程的实例需要处理时，该实例将被直接交给被委托人处理。另外，委托人可以随时收回委托的流程或实例。③ 流程模型更新是指某个流程由于实际需要进行了调整，流程模型需要随之更新。工作流平台中正在运行的依赖原流程模型创建的实例继续按原流程模板运行，直至流程结束，新创建的实例依据新的模型运行。两种类型的实例有一定的并存期，完成流程模型的新旧更替。

## 7 医院办公平台的应用

目前，医院办公平台已有多个流程在运行，如门诊专家请假流程、数字证书申请流程、计算机相关设备申请流程等。通过一段时间的运行体验，医护人员和管理人员都感受到了工作流技术给工作带来的便利，从过去拿着表单在医院内甚至跨院区找领导签字，到如今在电脑前敲敲键盘、点点鼠标就能完成工作，显著提高了工作效率，节约了宝贵的时间，也提升了行政效能。

## 8 小结

本文首先提出了基于工作流技术的医院办公平台的设计与实现，然后介绍了医院办公流程再造的抽象过程和如何在平台上设计和实现医院办公流程，最后解释了工作流平台的柔性机制并分享了医院办公平台的应用现状。基于工作流技术的医院办公平台给行政管理事务带来的便捷和高效已经初步显现出来，但系统也有不少需要改进的地方，比如安全性方面，目前实行的是验证用户名和密码的授权访问方式，一旦用户名和密码被别人获取，就有可能被冒名签字审批文件，下一步笔者将在信息安全、电子签名等方面对系统进行改进。

# 第31章

# ITIL在医院信息管理服务中的应用

青岛大学附属医院　陈军伟　张　戈

## 1　引言

随着信息技术的飞速发展和我国医疗卫生事业改革的进一步深入，各级政府和医疗机构都在不断加大对医疗信息化建设方面的投入，医院的工作模式也已经进入了真正意义上的数字化时代。医务工作者的整体工作效率和管理人员的管理效果也越来越依赖信息系统，信息化程度已经成为衡量医疗机构核心竞争力的重要指标。随着各业务部门信息化应用的不断深入，信息系统也日趋多元化，规模越来越大，结构越来越复杂。伴随着信息系统规模的扩大及应用的拓展，各种规格、型号的桌面硬件数量迅速增加。软件系统和硬件设备的增多对医院IT运维服务提出了更高的要求，传统的以技术为导向的IT服务模式已很难满足需求。如何更好地挖掘医院现有的IT资源，提高IT服务的效率，并不断提高运维人员和技术人员的专业技术能力，正成为医院信息技术部门重点研究的课题。基于ITIL思想，探索建立以流程为导向的信息服务新模式，是医院信息化建设的一项新成果。

## 2　ITIL的基本概念

ITIL是Information Technology Infrastructure Library（ITIL）的简称，可以译为“信息技术基础架构库”，是由英国商务部在20世纪80年代为了通过应用信息技术来提升政府业务的效率而提出的。经过多年的发展和完善，ITIL现已成为IT服务管理的事实行业标准。

ITIL形成了标准的体系架构，主要包括业务管理、服务管理、ICT基础架构管理、IT服务管理规划与实施、应用管理和安全管理等六大模块。ITIL通过梳理企业信息管理中的工作内容，形成了十个核心流程和一项管理职能，分别为事故管理、问题管理、配置管理、变动管理、发布管理、服务级别管理、可用性管理、能力管理、持续性管理、财务管理和服务台。

ITIL提供了一个指导性框架，通过对业务功能和流程进行重新设计，不断对基于流程的方法进行完善，改进IT相关流程，降低人力资源成本，加快响应速度，提高服务质量，增加用户的满意度。ITIL有助于实现信息、知识的共享，提高运维人员的资源统一化意识，消除“信息孤岛”现象。同时，ITIL的价值还在于能够培养规范化的运维团队，明确细化责任，建立内部分工和处理运维问题的流程、优先级，实现运维团队人力资源和技术力量的合理分配。

## 3 医院信息服务工作中存在的问题

IT资源主要包括硬件和软件两部分。硬件资源主要包括计算机、打印机、网络设备、服务器、存储等，是多年来积累的资产，地点分散，记录不全，很难了解每台设备的运行状态。软件系统是一种无形资产，系统的种类和来源很多，用户群体分散，管理部门对各信息系统运行状况很难掌握。这些都给医院信息化建设的预算、规划、决策等带来了困难。

### 3.1 无法量化信息部门的工作

随着医院信息化水平的不断提升，信息部门的工作越来越繁忙，每天要花大量的时间和精力去处理用户遇到的各种软件及硬件问题，尽管每个人都很忙碌，但IT运维人员的短缺日渐明显。由于IT工程师的工作内容很难得到量化，信息部门在向医院申请增加人员时，就很难拿出强有力的数据支持。

### 3.2 工作职责分工有待精细化

大型医院的信息运维是一项复杂的系统工程，是一个需要由多人组成的运维团队来完成的工作。团队中没有设定专人专岗，遇到问题就会在所有工程师中随机分配一人，没有人对未解决的问题继续跟踪。另外，临床用户遇到问题习惯于自己寻找熟知的工程师排除故障，但随着信息系统越来越庞大和复杂，每位工程师很难熟知所有系统，导致其疲于应对自己并不了解的各种信息系统环境。

### 3.3 服务响应优先级机制有待建立

医院信息服务请求以电话方式为主，接线员通常会按照接线的顺序安排工程师去解决问题，由于没有建立优先级制度，一些请求晚但又急迫的事情可能得不到第一时间响应。

### 3.4 服务台建设有待规范

医院信息运维工程师分布在多个地点办公，各处都有独立的办公电话。当临床用户有服务请求时，并不清楚该找哪里的工程师解决，而是随机呼叫其中一部电话。电话接线人员根据服务请求的问题做出判断，当该办公场所的工程师不能解决该问题时，会指导用户再拨打另一个号码，这样既浪费了宝贵的通信资源又容易引起用户的烦躁情绪，降低信息服务的质量和用户满意度。

## 4 建立IT服务基本流程和系统框架

根据医院信息运维工作的实际情况，结合现有人力资源和业务需求的状况，总结了八个IT服务管理流程和六个运维记录管理，这构成了IT运维管理系统的基本功能架构(图31.1)。

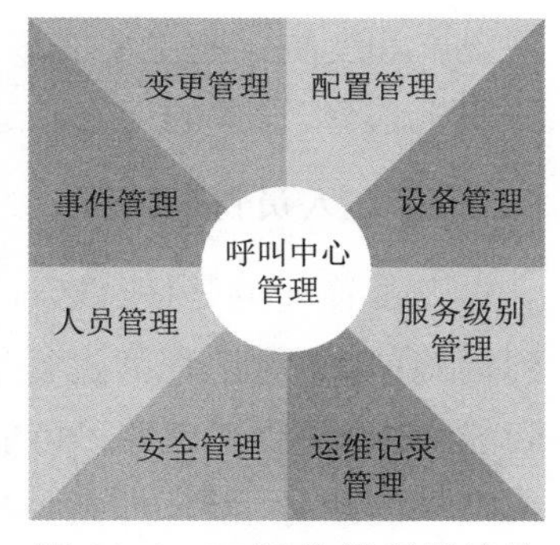


图31.1 IT运维管理系统的基本功能架构

### 4.1 呼叫中心管理流程

呼叫中心是IT运维部门和临床业务科室的唯一联系点，是IT运维的服务台。通过服务台的工作，一些基本的服务请求就可以得到解决。如果问题在服务台得不到解决，将根据内部分工指派一线运维工程师和二线支持工程师去响应服务请求。服务台同时负责跟踪事件处理状态，及时关闭已完成的事件。

### 4.2 事件管理流程

事件管理涵盖对IT用户的咨询、投诉、报修、请求等一系列事件的管理，通过对事件处理流程的监控和查看，运维工程师可以根据具体情况将工单转向相应的环节。

### 4.3　变更管理流程

医院的所有业务都已经严重依赖信息系统，任何管理方式、运营模式的变革，都可能需要信息系统方面的改动。对于所有的变更运维工程师都需要进行严格的控制，论证变更带来的影响，详细记录变更的内容，并在变更上线前要进行周密的测试。同时，还要做好变更前源代码、可执行文件的备份，以保证回退的可能性。

### 4.4　配置管理流程

通过完善工作机制，建立完备的配置信息库，将服务器、交换机、存储、IT桌面设备、IP地址分配等详细配置信息都记录下来，并通过流程控制保证信息库中的配置信息和设备实有配置信息实时的一致性，以保障医院信息系统的平稳运行。

### 4.5　设备管理流程

设备管理主要是对医院现有的IT资源进行统一管理，便于IT运维人员管理资产和变更。它主要完成IT资产的入库、设备的使用与维修记录查询、设备的职责划分、设备的保修及运行状态等一系列功能。

### 4.6　人员管理流程

人员管理主要是对运维工程师的管理。为提高服务能力，医院采取了一系列措施：首先对工程师进行能力成熟度模型分析，分析每位工程师的性格特点和能力水平，让工程师尽可能做自己喜欢且与能力匹配的工作。经常组织院内或院外的业务培训，提高各类工程师的专业技术水平，达到提高运维服务能力的效果。

### 4.7　服务级别管理流程

业务高峰期，服务请求的数量会比较多。为了能够及时响应相对重要、急迫的请求，就需要根据日常运维的经验，建立请求的优先级分类，而不是再按照传统的先来先服务的模式开展工作，防止重要工作被延误的情况发生。

### 4.8　安全管理流程

安全管理是运维服务中最重要的一点，要想少出或者不出安全事故，必须做到主动管理，提前预防。通过将数据中心物理环境的日常巡检、路由交换设备的运行状态、服务器存储设备的运行状态以及磁盘空间使用情况、数据库备份、杀毒软件病毒库的更新等都以流程的形式进行约束，实现安全管理的规范化。

### 4.9 运维记录管理

运维记录从另一个角度讲就是运维工作的日志，笔者将其定义为六类，包括日常运维记录、数据中心巡检记录、值班记录、交接班记录、设备维修维护记录、设备更新记录。它既是衡量运维工程师工作量的一个依据，同时又是实现信息共享的一个知识库。

## 5 ITIL 的实施与应用

ITIL 是在实践中总结出的事实标准，并不是僵化、教条的内容，任何单位都不可能在短期内全面实施它。医院根据自己的信息化建设情况及人员知识结构，提出了一套分四步实施的解决方案。

### 5.1 ITIL 理论普及阶段

ITIL 服务管理理论属于管理学范畴，而医院信息运维工程师，大多属于工科出身，对 ITIL 的理论知之甚少，所以需要一段时间让运维工程师充分理解、消化吸收 ITIL 的理论内涵。让他们从被动接受 ITIL 的服务理念转变到主动参与 ITIL 服务管理系统的建设中来，是这一阶段的主要任务。

### 5.2 现状评估阶段

通过充分的调研分析和运维工程师的广泛参与，找出现阶段医院信息服务中亟待解决的问题，如服务台缺少统一的呼叫电话、设备配置信息未统一管理，人员岗位分工有待细化、没有服务优先级机制等，以这些为问题切入点，充分梳理各项任务所应该包括的基本事务功能。

### 5.3 流程设计阶段

这一阶段是在充分评估的基础上，根据人员岗位的设置情况，设计出符合实际需求的问题处理流程。如变更管理流程，从变更请求的提出，到变更评估，再到变更审批，直至变更的实施，都有着严格的流程约束。

## 6 实现与运行阶段

最后一个阶段就是将设计好的流程在软件系统中实现。界面友好、操作简便,是运维工程师对软件系统的基本期望。根据部门内部岗位的设置情况,将流程中的活动分别授权给相应的工程师,使运维工作按照设计好的流程开展下去。但是,流程并不是一成不变的,需要根据日常运维工作的具体情况,不断地优化调整。

## 7 小结

ITIL 为医院信息服务提供了一个指导性的框架,使得信息服务从传统的以技术为导向转向现在的以流程为导向,整合了医院的所有 IT 资源,实现了信息共享,便于问题的及时处理,也有利于运维工程师的成长。ITIL 在医院信息运维中的应用,提高了医院信息服务的质量,建立一个基于 ITIL 思想的完整的医院信息运维管理系统是未来的发展趋势。

# 第 32 章

# 无纸化模式下医院病案管理实践

青岛大学附属医院　李　鹏　孙小梅

## 1　病案管理的意义与现状

病案管理，是医院管理工作的基础和核心，已发展成为现代医院管理的一个重要分支。当前我国大部分医院已经实行了电子病历与纸质病历并存的“双轨制”病案管理，即医护人员在信息系统中书写保存电子病历，再打印出纸质病历送往病案室归档保存。随着我国医药卫生体制改革的不断推进以及现代医院规模的不断扩大，现行病案管理方式的弊端不断暴露出来，如纸张容易破坏、霉变，搬运耗费大量人力、物力，储存占用本已紧张的库房，消耗大量的纸张、硒鼓耗材等，这就亟须运用信息化手段解决病案的存储与管理问题。因此，青岛大学附属医院提出实施病案无纸化管理系统，以提升医院管理的数字化水平。

## 2　医院病案无纸化管理系统简介

随着医院信息化建设的不断深入，信息系统在医院的覆盖面越来越广，临床科室计算机工作站的配置数量大幅增加。同时，移动医护工作站的大面积投入使用，使得临床诊疗过程不再依赖纸质病历，这给病案无纸化工作的推进奠定了基础。病案无纸化管理系统是新一代病案管理工作平台，整合了病案流通过程中的病案提交、回收、编目、质控、扫描、打印、借阅等工作于一体，实现了病案的全流程无纸化闭环管理。病案无纸化管理系统将患者住院期间的电子病历、检查检验报告、病理报告、手术麻醉记录、心电图报告、护理记录等信息以PDF文件的形式归档保存，医务人员不需再打印纸质病历送至病案室存储，是病案管理模式的一次彻底革新。

## 3 病案无纸化管理面临的问题与挑战

病案无纸化管理工作是一个复杂的系统工程，需要全面统筹患者入院、治疗过程、医务管理以及出院后病历资料管理等整个流程，因此，推进病案无纸化管理系统需要解决一系列的问题。首先，医院众多信息系统的建设时间和开发商不同，相互之间存在一些技术壁垒，需要实现各系统互联互通，为病案无纸化管理扫清技术障碍。其次，医患双方如何在无纸化环境下合法地完成在各种病历资料中的签字。再者，无纸化环境下，医护人员在日常诊疗活动如查房、术前准备等工作中如何实时查看患者的病历资料，了解患者病情。最后，病案管理人员如何在无纸化环境下完成病案流通全流程的工作等。只有全部解决这些问题，才能保障系统的成功上线。

## 4 项目推进过程中的任务管理

病案无纸化管理系统影响范围广，推进过程任务复杂，为确保系统成功上线，笔者将任务管理思想引入项目实施的全过程。根据项目总体规划，笔者将任务梳理归纳为五大类：第一，实现移动医护工作站。第二，实现医务人员及患者数字化签名。第三，信息系统间互联互通与建设PDF虚拟打印方案。第四，建设无纸化病案流通管理机制及软件平台。第五，组织系统上线运行。笔者通过进一步的详细分析和规划，建立了如图32.1所示的项目工作分解结构图（WBS），作为项目任务管理的依据。

### 4.1 移动医护工作站

移动医护工作站是病案无纸化管理系统的外围支持体系，它将信息系统延伸到患者床旁，使医护人员开展查房等诊疗活动不再依赖纸质病历资料。青岛大学附属医院的移动医护工作站项目在提出实施病案无纸化管理系统之前已在持续推进，但由于该项目软硬件投入较大，应用涉及面广，并在无线网络基础设施施工中牵扯到弱电、强电改造等问题，不确定因素较多。因此我们将移动工作站项目纳入病案无纸化管理项目统一规划与管理，确保这一前置任务顺利完成。

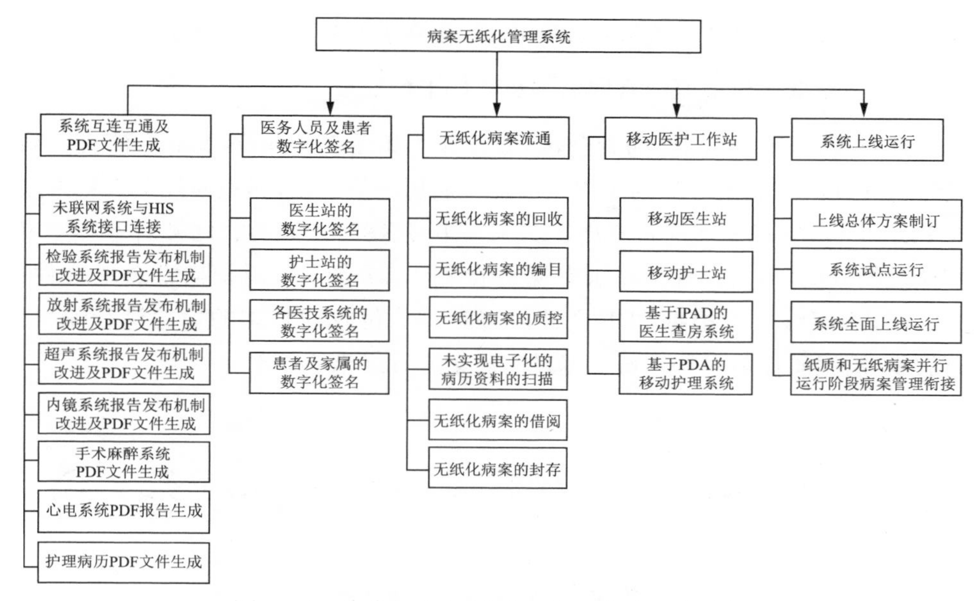


图 32.1　病案无纸化管理系统任务分解结构图

### 4.2　医务人员和患者的数字签名

在无纸化病案管理模式下，医患双方如何合法地完成病历资料中的签名，是病案无纸化管理需要解决的一个核心问题。为此，青岛大学附属医院引入了法律认可的第三方数字证书颁发机构，并逐步完成数字认证平台与医院各信息系统的互联认证。笔者为每位医务人员制作了唯一的数字签章，并且开发了患者签名的手写板签字程序，保证医患双方在无纸化环境下签字的可行性与合法性。数字化签名的实现，为病案无纸化管理提供了法律保障，扫除了病案无纸化管理系统实施道路上的关键障碍。

### 4.3　系统互联互通及 PDF 虚拟打印方案

医院各信息系统的建成日期和软件开发商不同，需要确保各信息系统间互联互通，才能在患者出院时将分散在各个系统的就诊资料整合成一份完整的病历。HIS 与医院主要医技系统如 LIS、PACS、RIS 等在病案无纸化管理项目启动之前已完成互联工作，因此，系统互联主要任务是推动心电图系统、手术麻醉系统、重症监护系统等专科性信息系统与 HIS 的深度互联。由于信息系统之间的技术壁垒，在病历归档时各系统同步生成某一患者的 PDF 文件有一定困难,笔者改进了各医技系统报告发布机制,建立了 PDF 虚拟打印方案。

### 4.4　无纸化病案流通管理机制及软件平台建设

针对无纸化病案的流通管理,笔者设计了如图 32.2 所示的业务流程。病案流通管理流程的第一步为医护人员提交病历。第二步,科室质控员查看生成的 PDF 文件,完成病案的科室质控。第三步,病案管理人员收回被科室质控审核通过的病历,并用扫描仪将未实现无纸化的部分纸质资料扫描成 PDF 文件。第四步,病案编目员根据 PDF 文档内容对每一份收回状态的病案进行编目。第五步,病案质控员对每一份已编目的病案进行终末质控。

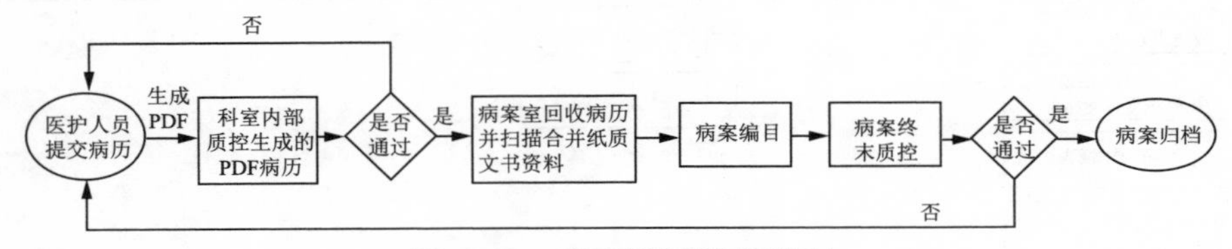


图 32.2　病案流通管理流程

### 4.5　组织系统上线运行

信息系统上线的组织实施对保障系统成功运行十分关键,因此笔者在病案无纸化管理系统上线前,制订了周密可行的实施方案,并按计划稳步推进。首先,完成了软件的部署以及相关硬件设备的安装与调试,确保系统运行环境安全可靠。然后,组织病案流通各相关环节人员进行专题培训,确保每一个人员都能够熟练地在新系统上开展工作。最后,根据青岛大学附属医院多点办院、科室多、规模大等特点,制定了先科室、再院区、终全院的推行步骤,力求系统上线过程稳健可靠。

## 5　项目推进过程中的时间管理

病案无纸化管理系统实施周期长,为保障各项任务都能够按照预定时间完成,笔者在项目启动后引入时间管理。首先,把任务管理阶段确立的工作分解结构图中的每一项任务进行了详细的定义,建立起任务清单。然后,通过任务排序和工期估算等一系列活动,制订进度计划,使得每一项任务都有一把时间尺度可以监控衡量。最后,为确保项目总体进度可控,按照任务大类和任务清单,建立起项目的甘特图和资源分配计划表,并将图表派发到每一位项目干系人，使其明白自己的工作任务时限。图 32. 3 为项目总体任务的甘特图。

| 序号 | 任务名称 | 开始时间 | 完成时间 | 2013 | | | 2014 | | | | 2015 | | | | 2016 | | | |
|---|---|---|---|---|---|---|---|---|---|---|---|---|---|---|---|---|---|---|
| | | | | Q2 | Q3 | Q4 | Q1 | Q2 | Q3 | Q4 | Q1 | Q2 | Q3 | Q4 | Q1 | Q2 | Q3 | Q4 |
| 1 | 移动医护工作站建设 | 2013年3月1日 | 2014年6月30日 | | | | | | | | | | | | | | | |
| 2 | 医务人员及患者数字化签名 | 2013年7月1日 | 2014年12月31日 | | | | | | | | | | | | | | | |
| 3 | 系统间互联互通及PDF虚拟打印方案建设 | 2013年9月2日 | 2014年12月31日 | | | | | | | | | | | | | | | |
| 4 | 无纸化病案流通管理机制及软件平台建设与完善 | 2014年3月3日 | 2015年10月30日 | | | | | | | | | | | | | | | |
| 5 | 推动病案无纸化管理系统上线运行 | 2015年11月2日 | 2016年3月1日 | | | | | | | | | | | | | | | |

图 32. 3　病案无纸化管理系统甘特图

对于甘特图中的每一项任务，笔者都应用前导图法(PDM)建立起任务的前导图，指导该任务的完成。以任务 5——“推动病案无纸化管理系统上线运行”为例。在工作开始，笔者将任务细化为软硬件部署、人员培训、科室试点、新旧病历衔接、院区推广、全面推进等子活动，估算每项活动需要消耗的时间和资源，并将上线周期按照周、月两个粒度划分，分配到每一项具体活动，建立如图 32. 4 所示的任务前导图(PDM)，指导整个上线过程。

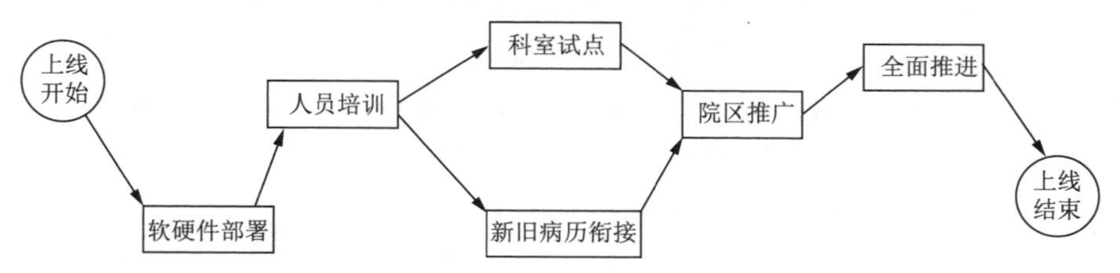


图 32. 4　推动系统上线任务前导图

为监控前导图中子任务的进度，需要对每一项子任务实施精细化时间管理。笔者为每一个子任务建立标准节点标示，节点中的内容主要包括节点名称，最早开始时间(ES)、最早结束时间(EF)、最迟开始时间(LS)、最迟结束时间(LF)、工期、浮动时间等信息。图 32. 5 中给出了“软硬件部署”子活动的节点标识，从图中可以看出，该节点给出了执行活动任务的四个关键时间点，任务预定两个周时间完成，并且可有一个周的浮动时间用于完成该项任务。从项目实施过程来看，对于子任务的精细化时间管理，为确保项目总体目标如期实现提供了可靠保障。

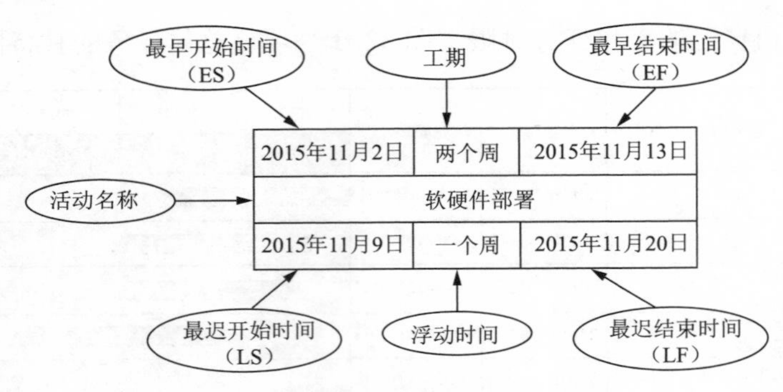


图 32.5　软硬件部署任务节点标识图

## 6　实施效果分析

病案无纸化管理模式从项目启动到成功运行，整个过程历时两年多。该项目的成功实施，大幅提升了医院医政管理的数字化水平，给医院人、财、物等各方面带来明显的效益。

### 6.1　优化了病案管理人力资源结构

病案无纸化管理系统的应用，减少了纸质病案管理模式下回收、整理、归档上架、仓库管理等环节的人员，使病案管理部门可以将更多的人力资源用于病案的编目和质控，督促提升临床医疗工作质量。表 32.1 中数据反映了医院实施无纸化病案管理系统前后，病案管理各环节人力资源分配的变化，表格中的数字代表从事该项工作的人数。

表 32.1　病案管理人力资源分配表　　单位：人

| 时间 | 回收 | 整理 | 编目 | 质控 | 翻拍 | 上架 | 库管 | 扫描 |
|---|---|---|---|---|---|---|---|---|
| 系统上线前 | 7 | 5 | 7 | 9 | 7 | 3 | 2 | 0 |
| 系统上线后 | 0 | 0 | 10 | 18 | 0 | 0 | 2 | 6 |

### 6.2　提升了病案管理工作的内涵和效率

病案无纸化管理系统，提升了病案管理工作的内涵和效率。由前文分析可以看出，病案室的病案管理工作已经从过去的装订、整理、翻拍、上架等基础工作为主转向以编目、质控等更具有业务内涵的专业性工作为主；临床科室内部的病案管理工作也从过去以打印病历为主转为现在的查看所生成的PDF病历的完整性以及内容准确性为主，丰富了病案管理工作的内涵。同时，从患者出院到病案归档上架的病案流通管理周期显著缩短，全流程的工作效率显著提升。

### 6.3 节约了病案打印与存储管理成本

根据系统运行数据统计，住院患者的纸质病案无纸化率接近95%。根据医院物资配送系统数据测算，病案无纸化极大节约了科室病案打印成本。以消化内科为例，该科从无纸化之前的每月申领32包打印纸下降到4包，减少打印纸成本约700元。在打印过程中，纸和墨粉的成本比例约1:3，所以消化内科每月打印病历直接成本节约2 800元，全年预计节约3.5万元。按照此数据推算到全院，病案无纸化管理系统每年节约病案打印直接成本400万以上，如果再计算上打印设备的采购与维修、纸质病案的存储与管理成本等，病案无纸化给医院人、财、物等各方面带来的效益将更加可观。

## 7 本章小结

病案无纸化管理系统给医院病案管理工作带来了一次质的飞跃，提升了病案管理工作的内涵，使病案工作的重心从纸质病案的装订、整理、上架等基础性工作转向更加强调病历内涵质量的专业性工作。它可以使医护人员将更多的时间花费在病人身上而不是打印、整理纸质病案上，将更多的时间还给病人，真正做到以病人为中心。它降低了各类资源消耗，节省了医疗过程中的人、物、财成本，是医院实施精细化绩效管理的必然选择。尽管实施病案无纸化管理过程中会遇到一些现实障碍，但随着全民信息化素养的不断提升以及国家相关管理制度的不断完善，推动病案无纸化管理工作将变得更加顺利，无纸化必将是未来病案管理的主流趋势。

# 第33章

# 移动医疗应用终端管理平台的研究与应用

青岛大学附属医院　陈军伟　王晓丽

## 1　移动医疗应用的发展

随着信息技术的快速发展，各医疗机构信息化基础设施建设日臻完善，医院的医疗信息服务也逐渐从院内的台式电脑向各式移动终端设备延伸。同时，基于移动互联网技术的网络应用和智能终端设备的快速普及，加速了移动医疗应用从院内走向院外。目前，移动医疗已被广泛应用于无线查房、移动护理、药品管理和分发、病人标识识别、会诊管理、临床业务查询、远程诊疗、预约诊疗等。移动医疗的应用使得医务人员可以随时随地了解病人病情变化，提高了医务人员诊疗决策的及时性和效率，给患者提供了一个安全、简单、便捷、舒适的就医过程，代表了医疗信息化应用的一个发展趋势。

青岛大学附属医院在移动医疗应用方面的探索主要经历了三个阶段。第一阶段，以院内无线局域网应用为主，医务人员以移动医疗推车、IPAD、PDA等为载体，完成查看病历、查看检查检验报告、病历书写、病人身份确认、医嘱核对和执行等医疗活动，实现了病人床边医疗服务。第二阶段，医院推出了面向患者的移动医疗应用程序，患者通过智能手机就可以完成网上预约挂号、在线支付、在线查看检查检验报告等，实现了医疗信息服务由院内向院外的拓展。第三阶段，医院推出了基于移动互联网的移动医疗应用程序如口袋医生，医务人员在智能手机上安装上该程序后，无论身在何处，只要有4G/5G信号或WiFi网络信号就可以实时查看在院患者的病历资料，大大方便了临床工作。

## 2 移动医疗应用带来的挑战

基于移动互联网的医疗应用给医务人员的工作带来了前所未有的便利，但也给医疗信息安全和信息管理带来了巨大的挑战，主要表现在以下几个方面：第一，医务人员使用自带移动设备办公（Bring Your Own Device, BYOD），从而使得个人日常生活应用程序和医院诊疗数据混在一起，必然会带来医院医患数据泄露、隐私暴露等风险；第二，个人智能手机中毒、丢失等情况时有发生，在手机中存储的医患数据如没有加密机制的保证，使得医患数据泄露的危险系数增大；第三，移动终端通过互联网与院内 HIS 交互数据，数据传输过程如不采取一定的加密机制极易造成数据泄露或被窃听；第四，移动医疗应用的智能终端数量不断增加，终端设备的注册、使用、挂失、淘汰等全生命周期管理没有有效的解决方法，智能终端的运行状态无法了解，安全策略的调整和配置下发也无法批量进行；第五，未来将有更多的移动业务系统安装到个人手机上，对于这些移动业务系统的升级、维护和管理缺少统一的系统平台支持。通过对上述几个方面的全面分析并结合医院在建设几代移动医疗应用过程中的经验，笔者设计和开发了医院移动医疗终端综合管理平台。

## 3 移动医疗应用终端管理平台的设计与部署

移动医疗应用终端管理平台的目标是实现医院移动医疗应用程序及其相关软硬件的跨平台综合管理，因此，需要对系统的功能模块、安全方案、部署架构等进行全面的设计与规划。

### 3.1 系统的功能设计

从终端、管道、云端三部分入手设计移动医疗应用终端管理平台，功能主要涵盖安全桌面（Mobile Security Desktop, MSD）、安全容器（Mobile Security Container, MSC）、设备管理（Mobile Device Management, MDM）、应用管理（Mobile Application Management, MAM）、内容管理（Mobile Content Management, MCM）等核心模块。为了保障数据传输管道的安全，设计了全新的移动接入服务（Mobile Access Services, MAS），通过一定的数据加密技术保证数据和传输通道安全方案，从而解决医院移动医疗终端的设备、应用、内容管理以及接入安全等问题。

### 3.2　系统的部署架构

需要从四个层面考虑移动医疗应用终端管理平台的部署，这四个层面分别为移动终端层、网络层、管理平台层和业务应用层。移动终端层主要实现医疗应用程序在客户端设备上的安全运行；网络层主要实现数据和传输通道的安全；管理平台层主要实现对设备、应用程序、内容、策略、统计等管理功能；业务应用层主要实现移动医疗应用程序对业务系统的操作。为了更清晰地展示各层级间的关系，图 33.1 给出了系统平台的部署架构。

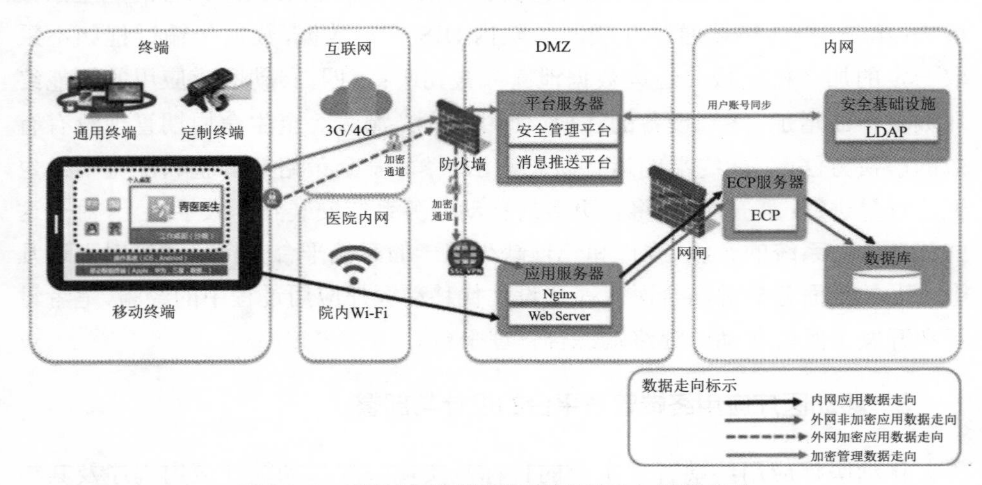


图 33.1　移动医疗应用终端管理平台部署架构

## 4　移动医疗应用终端管理平台的技术实现

根据医院的实际工作环境和应用需求，笔者从安全、管理、控制和便捷等方面综合考虑，设计系统的技术方案，实现了对移动医疗应用终端的综合管理。

### 4.1　工作区的安全保护

为了实现对用户工作区的安全保护，笔者提出了安全容器(MSC)的概念，采用终端沙箱隔离技术，彻底分离个人区和工作区，为用户提供一个安全的工作环境，实现对数据内容的保护，确保工作和个人生活互不影响。

### 4.2　数据的安全保护

通过应用密钥分离技术，对安全容器中的数据、文件等内容进行加密，保证医患数据和文件的安全性。同时，笔者建立文档水印防泄露机制，确保在移动终端上的医患数据不被窃取和泄露，防止患者的病历、档案等信息外流。医护人员使用移动终端打开的文件都已经采用文档水印机制，生成了和用户名一一对应的水印代码，这样就对数据泄露有了可追溯的依据。在极端情况下，即使患者的信息被窃取，在特定加密算法的保护下，窃取者也无法打开加密后的数据。

### 4.3 传输通道的安全保护

医务人员使用移动终端访问业务系统主要分为院内和院外两种情况。当医护人员在医院内部时，大都通过医院内部 WiFi 连接网络，医院内部网络是一个相对安全的网络环境，所以在这段管道内数据传输可以应用非 VPN 传输。医务人员外出时，经常需要在线关注患者的情况，这就必须通过公网连接到医院的内部业务系统进行操作，数据在传输的过程中很容易被截获，导致数据泄漏。因此，笔者设计了 VPN 安全接入机制，当医护人员通过公网连接院内业务系统时，VPN 自动连接，当退出业务系统时，VPN 自动断开，无须医护人员做任何操作。在数据传输过程中，通过应用沙箱级 VPN 隧道技术、国密/AES-256 高强度加密算法以及对主流第三方 VPN 的支持等，确保了数据在传输过程中无法被窃取和监听。

### 4.4 移动终端的管理策略

对于移动终端的管理主要从硬件准入、功能限制、软件配置等方面实现管理目标。硬件准入机制将终端设备与用户信息绑定，实现了设备注册、认证、激活、使用、淘汰等全生命周期管理。功能限制机制可以将限制策略定向下发至移动终端，限制设备的某些功能如摄像头、蓝牙、声音等。软件配置管理可以将配置策略文件如密码、VPN、数字凭证等定向下发给终端，实现设备的批量管理。

## 5 系统平台的主要功能模块

移动终端医疗应用管理平台主要实现了对移动终端设备的管理，对应用程序的管理，对工作区内容的管理以及对医院职工内部通信的管理等，下面简要介绍各个模块的主要功能。

### 5.1 移动终端设备管理

通过将移动终端设备与用户个人信息在系统中绑定，实现对设备的注册、认证、激活、使用、淘汰等全生命周期管理。系统平台可以向移动终端定向推送消息、下发安全策略、获取终端设备定位、跟踪终端设备运行状态等。

### 5.2 应用程序管理

应用程序管理模块主要实现了企业应用商店和应用管理功能，保证了各应用程序的安全、可靠、可控。系统支持对IOS企业应用、Android企业应用、iTunes应用商店应用、Web应用四种类型应用程序的上架、下发、下架等应用全生命周期的管理。系统对应用程序在安全容器（MSC）中产生的所有数据进行了加密处理，并且数据传输过程也进行了加密保护，确保业务数据安全。

### 5.3 工作区内容管理

工作区实现了对医院内部文档数据的管理，主要包括文档的上传、修改、下发和删除等，并实现了对所有移动终端应用文档的加密。工作区实现了对音频、视频、Office文档、图片、PDF等多种格式文件的支持，应用过程无须调用本地的阅读器，做到了个人区与工作区的完全隔离。工作区文件打开后，自动添加数字水印，防拷贝、防截屏，真正做到工作区内容的安全自主可控。

### 5.4 通讯录管理

移动医疗应用终端管理平台上提供了通讯录功能，医护人员可以在院内通讯录中方便地查找到同事的联系方式，并可以通过终端应用软件相互发送信息或拨打语音电话，沟通工作问题。这种内部通信模式保障了医务人员通信的安全与便利，节约了用户的通信费用。

## 6 系统平台的应用效果

青岛大学附属医院移动医疗应用终端管理平台自上线运行以来，已有近1 000台医务人员自带移动智能终端在系统中注册；在应用程序管理区，已经上架了近10款移动应用程序。管理平台的启用，给医务人员的日常工作带来了极大的便利，缓解了IT管理部门的工作压力，降低了医院信息安全的风险，受到了医院各个层面的广泛好评。

## 7 本章小结

移动医疗应用将医疗信息服务从院内拓展到了院外,给医护人员开展临床工作带来了方便,提高了诊断效率,提升了医护水平和服务能力。移动医疗应用终端管理平台将医院的移动医疗应用程序和终端设备纳入统一的管理,提高了医疗信息安全级别,增强了医院 IT 管理部门对移动医疗服务的把控能力。

# 第34章 医疗机构患者死亡证电子化管理实践

青岛大学附属医院　高文娟　袁锡钧

## 1　引言

人口死亡医学证明(简称“死亡证”)是负责救治或正常死亡调查的医疗机构、公安机关给死亡人员出具的具有法律效力的凭证。人口死亡信息登记是研究人口死亡水平、死亡原因及变化规律和进行人口管理的一项基础性工作，也是制订社会经济发展规划、评价居民健康水平、优化卫生资源配置的重要依据。医院内的死亡证管理和上报涉及医院职能部门、临床科室负责人、上报医生、逝者家属等，整个流程较为复杂。传统的纸质死亡证采用手工管理方式，既耗费了大量的人力物力，又容易漏报、错报，并且不能对死亡证的填报质量实时监控。充分利用医院信息系统(HIS)，可以优化死亡证的管理和上报流程，实现整个流程的电子化管理，实时监控，杜绝漏报、错报，提高死亡证的填报质量和管理水平。

## 2　纸质死亡证管理存在的问题

纸质死亡证由医院统一编号分发给临床科室管理，病房或急诊医师在开具死亡证时，需要手工填写。在死亡证质量控制过程中，发现主要存在以下问题：第一，死亡证填写质量存在问题。主要表现在基础项填写时易出现漏填和错填、死亡地点在院外时漏写调查记录、疾病诊断名称填写不规范、死亡原因填写不规范等，上报后再退回修改存在很多困难。第二，死亡证上报时效存在问题。

大型综合性医院业务科室多、地点分散，并且医师临床业务繁忙，通常很难及时填写死亡证；死亡证上报员素质参差不齐，经常发生死亡证上报联不能按时报送医院行政管理部门的情况。第三，死亡证漏报、错报。主要表现在死亡证报送数量和实际死亡人数不一致、死亡证所填身份信息和住院病历身份信息不一致等。造成这种现象的一个最主要原因是患者为了享受医保报销，在办理住院手续时冒用了他人的身份，但患者在住院期间死亡，导致医生在给逝者开具死亡证时会出现多种问题。

## 3 死亡证的电子化管理

HIS 是集医院管理、临床业务、财务核算等为一体的综合信息管理系统。利用 HIS，可以优化死亡证的管理和上报流程，实现整个流程的电子化管理。在 HIS 医师操作权限中，增加死亡证填写页面，电子死亡证的页面格式以及需要填写的项目内容和纸质死亡证完全一致，这样就可以完全实现死亡证的电子化操作，提高工作效率和填写质量，降低人力资源和纸张消耗，优化上报流程，方便医院行政部门对死亡证填报情况实时监控。

电子化管理死亡证，可以通过信息技术手段实现对死亡证填写和上报质量的控制，主要表现在以下方面：第一，死亡证的核心基础项信息如姓名、性别、身份证号等从逝者的电子病历中自动提取，填报医师无法修改；对提取不到的基础项需手工录入，且不能为空，否则该死亡证无法保存和提交。这样可以防止基础信息漏填、错填、“医保骗保”等情况的发生。第二，疾病诊断明细信息，限制为医师从 ICD10 诊断库中选择。这样可以解决手工录入疾病诊断的不规范问题。第三，医院行政主管部门可以实时查看上报的死亡证填写情况，对不合格的可及时退回并给出指导意见，待医师修改后重新上报。这样可以对死亡证填写质量实时控制，提高死亡上报水平。

## 4 电子化管理死亡证的应用

### 4.1 电子死亡证管理的组织架构

根据国卫规划发〔2013〕57 号文的要求，自 2014 年 1 月 1 日起，各地医疗卫生机构使用全国统一制定的新版死亡证，共四联。青岛大学附属医院根据实际情况，建立了以主管医师、临床科室主任、预防保健科为主体的三级管理体系，负责死亡证的填写、打印、审核、二次打印授权等操作。死亡证的首联由预防保健科自行打印保存，第二到四联由主管医师负责打印（也称三联打印）并加盖科室公章。在特殊情况下，如打印机卡纸、缺墨等，死亡证需要二次打印，临床科室主任负责审批本科室的死亡证二次打印申请。

### 4.2 电子死亡证的管理流程

电子死亡证的管理流程主要涉及患者主诊医师、临床科主任、预防保健科工作人员、患者家属四类人员。当患者去世后，主诊医师首先需要给患者开临床死亡医嘱，然后按要求填写电子死亡上报卡并保存上报。上报后主诊医师可打印死亡证，如果打印成功，就将死亡证交给患者家属；如果没有打印成功，则由主诊医师向科主任申请再打印一次。

临床科室主任可以看到本科室上报的所有死亡证，并可对填报不合格的死亡证退回；当有死亡证需要二次打印时，可授权再打印一次。预防保健科工作人员可对上报的死亡证审核、作废、退回、首联打印、三联打印等；如果患者家属将死亡证丢失，则可以向预防保健科申请补打一次。青岛大学附属医院电子死亡证的管理流程如图 34.1 所示。

### 4.3 电子死亡证编号管理

死亡证作为一种有法律效力的凭证，其发放管理是非常严格的，每张死亡证都有唯一的编号。青岛大学附属医院多个院区使用统一的信息系统，但物理分布在不同的行政区域，各个院区有自己独立的医院代码，因此，根据政策要求，死亡证编号采用“医院代码＋年份＋顺序号”的模式。当主诊医师填报死亡证时，HIS 会根据患者所在院区自动生成唯一的死亡证编号。

由于青岛大学附属医院承担着部分院外去世人员开具死亡证明的社会职能，HIS 中没有这部分人员的信息，无法直接填报电子死亡证，本着以人为本的原则，不再要求家属为死者先办就诊卡再开死亡证，而是沿用传统的手工填报死亡证的模式。为了防止手工填写的死亡证编号和电子死亡证的编号出现重复，需要预防保健科工作人员在信息系统中定期手工为各个院区的纸质死亡证分配编号。信息系统自动生成电子死亡证编号时，不会再占用已经被手工分配出去的编号。这样就解决了电子死亡证编号管理的问题。

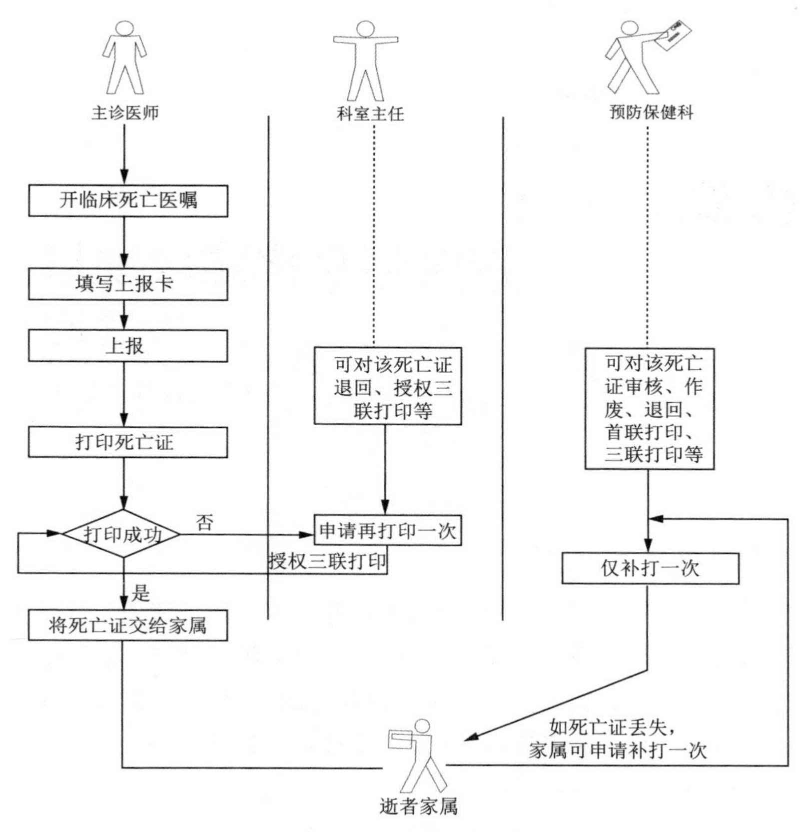


图 34. 1　电子死亡证管理流程

## 5　本章小结

死亡证的电子化管理，是利用信息技术优化死亡信息上报流程的有益探索，提高了上报工作的效率和质量，减少了上报员的工作量。通过一段时间的运行发现，电子死亡证填报还存在死因链填报不规范、疾病诊断与实际不符、死亡证二次打印管理不规范等问题，这需要在未来的工作中加强各级医师的培训工作，并从制度上健全死亡证的管理工作。

# 第35章 医院信息化建设项目中的合同管理

山东省慢性病医院　吕　楠

## 1　引言

随着信息技术的发展，医疗机构的运行越来越多地依赖信息化。因此，近年来医院信息化建设项目的数量、复杂度和范围等越来越广，信息化项目的管理难度也越来越高。如何提升信息化建设项目的管理水平，提升工作效率、信息化项目的质量和用户满意度，通过规范项目合同管理，提升信息项目的全生命周期的跟踪是一条有效的路径。

## 2　医院信息化项目普遍存在的问题

医院信息化项目普遍存在涉及面广、使用科室众多、项目上线需求紧迫、部分使用科室用户对系统功能不明确、项目验收标准不规范导致项目延期、设备供货期落实不到位、有时还会出现部分供应商中标未及时签订合同，影响后续项目的执行、硬件设备质保期不明确、售后服务商配套服务不完善、维保类驻场服务人员资质不齐，人员管理不到位、安全保密意识不强等。此外，公立医疗机构一般实行全预算管理，若项目执行过程中发生重大变更，导致费用产生的变动，这会是一项很难处理的问题，牵扯多部门的协调、沟通等。结合医疗行业现状，对医院信息化项目进行规范化、精细化管理显得尤为重要。规范化和精细化的合同管理，是实现信息化项目快速落地应用和提升用户满意度的有效方法。

## 3 信息系统项目的合同管理

### 3.1 制定采购合同管理流程

采购是借助合同从组织外部获取货物或服务，是实现组织目标的一种行为方式。采购合同是医院和供应商之间确定合法合作关系的凭证，也是用来保障甲乙双方合法权利和义务的法律文书，是项目管理的根基，故制定一套精细化、标准化的采购合同管理流程显得尤为重要。

本章的研究结合 PDCA 方法，从源头出发，将采购申请、项目立项、制定预算、项目招投标、合同会签、合同执行、合同变更、合同档案、项目收尾串联起来，形成项目全生命周期的闭环管理。

使用科室作为项目的发起方，负责提交下一年度信息类建设项目采购申请和项目可行性分析报告，并参与后期项目立项论证、合同履行、验收等环节。信息化职能部门作为信息项目的经办部门，负责合同的项目立项、预算申报、明确项目要求、编写技术和配置参数、项目实施管理、项目验收及收尾等工作。招标管理职能部门负责招投标等相关管理工作。财务部门负责医院采购预算审批、控制和落实资金，并监督合同的执行、付款时间和付款方式，负责管理合同专用章的使用。审计部门全程对合同的合法性、完整性进行审核。监察部门负责各环节的监督和管理。

针对不同的合同类型，医院采用相应的合同采购流程，对信息项目管理的各阶段进行有效的监管，做到有据可循，全面掌控信息项目的质量、成本和工期。

### 3.2 制定合同会签管理流程

为规范医院合同管理，减少因合同签订、履行不当等造成的损失，有效维护医院的合法权益，需要根据《中华人民共和国民法典》和《行政事业单位内部控制规范》等法律法规，建立信息项目采购合同的审批流程。首先由经办部门发起会签申请，附合同正本及相关附件，然后经招标、审计、财务等职能部门进行审批，最后报院级审批。合同审批通过后，由监察部门进行督查，相关科室对合同档案进行归档管理。

医院各部门需要严格按照医院签订的合同会签制度，做好合同的会签管理。在会签过程中需严格复审以下内容。

（1）供应商的资质，如营业执照、供应商生产资质的有效性、征信证明等。

（2）合同正本内容，如查看合同标的是否和招投标文件内技术参数相一致，合同的付款方式、供货期、质保期和售后服务商的联系电话是否明确体现。

（3）合同的履约地、合同违约条款的公平合理性等。

（4）公开采购的项目，需要查看中标通知书；院内采购项目，需要复核医院相关文件。

对于医院信息化建设项目，信息主管职能部门要严格按照全过程标准化的合同会签制度，进行合同会签，通过多部门严控把关，保证合同会签的完整性和合法性，有效规避许多在信息项目管理过程中隐藏的风险。

### 3.3 制定合同范本

根据医院信息化建设项目的采购类型，制定不同的合同范本，将供货双方的合法权利和利益都明确体现在合同正文中，保障合同的公平、公正和合理性。采购合同范本的主要内容如下：① 设备类：设备名称、技术参数、品牌、规格型号、单价、数量、总价、质保期、到货期、付款方式、售后服务、中标通知书、货物明细表。② 软件类：软件各模块的名称及技术参数、版本、数量、价格、保密协议、信息系统交付期、系统功能模块明细表、付款方式。③ 维保服务类：服务项目名称、服务期限、维保清单、服务要求、驻场人员数量和保密协议、付款方式。通过制定标准化的合同范本，实现项目采购的灵活性和多样性，保证医院正常的运营，为患者提供安全、可靠和便捷的医疗信息服务。

### 3.4 合同执行管理

针对不同项目类型，合同的执行过程也不相同。对于硬件类设备项目，合同签订后，在合同约定的供货期内交付设备。院方现场抽样验货，按照货物明细表的配置要求，对设备的技术参数、规格型号进行检验。同时查看设备出厂日期、设备合格证、设备的质保单，核实保修期和售后服务热线。必要时由使用设备的科室人员对设备各项功能进行逐项调试，核实各项参数达到招标采购的要求。

对于软件类项目，合同签订后，供应商提供项目团队，进入院内实施阶段，试运行通过后，组织三方进行验收，是否符合合同和招标文件的技术参数，满足系统的功能、性能和安全要求。供应商提供产品说明书、用户手册、验收单和各阶段产生的文档纳入组织过程资产。

维保服务类项目，合同签订后，就在合同规定服务期限内，提供符合资质要求的人员和运维服务。

### 3.5 合同变更管理

信息化项目在具体的合同执行过程中，有时会出现一些不可控的事件，需要对合同进行变更管理。合同执行过程中，三方都可能会提出变更，合同变更会带来风险，如何规避这些风险或者将风险降至最低，需要制定一套标准的变更流程。首先提出书面的变更申请，经论证审批后，决定是否执行变更。变更审批通过后，重新修订项目各过程的子计划和实施方案，并进行变更后的确认。严格按照合同变更管理流程，有效减少项目实施过程中的风险。

### 3.6 合同档案管理

信息项目采购论证、预算、采购合同、招投标文件、中标通知书和合同执行过程中产生的所有资料均是医院经济合同的重要部分，需要进行统一的归档管理，避免造成文档的丢失或遗漏。

## 4 本章小结

严格执行信息化建设项目的合同管理流程，制定标准化的合同范本，全面监控合同执行过程，规范合同归档管理，可以有效提升信息换建设项目的质量，保障医院的高效运营，服务医院高质量发展。利用电子化的合同管理流程进一步提升信息项目的管理工作，提高各科室的工作效率，节省人力的沟通成本，保障全院各信息化项目的高效运行。

# 第36章 医院固定资产管理信息系统的研究与建设实践

青岛大学附属医院　李　楠　牛恒星

## 1　引言

医院的固定资产是保障医院日常业务正常运转的基础，也是医院财务支出的重要组成部分。新医改政策中取消药品加成、分级诊疗和降低大型医疗设备检查费用等一系列举措均对医院的运营管理提出了重要的挑战。如何提升医院固定资产的运营效益，科学分配固定资产资金投入，实现固定资产的精细化管理等是目前医院固定资产管理迫切需要解决的问题。

对于一院多区的大型综合医院，固定资产具有数量大、种类多、资产数额高、使用周期长、使用地点分散等特点，这加大了医院固定资产管理的难度。因此，推行优质、高效、精细化、信息化的固定资产闭环管理模式对医院显得尤其重要。在此背景下，建设固定资产信息管理系统，使医院固定资产管理逐渐走向制度化、标准化、精细化。

## 2　固定资产管理信息系统的设计

医院固定资产信息管理系统的设计，要全面考虑各业务部门对资产管理的需求，因此笔者将前期采购管理、合同签订、验收，资产出入库、调拨、退出、借用、归还及资产维修、资产报废、决策分析报表等集成在一起，并结合条形码技术、固定资产管理理论等，设计了固定资产管理信息系统的功能框架，如图36.1所示。

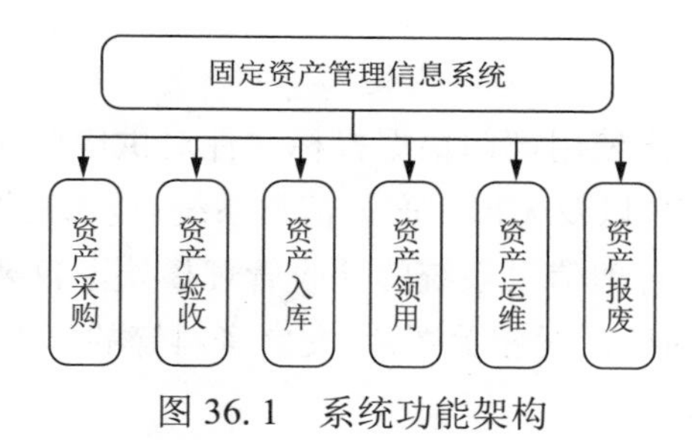

图 36.1　系统功能架构

为方便用户在不同应用场景下使用固定资产管理信息系统，需要对信息系统的 Web 端和移动端分别进行设计。对于需要批量操作的数据如批量验收、批量入库、批量打印标签、批量领用、批量转移、批量报废等数据量大、耗时较长的操作，可以选择电脑 Web 端操作。对于操作时间零散、数量少、耗时短的操作，如单一产品的领用、转移、借用、设备维修时拍照上传、扫码查询资产详细信息和移动资产盘点等，可以选择移动端 APP 程序。

## 3　固定资产管理信息系统的功能应用

通过建立统一的固定资产管理平台，将医院资产管理部门、资产使用部门、财务部门、资产维护部门等紧密联结起来，使得各科室、各部门间紧密配合，各业务流程环环相扣，既相互制约又相互监督，从而有效提升医院固定资产管理的效率。

### 3.1　前期管理

前期管理是指资产从采购申请到最终成功购置期间所涉及的所有工作流程。资产使用科室根据当前库存状况，经过内部论证，编制采购申请单，生成相应的采购计划，将其递交至主管职能管理部门进行论证。立项后，招标管理部门进行招标，确定中标供应商，签订购置合同。未采用信息化管理手段前，这几个环节是各自独立的，造成大量重复性工作。在固定资产管理信息系统中，为不同部门分配关于前期管理的相应权限，形成一系列规范化的自动审批流程，提升工作效率，实现科室间信息的互联互通。

前期管理在固定资产管理中占据重要地位。前期管理工作做得好，不仅可以节省设备购置费，还可以减少使用期间出现的问题和维护费用，决定着医院固定资产投资的成败，与医院运营效益密切相关。

### 3.2 验收管理

验收管理是指资产使用部门根据投标文件对供应商所提供的有形资产如医疗设备、办公家具等，以及无形资产如信息系统、技术维护服务等进行的质量检验活动。固定资产管理信息系统的验收管理模块不仅要实现对资产基础信息的管理，还要完成对验收时相关图片、文字资料等的集中上传管理，便于后期对固定资产的追踪审计。

验收管理的业务流程从资产管理员登记资产基本信息开始，登记完成后正式提交单据生成验收单，验收人员根据固定资产的实际情况完成验收单的审核，验收通过后，资产正式入库，如不通过则被退回资产管理员。

### 3.3 库房管理

库房管理模块要用到几个基本概念如入库、出库、调转等。入库是指资产验收合格后，固定资产管理员根据验收单等资料，将资产转至医院固定资产库房的操作。资产入库后，固定资产管理员根据各科室的申请单将医院固定资产库房中的资产转移至相应的申请科室，该过程称为出库。如果医院内部科室架构调整导致的固定资产再分配或不同科室之间实际的资产使用需求有变化，各科室间可申请进行二次调配，该过程称为调转。

库房管理模块完成了对医院固定资产购入、使用等过程的标准化管理，实现了医院资产的入库、出库、调转、综合查询等功能。为方便资产使用科室查看各自的固定资产状况，库房管理中设计了二级库房的管理模式，各科室可自主查看、管理自己的固定资产信息等。库房管理模块可以让医院管理者实时了解医院固定资产的整体情况及固定资产在院内流转使用情况等，辅助资产管理决策，实现固定资产收益的最大化。

### 3.4 移动盘点管理

盘点管理是指资产使用科室对固定资产实物与信息系统中的资产信息核对查验的管理过程，是防止固定资产流失的重要举措。传统的手工清点固定资产方式，工作量巨大，且难以做到资产实物与信息系统中的设备一一对应，导致盘点结果存在误差。基于此背景，医院引入基于 PDA 的移动盘点管理模式，真正实现移动端扫描资产条形码，实时、高效盘点资产。

医院固定资产出库时，每件资产上都会贴有资产标贴，标贴上的条形码作为资产在院内的唯一标识，真正实现了一物一码。基于 PDA 的移动盘点 APP 程序与库房管理模块紧密关联，用户盘点时只需手持移动 PDA 扫描条码，就可在 PDA 上查看设备的详细信息，并与实际资产信息进行核对，这在减轻资产管理员盘点工作量的同时，也提高了盘点速度和准确性，避免出现传统手工盘点时，只清楚数量差，而不知差的是哪些资产的问题。

### 3.5 台账管理

台账管理是对医院所有在用及在库设备详细信息资料的管理。台账管理模块通过不同的颜色来体现资产当前所处状态，实现对资产的全生命周期管理。同时，台账管理模块可以提供各种资产管理报表（如资产变动及结存表、库房调拨明细表、库房退库明细表、报废设备折旧汇总表、资金来源折旧汇总表、资产分类折旧表等）。医院管理决策者可以依据这些资产管理报表，对医院各类固定资产进行综合分析，便于动态调配医院各类固定资产，防止医院资产的浪费和流失。

### 3.6 资产维修管理

资产维修管理主要用于某些固定资产出现故障需要外协维修时的业务流程管理。设备维修管理采用工作流技术，生成自动化流转的电子化报修审批单，摆脱了传统的纸质维修审批单的烦琐，节约维修的时间成本。另外，资产维修管理模块可以定期生成多维度数据维修报表，资产管理员可以清晰地查看各类统计信息如在修设备数量、医院设备完好率、急救租赁设备的当前使用情况和资产的构成比例等。根据对统计数据的分析，可以定期对设备进行保养维护，提高设备的可靠性。

### 3.7 资产报废管理

资产报废管理是指对于达到资产使用寿命年限而不能继续使用的固定资产进行报废处置的业务过程。为规范医院资产报废处置，防止资产流失，青岛大学附属医院根据自身实际情况，建立了基于工作流技术的固定资产报废管理电子化审批流程。该审批流程是固定资产全生命周期管理的最后一环，完成了对于固定资产的精细化管理。

## 4 本章小结

医院固定资产管理的质量直接影响医院的现代化水平和医院未来的发展潜力。医院固定资产信息管理系统的应用，实现了固定资产高效率、精细化的管理目标。但是，医院固定资产信息管理工作的改进和优化是一个持续的过程，目前仍存在一些未采用信息化手段解决的固定资产管理问题，如医院高价值医疗设备的定期维修保养预警等。下一步需要将结合医院实际需求，进行更深层次的探讨，促进医院固定资产管理从信息化往智能化方向发展。

# 第37章 集团化医联体分级诊疗平台的构建与应用

青岛大学附属医院　杨兆凯　王　宁

## 1　引言

2018年，国务院办公厅发布了《关于进一步做好分级诊疗制度建设有关重点工作的通知》和《关于促进“互联网+医疗健康”发展的意见》，均指出医疗联合体要积极运用互联网技术，加快实现医疗资源上下贯通、信息互通共享、业务高效协同，便捷开展预约诊疗、双向转诊、远程医疗等服务，推动构建有序的分级诊疗格局。如何响应国家新医改政策，实现分级诊疗制度的落地，提升基层医疗卫生服务能力，解除百姓去基层医院就诊的“心病”？如何依托医联体，加强分级诊疗，缓解医院优质资源紧张的困境，为基层群众提供优质、便捷及惠民的医疗服务？医联体内分级诊疗平台的建设，可以为集团医联体分级诊疗制度的落地提供信息化支撑。

## 2　平台建设目标及路径

医联体分级诊疗平台的目标为建成一个能实现集团内医疗机构的“上下联动”的信息技术平台，让患者转诊信息在集团间流动和共享。由于各集团成员单位采用不同厂商的HIS、电子病历、网络架构等，并且信息化建设投入各不相同。为此，笔者研究利用网络互通技术去打通各集团单位的信息通路，通过搭建信息共享平台，利用中间接口将不同医疗机构的信息系统进行对接，实现集团医联体内的信息互通和资源共享。

## 3 分级诊疗平台需求分析

在获取分析集团化医联体各方干系人的需求的基础上，致力于为集团医联体打造一个好用、易用且愿用的分级诊疗平台。具体的功能需求介绍如下。

### 3.1 预约挂号和双向转诊

实际双向转诊过程中，集团基层医师需要根据患者的病情，判断需要转门诊还是转住院。转门诊时就需要上级医院的预约挂号平台对下级医院开放，基层医师直接可以为患者预约特定的医师。转住院时，基层医院首先需要和上级医院沟通后，才能确定上转的科室和医师，而不是简单地转诊至上级医院。上级医院转到基层医院住院康复治疗时，也是面临同样的需求。

### 3.2 预约检查

针对特殊专病或高技术水平的检查，患者无法在基层医院完成，就需要上层医院的预约检查平台对下级医院开放，基层医院医师直接为患者开具上级医院的检查申请单，共享医院的优质的医师和设备资源。患者完成检查后，检查结果需要回传至分级诊疗系统，便于基层医院后续诊疗的服务。

### 3.3 预约检验和标本送检

当集团基层医院无法为患者提供特殊的检验服务时，需要上层医院的预约检验平台对下级医院开放，基层医院医师直接为患者开具上级医院的检验申请单。对于不方便去上级医院的患者，需要集团下级医院采样检验标本后将标本运送至上级医院。上级医院完成检验检测后，将检验结果回传至系统，便于基层医院后续为患者提供诊疗服务。

### 3.4 远程会诊

集团医联体目前在用的远程会诊系统，是与 HIS 独立的一套系统，患者的病情、检查检验报告只能以上传图像的方式供医师查阅，无法做到与 HIS 互联互通。为此需要一个快速便捷的远程会诊平台，实现共享患者信息，帮助基层医院的医生提供远程指导服务，明确诊断，提高基层医院的医疗服务能力和质量。

此外，还有一些其他的需求，比如远程教育和协同门诊的需求等。基于试点先行、逐步推进的原则，集团医联体的分级诊疗平台后续会增加远程教育、远程协同门诊模块。

## 4 分级诊疗平台的设计

### 4.1 平台部署架构

首先构建集团内数据基础平台，将其设在集团总院数据中心，并购置相应的服务器和存储，完成集团医联体数据中心的搭建，用于存储管理集团转诊的共享数据。有了数据中心，还需要转运容器，即分级诊疗平台。依托互联网开通省内集团医院的接入访问。

该平台接口采用 WebService+XML 系统交互方式，各个医疗机构提供 WebService 服务地址，通过 DMZ 代理出来。该平台在医疗机构提供的前置机上部署 Web 服务，通过接口调取患者详情，包含患者的电子病历、PACS 和 LIS 等相关信息，包含患者基本信息、入院记录、首程记录、病程记录、查房记录、长期医嘱、临时医嘱、护理记录、检验和检查信息，实现集团医联体内患者的信息共享。

通过移动 APP+ 桌面后台 Web 管理的人机接口访问模式，集团能够快速搭建医联体内的医疗资源共享、协同、学习和交流协作机制技术的平台。医生通过查看手机 APP 中的转诊信息提醒，及时处理各种转诊业务。医院后台管理员可以通过 PC 端 Web 界面进行授权监控。医院管理者可以通过访问 PC 端 Web 浏览器查看各种统计分析报表，对集团医联体内分级诊疗的实际使用效果进行实时监管。

### 4.2 功能设计

集团基于医联体业务需求分析的基础上，建立了五大功能模块，即预约挂号、预约检查、预约检验、标本送检、双向转诊。集团下级医院的医生可以直接帮助患者预约总院的挂号资源，该号源跟总院其他的挂号渠道属于同一号源池。

当集团医院无法为患者提供特殊检查服务时，集团医院的医生可以直接帮助患者进行检查预约，仅需集团医院为患者开具一张检查申请单，患者不需要挂号即可共享总院的检查资源。患者按预约日期至总院并缴检查费，总院做检查并发布报告单，报告单回传系统，集团医生查看检查报告单。

同理，当集团医院无法为患者提供特殊检验服务时，集团医院的医生可以直接帮助患者进行检验预约,集团医院为患者开具检验申请单。如果是同城的患者,可以按照预约的日期直接到总院缴费做检验,报告单回传系统,集团医生查看检验报告单。若是异地患者,则可以选择标本送检的模式。由集团医院打印条形码,进行标本采样,打包包裹,总院检验科接收标本包裹后,做检验后出具检验报告,回传至系统,集团医院查询检验报告。

双向转诊的技术难点在于如何实现住院患者的上转、下转的信息互通。首先,分级诊疗平台是部署在外网上,集团各单位 HIS 是在医院内网上的,实现病历接口对接就需要医院内外网互通。满足条件的集团医院,优先开通业务系统的数据对接。其次,规范统一集团内双向转诊的制度和流程,解决实际应用的难点。当患者需要转院治疗时,首先申请方发起转诊申请,经申请方审批后,接诊方审批通过后,接诊医生可直接开住院证,完成患者转诊。在申请方和接诊方医院做系统接口对接后,即可实现转诊患者的病历共享。部分没有做接口的医院,在上转患者的过程中,通过手机拍照或上传 PDF,快速将患者的病情上传至系统。

### 4.3 系统应用效果

系统上线运行后的三个月内,有多家集团成员单位实现病历接口的对接。通过该平台实现的预约挂号、预约检查、标本送检和双向转诊的人次数,详见表 37.1。集团医联体分级诊疗平台的落地应用,解决了集团基层患者挂号难、检查难和住院难的难题,给基层患者提供一个优质医疗资源的接口。实现集团医联体内优质医疗资源共享和信息互通,同时也便于对转诊信息进行上报和分析,从而验证集团医联体内分级诊疗平台的实用价值。

表 37.1　集团医联体分级诊疗平台应用数据　单位:人/次

| 分级诊疗平台 | 预约挂号 | 预约检查 | 标本送检 | 双向转诊 |
|---|---|---|---|---|
| 数量 | 154 | 51 | 93 | 232 |

## 5 本章小结

基于移动 APP 分级诊疗平台的优势在于部署灵活,其具有随身携带的便携性和易用性,利于在集团医联体内推广应用。该移动应用平台以患者为中心,为基层患者提供便捷的预约诊疗和双向转诊服务,缓解基层患者挂号难、检查难和住院难的现象，实现治病在核心医院，养病在基层医院的持续诊疗愿景。同时实现优质医疗诊疗技术、设备资源及学术教育资源等下沉至基层集团成员单位，提升基层成员单位的医教研能力。此外，该平台管理端配置的数据统计模块，便于医院对分级诊疗人次数的数据上报。在日程运行中需要及时获取各单位的业务需求，不断优化集团分级诊疗平台，站在使用方的角度，探索集团内实时协同门诊和患者端 APP 的功能应用的可行性，打造一个医生端、管理端和患者端都愿用、好用及实用的分级诊疗平台。

# 第38章 医联体背景下区域医疗信息化建设中存在的问题及对策

青岛大学附属心血管病医院　荆　村

## 1　引言

在医疗改革不断深入和推进的背景下，强化区域医疗信息化建设能够有助于医疗服务的效率提升，促进区域医疗信息互联互通、有机融合。在现代医联体背景下区域医疗信息化建设中存在的问题依旧较为复杂，需要对其中的问题进一步进行深入研究，并采用合适的方式对其进行优化管理，这样才能使我国现代化的医联体建设质量得到提升。

## 2　信息安全的重要性以及威胁

随着近年来网络信息的不断发展，网络已经与现代人的生活、工作形成了非常密切的关联，可以说网络改变了现代人的生活方式和工作方式，并且在各个行业中都快速发展。虽然计算机网络能够使广大用户更为便捷地工作，但在使用计算机网络时，用户也有可能受到网络的影响出现方方面面的问题。相关工作人员需要了解其中的特点并且开展有效的管理，这样才能使我国整体的网络环境得到保障。

### 2.1　区域医疗信息系统标准缺乏统一性

区域医疗信息化建设的主要目的是使各个医院的医疗信息和系统形成有机的连接。但就目前来说，不同医院在发展过程中所选择的建设体系有所不同，所选择的信息系统也存在一定的差异，导致部分医疗信息无法得到及时有效的共享，而不同的信息系统中包含不同的信息统计标准，这就导致医疗信息共享工作难以在大范围内广泛开展。

### 2.2 基层医疗信息化建设水平还较为缺乏

基层医疗机构对于医疗信息化建设还缺乏良好的重视度，并且没有配置相应的信息管理设备以及专业化的人才，不能高效录入医疗信息数据，这就使得基层医疗信息数据在进行管理时容易出现误差，导致区域医疗信息化的建设进程受到一定的影响。

### 2.3 缺乏处理海量医疗信息的大数据技术

区域医疗信息化平台在发展过程中应当对医疗机构的医疗信息数据进行及时有效的收集和处理，而一部分地区在发展过程中并没有建立现代化的大数据信息处理系统，并且在进行应用时缺乏良好的技术性人才，这就导致信息无法得到有效的整合，影响了区域信息化的建设质量。

## 3 区域医疗信息化建设提升的方向

### 3.1 建立安全评估机制

在进行网络环境的管理时，相关工作人员需要建立一套完整的安全评估、管理机制，有助于寻找其中的安全问题。一套完整的安全评估系统包含的评估内容，并不仅仅是整个事件过程中或者使用过程中的安全评估，还包含事前的评估和事中的评估。根据不同阶段的综合信息做出相应的全方位判断，能够开展有效的信息管理，而工作人员也可以通过评估的结果来消除或者解决一系列风险，最大限度地降低各种损失。但值得注意的是，网络环境时时刻刻都处于一个动态的发展过程中，这也就直接导致不同种类的安全问题受到影响，并且导致这一系列问题产生的原因也各有不同，所以相关工作人员不能始终用同一种方式解决这些问题，需要对其进行全面的分析评估，针对不同的诱因做出进一步的调整，这样才能快捷且有效地对各种问题进行解决。

目前来说，计算机技术处于一个高速发展的时期，许多新技术在这样的环境下都得到了有效的应用。计算机安全评估系统在建设过程中需要将新技术应用于其中，不断对自身进行更新，通过这种方式才能有效应对不断变化的网络环境。

### 3.2 构建信息安全审计机制

安全审计系统有助于对信息访问的对象做出相应的审查和记录，确保信息安全，也能够帮助工作人员发现出现问题的原因，这样能够通过有效的总结提高事前的防范效果。在接触了网络设计系统后，工作人员也可以对非法入侵的用户做出相应的威慑，查找目前信息安全中存在的问题，不断对信息安全进行完善。通过对该系统的合理应用，能够对网络的实际应用状况做出相应的审计控制借此不断对信息安全管理进行相应的完善，所以对于信息安全来说，信息安全审计系统的合理应用非常重要。

### 3.3 建立完整的信息安全平台

随着近年来信息技术的不断发展，网络传递信息的速度加快，在此背景下，相关工作人员可以建立一个信息安全宣传平台，对信息安全的重要性进行相应的宣传。而有效的宣传能够使用户建立起良好的网络使用习惯，尽可能降低用户在应用网络的过程中遭受攻击的可能性，并且也可以在一定程度上对某些违法分子进行威慑，降低网络攻击行为的发生。除此之外，我国政府部门也可以强化对相关信息安全企业的扶持力度，尽可能保障这些企业开发出更为有效的安全防护软件，使每个用户都能够自行解决信息安全威胁问题，使安全网络能够为每一个用户所使用。

## 4 本章小结

由于区域医疗信息化建设过程中存在一定的问题，相关工作人员需要对相关的信息问题加以整合和处理，这样才能有效促进区域医疗信息化的建设，使区域医疗信息服务水平能够更上一个台阶。

# 第39章 “互联网+”健康管理的探索与实践

青岛大学附属医院　李金苗　王　岳

## 1　引言

健康管理的概念起源于美国,在我国起步较晚,但近年来随着我国经济和社会的快速发展,人们的健康意识也随之变化,健康消费需求日益增长,并逐步由单一的医疗治疗型向疾病预防型、保健型和健康促进型转变。为了适应健康管理的发展需要,医院体检中心的管理模式也在迭代更新,不仅不断改进和优化体检项目,而且在健康咨询、慢病预防和管理等方面不断创新,逐渐从原有的健康筛查上升为健康管理。

互联网医院的发展改变了传统的诊疗模式,患者可以足不出户地享受医疗服务。作为健康服务行业中最具活力、最具前景的新兴业态之一,健康管理同样需要拥抱互联网,探索建设和发展“互联网+”健康管理的新服务模式,推动医院健康管理事业发展。

## 2　基于互联网的健康管理平台设计

### 2.1　健康管理平台的技术架构

健康管理平台采用四层技术架构(图39.1):数据中心层、数据交换层(Web服务),业务功能层、应用层。

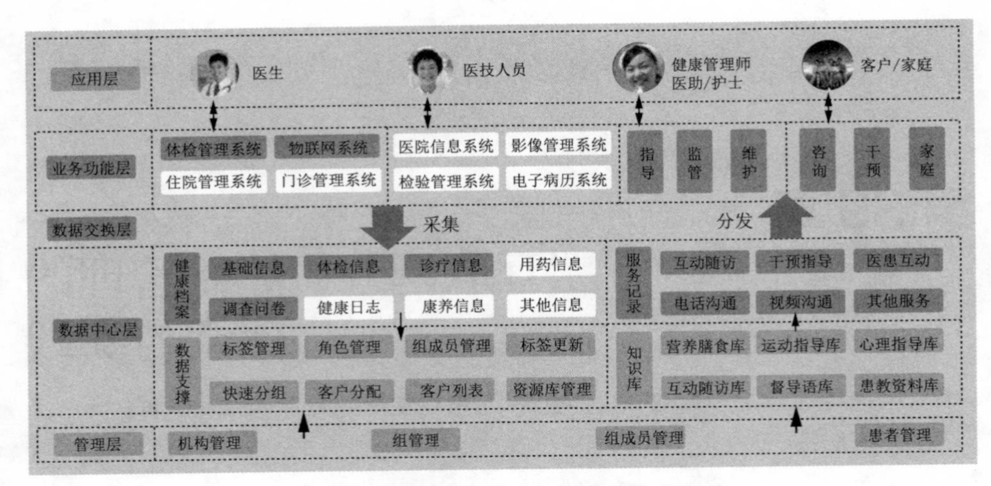


图 39. 1 “互联网＋”健康管理技术架构

（1）数据中心层。负责管理平台基础数据、体检者的健康档案、干预指导相关的知识库和服务记录等。

（2）数据交换层。采用统一的接口来实现数据采集和分发，控制并发流量请求，对各渠道请求数进行控制管理。

（3）业务功能层。负责主要功能的实现。核心功能包括建立健康档案、健康风险评估、健康干预指导、与患者的互动与随访等检后健康服务。

（4）应用层。负责医患互动的移动终端操作主要包括微信小程序和 PC 端的 Web 页面等。

## 2. 2　健康管理平台的关键技术

### 2. 2. 1　健康风险评估模型

健康风险评估是通过分析用户的健康危险因素，得出其患病危险性与危险因素之间的关系，从而预测个人可能出现的某种慢性疾病的患病概率。它能够在未出现任何临床症状的人群中发现多种慢性疾病的高风险个体，以便及时采取干预措施，避免或延缓慢性疾病的发生。

本平台采用多因素模型法构建健康风险评估模型如图 39. 2 所示。多因素主要包括既往病史／家族史、营养膳食评价、体力活动、尼古丁依赖、饮酒、睡眠／心理／环境、生物危险因素信息评价等，采用统计学概率理论的方法进行多因素综合分析，得出患病危险性与危险因素之间的关系，通过 Logistic 回归和

Cox 回归建立回归方程，预测个体在未来某个时间（5 年或 10 年）糖尿病、高血压、肥胖症、冠心病、脂肪肝、痛风、偏头痛、中风、慢性阻塞性肺病、抑郁症、代谢综合征、胃癌、直结肠癌、肺癌、前列腺癌、宫颈癌、乳腺癌、卵巢癌、子宫癌等 19 种慢病发病或死亡的可能性。

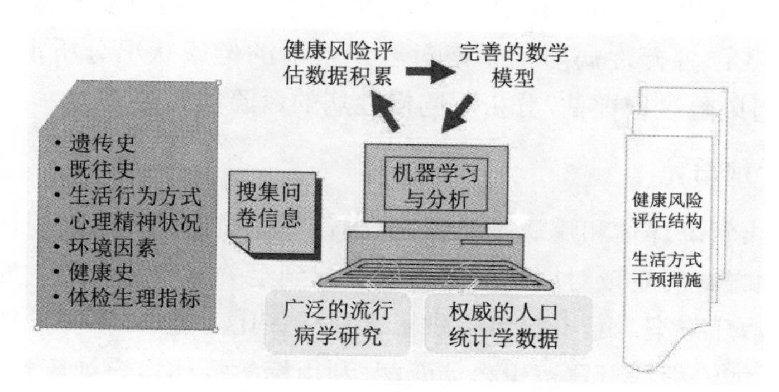


图 39.2 健康风险评估模型

### 2.2.2 平台数据采集技术

平台数据采集分为两部分，一是健康物联网标准数据接口，二是信息平台数据接口。健康物联网的标准接口能对接多种物联网的健康监测设备，对接方式通过 HTTPS 协议加密传输，并有 Token 验证，保证数据安全；通过与其他信息平台提供的开放接口，对数据进行加密和脱敏处理，完成规范化数据采集。

## 3 实现良性健康管理闭环

“互联网 +”模式改变了传统的体检模式，由传统的单一体检流程升级为闭环的良性健康管理流程，真正做到了智能化、个体化、便捷化。“互联网 +”模式下的健康管理阶段流程为：① 体检、问卷信息、体检报告的数据收集及上传。② 健康风险评估。③ 数据分析，制订个性化的健康管理方案。完成一个疗程的管理结束后取得了一个效果后再次评估，再回到起始的流程，形成一个长期持续、周而复始、螺旋上升的全程全周期的闭环管理。

### 3.1 健康档案

该平台根据卫健委《国家基本公共卫生服务规范》研制开发的一套以个人为中心的信息电子病历，显示个人详细健康信息。健康信息包括个人身份信息和体检结果。完善的健康信息是健康风险评估的主要数据来源。

### 3.2 健康风险评估

健康风险评估是开展检后服务的基础，是平台实现智能化服务的核心。平台通过健康档案和专项问卷信息，借助大数据建立的疾病预测与健康状况评估模型并结合我国各慢性病防治指南对客户目前的健康状况分析汇总，对未来5～10年患病风险进行评估，分析不同慢性病的风险因素。

### 3.3 干预指导

完成健康状况评估和疾病预测后，健康管理师根据风险因素制订详细的干预方案，干预方案的质量对用户的健康管理起到至关重要的作用。为了能提供更加精准的治疗方案：第一，平台提供了客户标签化功能，可将多种指标及问卷组合为标签，能够根据设置逻辑自动匹配，利用标签描述客户健康状态，实现智能分组管理。第二，平台还提供庞大的知识库作为干预方案的数据支撑，囊括了多种慢病管理的知识，如患教资料库、药品指导库、督导库等。第三，区别于传统干预计划，平台提供了个性化干预计划工具，将营养指导、运动指导以工具形式展示给客户，由健康管理师指定类别范围，使客户最大程度在健康指导范围内，以最希望接受的方式，完成膳食、运动干预。

用户通过互联网社交平台（微信小程序和PC端的Web页面）获得营养、运动、心理等个体化健康促进方案，一旦健康管理师发现异常状况，可及时指导和提供咨询。干预一段时间后，健康管理师还需精准评价阶段性效果，并适时适度调整干预方案，为用户提供个性化指导服务。

### 3.4 互动随访

随访人员通过健康风险评估结果为用户制订随访计划，平台根据随访计划对用户进行智能化管理，准时自动提醒用户，提高健康干预跟踪服务质量。

### 3.5 健康咨询

实现互联网在线咨询服务，平台可以为用户提供评估报告解读、养生保健及慢病预防等健康相关咨询服务。

## 4 健康管理平台的应用

“互联网+”健康管理平台通过深度分析用户健康数据，为用户提供一个完整健康画像，实现全面健康管理。专业的慢病风险评估为体检者提供多维度健管方案，体检者足不出户就可以实时享受周到的健管服务。尤其是针对一些慢病风险人群，通过细致的健康干预指导，风险检测指标都明显下降，逐步恢复到健康状态，经过初步尝试，体检者体验到了健康管理平台治未病的益处。平台实现了一站式和全生命周期的健康管理，能有效预防疾病的发生，从而有效降低用药量，减少医疗费用，节约医疗开支。

## 5 本章小结

“互联网＋”健康管理平台的应用使健康管理服务更加完善，满足了人们对体检服务高质量的需求。但是，基于互联网的健康管理服务仍然存在不足，主要表现在疾病预测模型的精确度有待提高、健康服务对象对干预方案的依从性有差异等。健康管理平台通过应用数据积累和自主学习等功能，会不断提高疾病预测模型的精确度，并且随着近年形式多样的健康教育广泛开展，国人的健康素养将会逐步提高，人们对健康干预方案的依从性也会逐步提升。因此，基于互联网的健康服务模式必将在未来的医疗健康服务行业中扮演越来越重要的角色。

# 第40章

# 住院患者智慧化入出院流程的优化与重构

青岛大学附属医院　孟宪禄　李　鹏

## 1　引言

为进一步改善患者就医体验，减少患者办理住院时排队等候时间，提升患者就医满意度，医院通过信息技术改和业务流程优化构建了自助入院智慧服务场景。同时，为响应国家号召，贯彻落实国家卫健委《公立医院高质量发展促进行动(2021—2025)》的总体要求，以提升患者便捷性和服务专业性为目标，医院通过流程优化和系统改进，将床旁结算及自助服务系统引入整个住院流程，实现出院结算由传统服务模式到病区一站式结算模式的转变，从患者的角度出发，切实解决患者多次排队、等候时间长等问题。

## 2　自助入院智慧服务场景

患者或家属只需要提前关注医院微信公众号，绑定就诊人，就可以足不出户，在手机上通过自助入院智慧服务场景办好住院，主要过程如下。

(1) 住院前一天，医院院前服务中心工作人员会根据病房床位情况，主动电话通知患者确认住院，并给患者推送自助入院办理等提示信息。

(2) 住院当天，患者或家属可以通过医院微信公众号在住院专区办理自助入院、线上交住院押金等业务。患者办理自助入院时，在住院服务专区依次选择"自助入院"→"办理住院登记"→"提交"住院信息登记，即可办理完成入院业务。患者办理完住院登记后，即可在线交住院押金。患者或家属进入微信公众号住院专区选择“住院押金充值”，然后在弹出的页面中输入要充值的额度，点击“确定”即可在线完成交押金业务。患者进入病房，护士站为患者打印身份标识腕带。医院需要为每一个病房护士站都配备腕带打印机和多功能读卡器。患者办理完自助入院手续后，即可到病房护士站打印手腕带、分配床位等，就医过程非常便利。

### 3 智慧出院服务场景

为了提升患者就医的便捷性和医院服务的专业性，医院通过流程优化和系统改进，将病区结算及自助服务系统引入住院流程，实现出院结算由传统住院处结算服务模式到病区护士站一站式结算模式的转变，从患者的角度出发，切实解决患者多次排队、等候时间长等问题。

病区护士站“一站式”出院结算模式主要按照以下步骤实施。

（1）病区软硬件准备。根据患者出院结算时的需求，为病区配置收退款所需的智能银联收款机，并对结算护士进行操作培训。由信息技术部门为病区电脑安装医保结算所需的医保环境，并培训护士，让结算护士熟知医保环境的使用。

（2）加大出院结算流程的宣传。制作出院明白纸，把服务适度提前，使患者在入院时可知晓出院结算流程及政策讲解（包括住院患者急诊费用转住院，意外伤害和工伤报销政策等），并提前准备相关材料，不会为结算报销而焦虑。

（3）部分结算业务流程办理节点前移。为了避免患者办理出院手续时需多科室往返，对存在急诊留观费用患者的业务办理节点前移，由出院时到窗口转入改变为在院期间由病区护士站告知医保审核科后台进行转入，扩大出院患者可享受到病区“一站式”出院结算的比例。

（4）医院 HIS 护士结算模块改造和优化。为实现出院结算病区“一站式”服务，医院对原有的 HIS 结算模块进行改造，引入手机线上第三方支付住院预交金和 HIS 直退押金余额，方便护士进行结算操作。在推进实施过程中，对于病区护士结算中遇到的难点进行调研整理，简化病区结算操作，提高结算效率，减少出错率，提升护士参与结算服务的意愿。

（5）开通患者发票、医保结算单和住院费用明细的查询。为了让患者更清楚此次住院的费用情况，在各病区布置了“电子票夹”二维码，患者通过扫码可领取此次住院费用的电子发票，如需进一步查询此次住院费用明细，可通过医院微信公众号的出院结算清单进行费用自助查阅。

## 4 本章小结

患者自助入院和病区“一站式”出院结算模式的实施体现了“以患者为中心”的服务理念，依托智慧医院建设，实现患者与医务人员、医疗机构、医疗信息之间的互联互通和云端联动。病区“一站式”结算模式既减少了患者办理出院的环节，又节省了患者反复跑腿排队等候的时间。出院后患者的电子发票、结算单、住院费用明细等财务票据的需求可及时便捷获取，大大改善了就医体验。实践再次表明，通过信息技术优化改进服务流程，医院可以开展更多便民、惠民举措，真正实现让“患者少跑路，信息多跑路”。

# ·新技术篇·

# 第41章

# 基于医院大数据平台的专病数据库系统建设

青岛大学附属医院　李　鹏　杨文宝

## 1　引言

专病数据库是指面向某一特定专科或特定病种进行深入数据治理和面向科研的精细化数据加工，通过建立疾病数据模型和疾病标准数据集，构建患者全生命周期真实的世界专病数据库。

目前我国医疗机构专病数据库的建设逐渐起步，传统的专病数据库建设模式多以科室为主体，数据采集采用手工录入、表格导入、系统之间接口对接等多种方式，这些以科室为主体的专病数据库多面临着运行及维护成本较高、数据的全面性和及时性不足等问题。在信息技术飞速发展、健康医疗数据海量积累的生物医学“大数据”时代，如何利用大数据技术建设更大样本量、数据覆盖更全面、数据定位更精准、数据更新更及时的专病数据库成为临床专家关注的热点，也成为大数据技术促进临床研究进展的努力方向。鉴于专病数据库要求数据覆盖面广、时间周期跨度长、专病种类多等特点，以大数据平台为依托，面向不同专病领域进行精细化数据加工，是综合医院建设专病数据库的一个有效路径。

## 2　大数据平台建设

### 2.1　建设目标

大数据平台是新一代的临床数据管理模式，其建设主要完成六个方面的目标:① 数据整合。它需要从数据库层面打通不同临床信息系统之间的数据通道,面向医院提供所有的临床科研数据支撑,解决“信息孤岛”问题。② 非结构化数据的结构化转化。临床医疗数据中如病程记录、手术记录、检查报告等非结构化信息对临床科研、医院管理等价值非凡,需要将这些医疗信息从原始的自然语言表达扩展分析为结构化的 Key-Value 模式,为后续的应用、挖掘、机器学习提供基础数据支持。③ 医疗术语的标准化归一。各个医生向业务生产系统中录入的词语往往是非标准化的,大数据中心需要参照国际、国内标准病历词库把意义一样的医疗词汇归一为同一个词,为后续检索奠定基础。④ 建立高效的搜索引擎。大数据搜索引擎能够像百度一样操作简便,检索迅速,可以对包括病程记录、检查报告等非结构化数据一起关联检索,实现对千万份病历的秒级查询,并满足各种复杂条件的统计和筛选分析。⑤ 数据分析。大数据系统对于数据分析的支持程度是系统应用价值的重要指标,需要大数据中心能够支持对用户检索结果的在线统计分析以及多种数据图表形式的展现等。⑥ 灵活的数据同步。大数据中心要及时同步医院业务系统中的最新数据,保证应用层面的大数据分析系统能够获取到最新数据。

## 2.2 数据处理

### 2.2.1 数据预处理

数据的预处理是指 ETL(Extraction-Transformation-Loading),该过程将医院各个子系统中的异构数据通过抽取、传输和加载等活动,从原始数据层面完成数据的汇集,消除“信息孤岛”。ETL 处理过程见图 41.1。

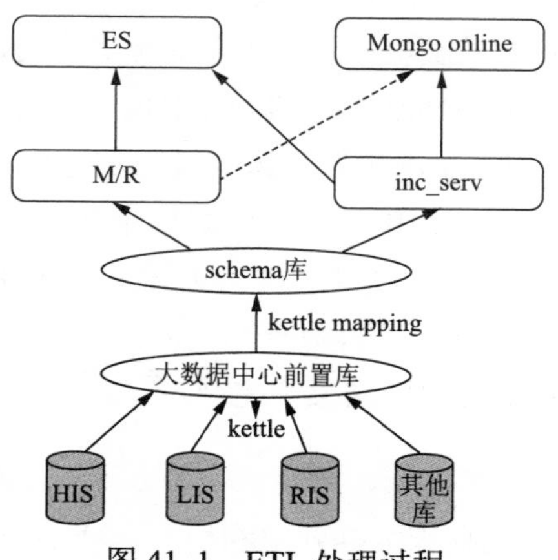


图 41.1 ETL 处理过程

### 2.2.2 数据映射与清洗

医院临床业务生产系统的数据在进入大数据中心时会经过映射和清洗过程，在这个过程中会对医院原始数据进行字段理解，将其表结构与大数据中心数据结构进行关联映射，确保数据抽取转存时的准确率。数据清洗是为保障数据质量，对数据进行重新审查和校验的过程，主要是发现并纠正数据中缺失、错误、重复等的问题，提高数据的准确性和一致性。数据清洗方法主要有特殊字符清除、时间格式清洗、Float 数据清洗、整数清洗等。

### 2.2.3 数据脱敏

在临床医疗及科研工作中，患者相关信息、医生相关信息等属于隐私信息，在非授权情况下不可以被其他使用者识别出来。大数据平台对患者隐私信息进行了脱敏处理，脱敏规则主要参考美国的 HIPPA 安全法划定的 18 种患者个体标识符，并结合国内实际情况对患者姓名、出生地、工作单位、工作单位及地址、身份证号、工作电话、家庭电话、现住址、户口地址及联系人姓名、联系人地址、联系人电话、新生儿姓名、新生儿出生地等信息进行了脱敏处理。

### 2.2.4 数据结构化

为了将大量的非结构化临床医疗数据进行结构化处理，通过自然语义处理技术，结合医疗专业术语的语义结构，将医疗语义信息从原始的自然语言表达扩展分析为结构化的 Key-Value 模式，为后续的应用、挖掘、机器学习等提供基础数据支持。数据结构化处理过程见图 41.2。

### 2.2.5 数据归一

大数据平台在处理原始数据中出现大量非标准化用语数据时，参考标准病历词库如 ICD-9、ICD-10、SNOMED CT 等，把意义一样的医疗词汇归一成一个标准的词。这样，既保证了医生在临床中录入的速度并且符合其个人习惯，同时保障了在数据展现和统计中所有医学表征相同的不同书写方式能够被识别为具有同一种医学含义。例如，对于乙型肝炎，不同的医师可能会有不同的诊断描述，但表达的是同一个意思，数据归一后，无论检索哪种医生诊断，都不会因为习惯不同而使得数据检索结果不完全。

## 2.3 安全建设

数据安全始终是医院临床数据开发利用要坚守的第一防线。大数据平台从网络链路、数据传输、数据应用三个层面为医疗数据安全提供保障。首先，在网络链路方面，大数据中心通过应用 VPN、防火墙、流量控制器、堡垒机等网络安全技术及设备，将对医疗数据的各种操作限制在封闭的通道和环境内，防止院内数据流出或被窃取。其次，大数据中心对传输过程中的数据进行了加密，保证数据不会被第三方轻易侦听。如果临床数据因为某些不可控因素被窃取，对方也无法解密获得的数据，从而降低数据失窃的影响。最后，大数据中心在数据应用层面采取多种措施保护数据安全，如采取隐私信息脱敏、检索平台授权登录、分角色控制数据操作权限等措施保护数据应用层的安全。

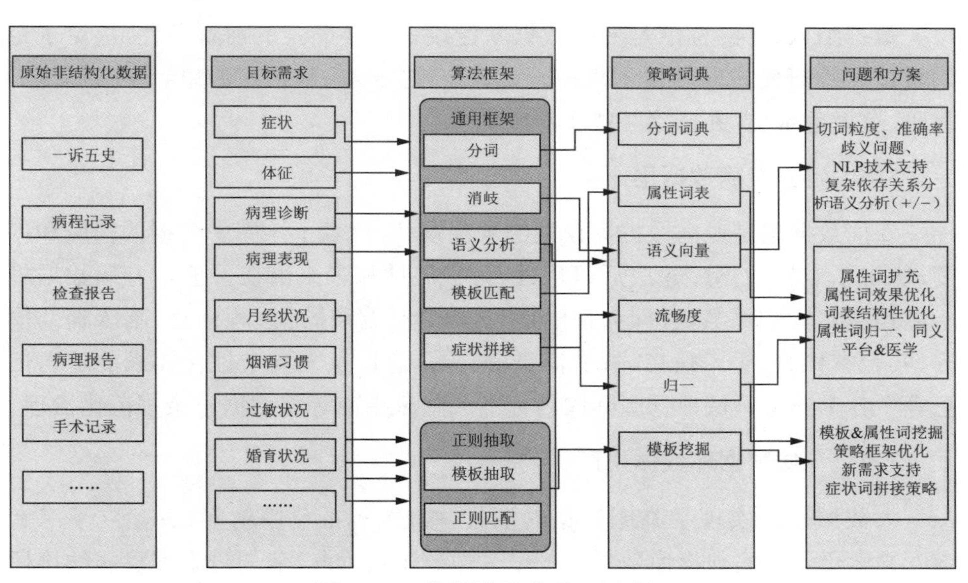

图 41.2　数据结构化处理过程

## 2.4　建成规模

院级大数据平台应用数十台高性能服务器及网络安全审计设备等，构建院内私有云计算集群，完成了基础的数据汇集与治理，数据内容涵盖电子病历、生命体征、检查检验结果、病理、手术、护理病历、医嘱、诊断、电生理、体检等信息，并持续每周动态更新数据。

# 3　专病数据库建设

专病数据库需要完成多源异构数据的整合，确定病种的标准化数据集，并建立起数据时序逻辑，为精准化临床研究提供可靠数据来源。院级大数据平台完成了临床数据汇集与基础治理，是开展专病数据库建设的理想基础平台。

### 3.1 专病目标选择

专病数据库建设能否取得成功，很大程度上取决于病种的选择是否恰当。专病病种一般选自医院有较强优势的学科，并由学科内有较强影响力和号召力的专家作为专病库的技术负责人，为专病库建设提供方向性和专业性支持。

### 3.2 数据目标设定

数据纳入、排除标准是专病数据库建设首先要确定的前置条件，决定了专病数据库的研发方向和样本规模。如确定纳入专病数据库的患者主诊断ICD代码、有无手术史，并排除某些年龄段等。

### 3.3 建立专病数据集

专病数据集是专病数据库模型的顶层设计，代表了该库中数据的精度和广度，决定了专病数据库建成后可用性、可扩展性和未来潜在价值。专病数据集一般包含九大领域数据，即人口学信息、就诊信息、诊疗过程信息、临床辅助检查、实验室检查、手术信息、护理信息、检验信息以及面向个性化需求的随访信息等。各个业务领域根据国际国内标准或临床指南等将数据记录规范化治理。

### 3.4 专病数据库数据生产

大数据平台实现了临床数据的汇集、脱敏、标准化映射等，并建立了患者维度的索引。专病数据库数据生产以大数据平台为起点，通过设置疾病纳排标准以及医工结合的数据加工过程，确定疾病的标准模型、数据结构化标准、数据归一标准等，完成该库模型构建，为专病数据持续、动态、自动更新奠定基础。数据质控阶段需要信息工程师运用算法标注、医学专家随机抽检等相互配合，不断“双盲调优”，完成数据质量、时效性、标准化、数据集填充度等多维度质控达标评价后即可投入相关科研应用，专病数据库数据生产过程见图41.3。对于无法通过数据生产过程从临床病历中获取的数据资源，专病数据库开发了专业、灵活的临床研究报告表(CRF)设计功能，实现随访数据、院外数据与院内数据的融合。

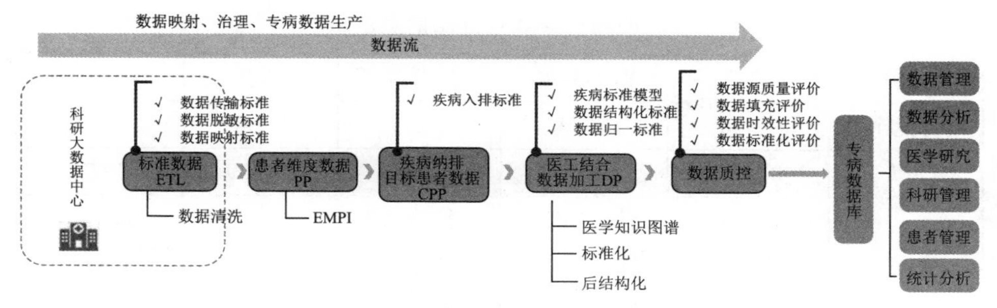


图 41.3　专病数据库建设过程

## 4　专病数据库建设成果

为充分挖掘大数据平台病历资料的研究价值，基于大数据平台已经建成了面向肺癌、急性肾损伤、前列腺癌、肝癌、脑血管病等疾病领域的专病数据库系统。专病数据库中确定了专病数据集，通过单源映射、多源逻辑计算、医学人工标注、机器学习算法等多种途径建立起了针对病种的特殊数据字典，完成了面向专病数据集的精细化加工，对辅助相关学科开展临床科研工作提供了有益的帮助。表 41.1 展示了专病数据库主要建成参数及部分有代表性的特殊数据字典建立途径等。

## 5　本章小结

随着健康医疗大数据时代加速到来，基于大数据技术的专病数据库将会是临床数据资源开发利用的重要形式，是医务人员开展真实世界研究的有力工具。传统的临床科室自建专病数据库模式将随着数据体量增大、数据接口成本飙升、数据安全要求越来越高等因素，其可操作性将变得越来越低。本章的研究探索了一种基于大数据平台的专病数据库建设路径，该模式对于建设过程中的降本增效具有积极意义，可以充分发挥信息技术在推动临床诊疗水平提升、医学科研进步等方面的作用。

表 41.1 专病数据库信息汇总

| 项目 | 肺癌 | 前列腺癌 | 急性肾损伤 | 肝癌 | 脑血管病 |
|---|---|---|---|---|---|
| 数据元个数 | 1 340 | 1 471 | 1 133 | 1 394 | 1 843 |
| 纳入人数 | 81 840 | 6 072 | 965 381 | 31 109 | 149 823 |
| 特殊数据字典 | 1. 检查数据模块：肿瘤大体分型、肿瘤部位、淋巴结转移部位、骨转移部位、放射浓集灶部位等。<br>2. 手术治疗模块：消融部位、消融手段、切除部位、粒子植入部位等 | 1. 检查数据模块：侵犯邻近部位、远处转移部位、穿刺组织类型等。<br>2. 手术治疗模块：侵犯部位、保留神经部位、肿瘤药物治疗类型等 | 1. 检查数据模块：肾脏增大部位、肾脏减小部位、肾囊肿部位、肾小球球性硬化比例、新月体比例等。<br>2. 护理数据模块：夜间睡眠情况、管理管道情况等 | 1. 检查数据模块：远处转移器官、淋巴结转移部位、门静脉侧支循环障碍、TNM分期等。<br>2. 手术治疗模块：造影血管、影像引导方式、消融技术手段、消融部位、淋巴结清扫范围等 | 1. 病历信息模块：出血部位、脑梗死部位、脑出血部位等。<br>2. 检查数据模块：血管扩张部位、动脉瘤部位、神经专科检查等。<br>3. 手术治疗模块：取栓血管、支架放置位置、栓塞血管、手术采取方式等 |
| 数据字典建立途径 | 通过对检查报告、手术记录等文本内容应用医学人工标注并结合机器学习算法，以“准召率”双95%为目标，循环调优，建立结构化字典 | 通过药品医嘱分类逻辑计算获得肿瘤药物治疗类型；对来源于检查报告、手术记录等文本内容的字典则通过医学人工标注并结合机器学习算法，以“准召率”双95%为目标，循环调优，建立结构化字典 | 通过对护理记录数据的单来源映射建立护理模块字典；来源于检查报告、病理报告等文本内容的字典则通过医学人工标注并结合机器学习算法，以“准召率”双95%为目标，循环调优，建立结构化字典 | 通过对检查报告、手术记录等文本内容应用医学人工标注并结合机器学习算法，以“准召率”双95 %为目标，循环调优，建立结构化字典 | 通过神经内科入院记录模板改造获取部分专科检查字典；通过医学人工标注并结合机器学习算法，以“准召率”双95 %为目标，循环调优，建立其他结构化字典 |

# 第42章

# 基于卷积神经网络的智能辅助护理研究

青岛大学附属医院　刘庆金　牛恒星

## 1　引言

社会不断发展，健康对人们越来越重要。随着信息化技术在医疗领域的不断应用，人们提出医疗大数据、智能护理、智慧医院等概念。护理工作是医院工作中不可或缺的一部分，在病人康复过程中扮演着举足轻重的角色。现在，医院的临床护理工作主要由人工完成，这是一个非常大的工作量，所以发展智能辅助护理，开发辅助护理机器人，辅助人工完成护理工作，不仅可以减少护工的工作量，也可为医院节省运行成本。

将基于卷积神经网络的病人体态行为模式识别技术应用到智能医疗护理上，可以大大提高医疗护理机器人的智能水平。在智能医疗护理中，护理机器人可以检测病人体态行为，从而判断病人的意图，协助身体不便的病人完成某些动作；护理机器人也可监控病人状态，如果病人摔倒或者其他危急情况，能够及时发出警报，通知护理人员；将护理机器人与病人体态动作识别技术相结合，设计更加舒适的人机交互方式，给病人更人性化的体验。

## 2　基于卷积神经网络的病人体态行为算法设计

### 2.1　存在问题

现在，研究基于卷积神经网络的病人体态行为识别技术主要存在三个方面的问题：首先，病人个体的差异性和非刚性变形对体态行为检测带来很大的难度；其次，多人场景、背景复杂等情况也会对检测造成影响，检测识别系统的实时性和可靠性得不到保障；最后是视角的多样性，人的姿态多种多样，监控探头的拍摄视角也不尽相同，这也给病人体态行为检测带来不小的挑战。

## 2.2 卷积神经网络

卷积神经网络是一种前馈神经网络，专门用来处理图像等具有网格结构的数据。为了解决智能医疗护理中检测病人体态行为的目标，本章研究将进行卷积神经网络结构和训练标签的设计，并提出检测病人体态行为算法，最后对提出的算法进行验证和分析。

与传统神经网络不同，卷积神经网络一般由输入层、卷积层、激励层、池化层、全连接层等组成。输入层主要是对输入的数据进行预处理，包括去均值、归一化等方法。卷积层是卷积神经网络的核心，在输入层的输入上进行特征提取。激励层把卷积层输出结果做非线性映射。池化层主要负责压缩数据和参数的量，避免过拟合。全连接层位于卷积神经网络的尾部，与传统神经网络的连接方式相同。

在基于卷积神经网络的智能医疗护理研究中，本章研究采用双网络模型设计，首先设计病人检测网络模型，然后设计病人体态动作特征提取网络模型。

## 2.3 病人检测网络模型

病人检测是利用某种目标检测算法判定目标位置的一种检测机制，本章研究将目标检测与病人体态行为特征提取相结合，可以更好地锁定目标病人，进而对病人的体态行为特征进行识别。

YOLO算法是Joseph Redmon于2016年提出的一种基于深度学习目标检测算法，可以快速、高效、精准、实时地检测目标边界框位置。

在YOLO算法中，输入图像被分成正方形网格，判断目标物体中心是否落在网格内部，若有，标记该网格，代表该网格可以检测出目标物体。对于每个单元格，能够预测出 $m$ 个边界框以及边界框置信度为：

$$C = Pr(\text{object}) * IOU_{\text{pred}}^{\text{truth}} \tag{42.1}$$

式中，$Pr(\text{object})$代表边界框包含检测目标的概率，$IOU_{\text{pred}}^{\text{truth}}$代表边界框的准确度，卷积计算用 $*$ 表示。

用$(x, y, w, h)$表示边界框大小和位置，其中$(x, y)$表示边界框中心坐标，代表边界框的宽和高。因此边界框预测值为$(x, y, w, h, c)$。

对于每个网格给出 $K$ 个类别概率值，这个概率值是 $Pr$（object）下的条件概率，记为 $Pr$（class$_i$|object）。从而定义边界框类别置信度为：

$$Pr(\text{class}_i|\text{object}) * \Pr(\text{object}) * \text{IOU}_{\text{pred}}^{\text{truth}} = Pr(\text{class}_i) * \text{IOU}_{\text{pred}}^{\text{truth}} \tag{42.2}$$

根据上文的研究和分析，得到 YOLO 算法如下：

输入：一张像素 448×448 的图像。

输出：表示边界框类别、大小、位置的结果向量。

步骤 1：输入需要检测的图像。

步骤 2：将目标图像分割成网格。

步骤 3：判断物体中心是在否网格内，如果是，进入步骤 4；如果否，进入步骤 9。

步骤 4：利用该网格预测 $m$ 个目标边界框。

步骤 5：计算目标边界框的中心坐标，宽、高和置信度的向量($x$, $y$, $w$, $h$, $c$)。

步骤 6：预测边界框属于某一类别的条件概率 $Pr$（class$_i$|object）。

步骤 7：利用公式 42. 2 计算边界框类别置信度。

步骤 8：采用非极大值抑制算法消除冗余边框。

步骤 9：算法结束，输出最精准有效边界框结果先向量。

本章研究中 YOLO 算法参考 GoogLeNet 网络设计模型，采用 Inception 模块思想，设计病人检测网络模型。病人检测网络模型如图 42. 1 所示。

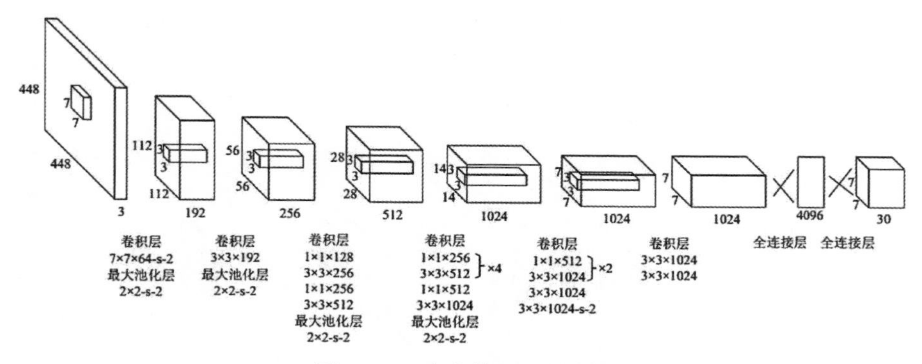


图 42. 1　病人检测网络模型

从图 42. 1 中可知，检测网络结构中包括一个输入层，输入 448 像素 ×448 像素的图像，24 个卷积层，卷积核主要为 3×3 和 1×1，四个池化层，池化窗口 2×2，步长为 2，两个全连接层，一个输出层，输出层输出 7×7×30 的向量。

## 2.4 病人体态动作特征提取网络模型

利用YOLO算法对病人进行检测定位，然后利用病人体态行为特征提取网络模型提取病人特征信息。本章研究中提出利用卷积核大小不同的三个卷积层，同时提取病人体态行为特征的卷积神经网络。

针对上文讨论的基于卷积神经网络的病人体态行为识别技术存在的问题，本章研究对GoogLeNet模型中的基本单元Inception进行改进，用卷积核大小不同的三种卷积层对病人体态行为特征进行提取。Inception改进后模型如图42.2所示。

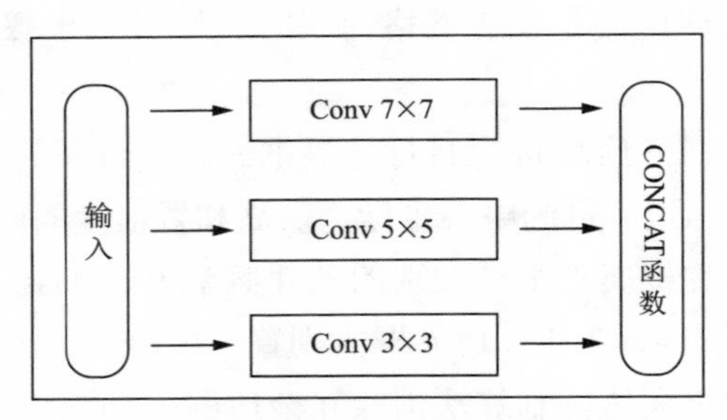


图42.2 Inception改进后模型

输入图像经过输入层输入后，分别使用卷积核大小不同的三个卷积层提取特征，三个卷积层的输出经过CONCAT函数连接，得到新的特征图。本章研究中使用7×7，5×5和3×3三种大小的卷积核。体态行为特征提取网络模型如图42.3所示。

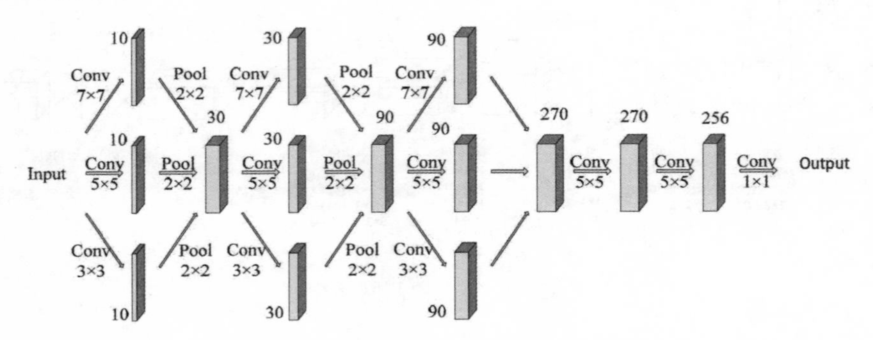


图42.3 病人体态行为特征提取网络模型

在体态行为特征提取网络结构模型中，输入数据经过第一个 Inception 结构，得到 30 个新特征图谱；经过第二个和第三个 Inception 结构，分别得到 90 和 270 个特征图谱；然后通过两个卷积核的卷积层提取病人体态行为特征；最后通过卷积核的卷积层输出。

## 3　分类器设计

网络结构设计完成后还要为病人体态行为算法设计分类器。当病人体态行为特征提取后，根据分类器给出病人体态行为类别的识别结果。

本章研究采用全局平均池化层加 Softmax 层为分类器，通过这种方式可以减少识别系统的网络参量，保证系统高效运行。病人体态行为识别系统分类器如图 42.4 所示。

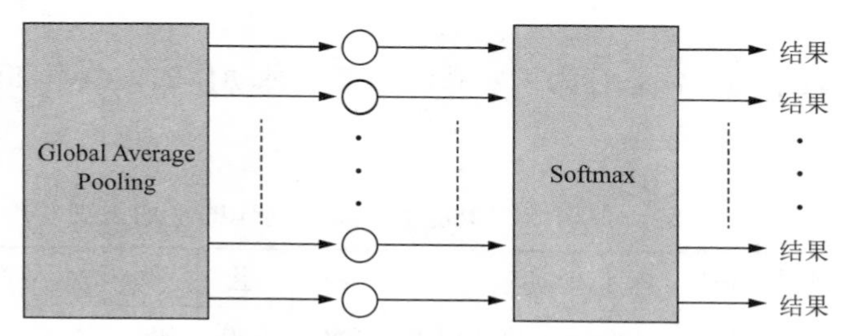


图 42.4　病人体态行为识别系统分类器

其中 Globao Average Pooling 层主要作用是对特征图池化降维，Softmax 层主要任务是以概率输出最后结果。

## 4　结果及分析

对本章研究中提出的算法进行实验验证，首先搭建开源框架平台 DARKNET 和 CAFFE，进行病人检测训练和病人体态行为特征提取。然后对基于卷积神经网络的智能医疗护理系统进行测试。测试过程中，准备病人检测数据集图像 100 000 张，体态行为特征提取网络数据集图像 50 000 张。最后，将两个数据集分成训练集和测试集两部分，分别在两个框架平台运行。图 42.5 表示病人体态行为特征提取网络的精度。

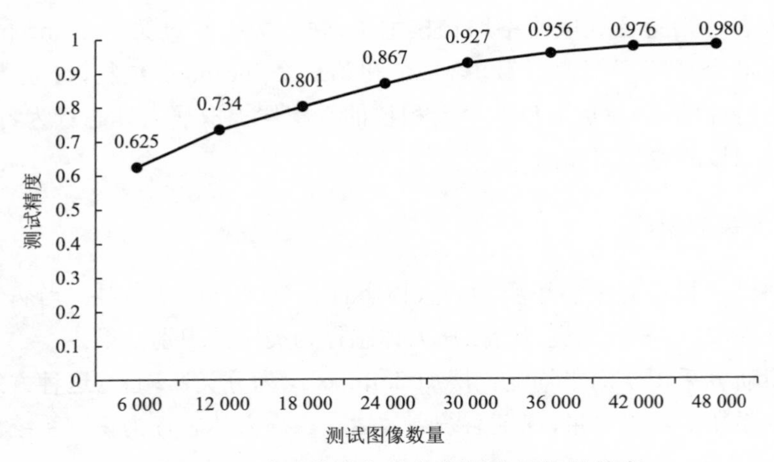


图 42. 5　病人体态行为特征提取网络的精度

表 42. 1 表示病人体态行为识别系统中某一种动作的识别率和所有动作的平均识别率。

表 42. 1　某一种动作的识别率和所有动作的平均识别率

| 种类 | 弯腰 | 踢腿 | 挥手 | 鼓掌 | 走 | 跑 | 坐 | 躺 | 站 | 蹲 | 跌倒 |
|---|---|---|---|---|---|---|---|---|---|---|---|
| 样本数 | 930 | 920 | 890 | 800 | 1 010 | 950 | 990 | 860 | 900 | 860 | 890 |
| 识别数 | 918 | 894 | 875 | 786 | 987 | 939 | 975 | 825 | 875 | 842 | 874 |
| 识别率/% | 98. 7 | 97. 2 | 98. 3 | 98. 2 | 97. 7 | 98. 8 | 98. 5 | 95. 9 | 97. 2 | 97. 9 | 98. 2 |
| 平均识别率/% | 97. 9 | | | | | | | | | | |

## 5　本章小结

本章主要介绍了卷积神经网络在图像识别中的应用研究，将图像识别与智能医疗护理联系在一起，提出了一种基于卷积神经网络的智能医疗护理系统，为医院智慧医疗的研究提供借鉴和经验。

# 第43章

# 一种医院门诊业务过程挖掘与优化算法的研究

青岛大学附属医院　李　鹏　陈　浩

## 1　引言

随着信息技术的不断发展，各类信息系统在医院运营管理中的应用越来越多，这些信息系统在运行过程中产生了大量事件日志数据，但是医院没有对这些数据加以利用，造成了很大的数据浪费。同时，近年来，随着人们对健康问题的重视以及人口老龄化的加速，大型医院的门诊就诊人数逐年增加，医疗机构面临的压力越来越大，看病难的问题愈发突出。优化医院门诊就诊过程，提高医院工作效率，是医院管理迫切需要解决的问题。

在以往的门诊就诊过程优化中，往往是问题影响到医院正常运行的时候才被动改变，并且改变的依据主要是以前的工作经验，带有很大主观性，很难做到客观和科学。过程挖掘是一门新兴学科，在优化业务过程方面有着广泛的应用。在医院门诊就诊过程优化中，应用过程挖掘技术，充分利用医院信息系统日志数据资源，挖掘医院门诊就诊过程，实现医院就诊过程的智能优化，对于提高医院运营效率、改善患者就医体验具有重要意义。

## 2　基本定义

本章对用到的基本概念进行回顾与定义，包括元组、事件日志、Petri 网、遗传算法中交叉、变异等。

定义 1: 元组。$x=(a_1, a_2, \ldots, a_n)$是包含 $n$ 个元素的一个元组。用 $\pi_i(x)$表

示元组 $x$ 中第 $i$ 个元素，其中 $i \in (1, 2, ..., n)$。

定义 2：迹。集合 $A=(b_1, b_2, ..., b_m)$是包含 $m$ 个活动的集合，迹 $\sigma \in A^*$ 是集合 $A$ 中活动的有限序列。

定义 3：事件日志。事件日志 $L$ 是迹 $\sigma$ 的多重集合，即 $L \in IB(A^*)$。

定义 4：Petri 网。定义一个四元组 $PN=(P, T, F, M)$为 *Petri* 网。其中 $P$ 是一个有限库所集，$T$ 是一个有限变迁集，$F$ 是有限弧集，$F \subseteq (P \times T) \cup (T \times P)$，$M$ 是 *Petri* 网 $PN$ 的标识。

定义 5：校准。校准是指过程模型与迹之间的行为关联。同步移动迹中的活动与过程模型中变迁，当迹中的活动不能被过程模型重演，称为日志移动；当过程模型应该发生的活动没有在迹中出现，称为模型移动。用日志移动和模型移动来度量迹与模型校准的偏差。

遗传算法研究自然界中生物遗传和进化的规律，使用选择、交叉、变异等算子，产生下一代种群个体。遗传算法主要包括初始化种群、参数编码、构造适应度函数和进行遗传操作等内容。

定义 6：交叉。交叉算子又被称为重组，交叉过程是从父代个体中选择优秀的两个个体，从而交换父代个体中一个或者几个位置的遗传信息。随机产生一个交叉位置 $i$, $i \in [1, 2, ..., n-1]$。

| | 交叉前 | 交叉后 |
|---|---|---|
| 父代遗传信息 1 | $a_1a_2...a_ia_{i+1}...a_n$ | $a_1a_2...a_ib_{i+1}...b_n$ |
| 父代遗传信息 2 | $b_1b_2...b_ib_{i+1}...b_n$ | $b_1b_2...b_ia_{i+1}...a_n$ |

定义 7：变异。变异指用确定范围之内的某个随机数，以一定的变异概率替换种群个体中某个基因的个体值。假设个体 $X=x_1x_2...x_k...x_n$，其中 $x_k$ 是变异点，$k$ 的取值范围是 $[k_{min}, k_{max}]$，在个体第 $k$ 个位置进行变异，得到新个体 $X'=x_1x_2...x'_k...x_n$。

## 3　医院门诊业务过程模型

在医院门诊就诊的患者病情各异，他们在医院中需要进行的检查、治疗活动不尽相同，下面给出医院普通门诊就诊过程的简介及抽象的业务过程模型，并对门诊过程的业务活动进行符号化定义。

### 3.1 医院门诊就诊过程

在医院普通门诊就诊过程中，患者首先到分诊台进行预约，咨询需要挂号哪个科室，进行挂号，然后各诊区的护士站将患者分诊到相应的诊室，患者到诊室外候诊。医生通过叫号系统呼叫患者进诊室就诊，并根据患者病情做出初步诊断。如果患者需要进一步的辅助检查，医生会给患者开出所需要的检查类医嘱，患者缴费后，到相关科室进行检查，医生根据检查结果，进行综合评估、诊断，然后决定该患者是否需要留院观察或开住院证让患者住院治疗；如果患者只是需要取药，到药房拿药后便可离开；如果患者需要注射，到治疗室注射后便可离开。根据上述就诊流程描述，可以抽象出医院的门诊就诊过程模型，如图43.1所示。

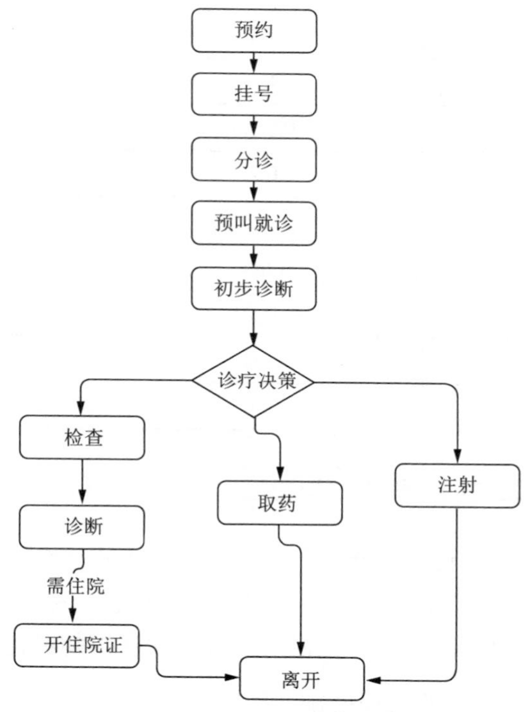


图43.1　医院门诊就诊过程模型

### 3.2 门诊过程活动的抽象定义

医院信息系统中记录的门诊患者就诊信息主要包括就诊活动日志信息和

诊疗过程信息两大类，活动日志类信息如挂号、分诊等活动的时序信息，诊疗过程信息类如具体医嘱、检查结果等。门诊就诊数据的原始形式复杂多样，如果使用原始数据挖掘门诊过程，会造成门诊过程活动的数量庞大，并且无法得到有规律性的就诊过程模型，因此需要抽象出门诊过程中的活动，建立原始数据与抽象门诊活动的映射关系，提高数据的粒度。为方便对患者就诊过程模型进行挖掘，可以从门诊过程中抽象出 10 个活动，并给出各个活动的符号化定义，具体定义如表 43. 1 所示。

表 43. 1　门诊过程中抽象活动及符号定义

| 序号 | 符号 | 抽象门诊活动 |
|---|---|---|
| 1 | Ord | 预约 |
| 2 | Tri | 分诊 |
| 3 | Reg | 挂号 |
| 4 | PriDia | 初步诊断 |
| 5 | Ins | 做检查 |
| 6 | Dia | 诊断 |
| 7 | Obs | 留观 |
| 8 | Rp | 取药 |
| 9 | Hos | 开住院证 |
| 10 | Dep | 离开 |

## 4　基于遗传算法的过程挖掘与算法优化

遗传过程挖掘将智能领域技术和过程挖掘技术相结合，通过迭代模仿模型的自然变化，在各领域有着广泛应用。本章中设计了一种基于遗传算法的过程挖掘方法，并给出了优化的遗传过程挖掘算法，用于求解最优的过程模型。

### 4.1　基于遗传算法的过程挖掘

对于遗传过程挖掘，在初始化阶段，需要创建初始种群，种群中的每一个体都是一个过程模型，本章研究用 Petri 网表示种群中的个体。初始种群的个体是第一代，可以有成百上千个，这些个体可能跟信息系统中的日志关系不大，跟事件日志代表的行为模式存在很大差异。在第一代个体模型中，只有部分符合日志信息。

初始化后，通过适应度函数，计算每个个体的适应度值，对第一代个体进行选择。个体适应度值代表了个体模型与事件日志的相关程度。适应度函数根据不同原则，可以是模型的精确度，也可以是模型的拟合度。构造高质量的适应度函数可以精确地度量个体模型。选择适应度高的部分个体模型遗传给下一代，成为创造子代的父代。通过这种方式创造的子代拥有最佳模型的遗传材料，使得低适应度个体无法生存。

选择阶段后，通过交叉和变异操作进行繁殖，用父代创造子代。交叉操作是使用两个个体模型产生一个子代模型，最终得到一个模型池。变异操作是修改模型池中的子代模型，如添加或者删除子代模型中的前后依赖活动。通过变异操作将新的遗传信息遗传给下一代，如果没有变异，就不会有新的遗传信息更新。

再次计算新产生一代的适应度，将适应度最好的个体选择出来，生成下一代。迭代执行这个过程，直到得到满意的过程模型，结束算法。但有时很难找到高适应度的个体模型，算法又不可能无休止执行下去。所以要人为地加上结束标志，可以使最大迭代数或者无法连续产生更好迭代模型，作为挖掘过程结束标志。基于遗传算法的过程挖掘框架如图 43. 2 所示。

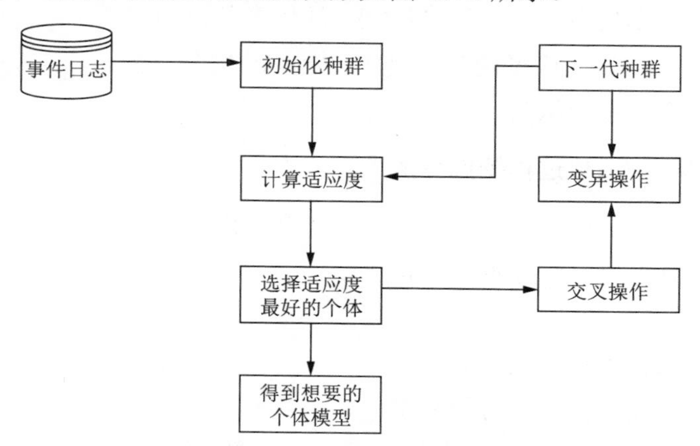


图 43. 2　基于遗传算法的过程挖掘框架

下面给出遗传算法的过程挖掘中用到的几个定义，主要包括过程模型的简洁度、拟合度、泛化度及适应度函数等。

定义 8：过程模型的简洁度定义为：

$$f_1=\frac{\sum_i^J Par(trace_i)}{\sum_i^J Len(trace_i)} \tag{43.1}$$

式中，$J$ 是事件日志中迹的数量，$n$ 是过程模型中节点的个数，$Atrace_j$ 表示迹中活动的数量。

定义 9：过程模型的拟合度定义为：

$$f_2=\frac{J_f}{J} \tag{43.2}$$

式中，$J_f$ 表示过程模型中能够重演的事件日志中迹的数量。

定义 10：过程模型的泛化度定义为：

$$f_a=\frac{\sum_i^J Par(trace_i)}{\sum_t^J Len(trace_i)} \tag{43.3}$$

式中，$trace_i$ 表示事件日中第 $i$ 条迹，$Par(trace_i)$表示 $trace_i$ 中可以被解析活动的数量，$Len(trace_i)$表示第 $i$ 条迹的路径长度。

定义 11：过程模型的适应度函数定义为：

$$F=\frac{af_1+bf_2+cf_3}{a+b+c} \tag{43.4}$$

式中，$a$，$b$，$c$ 分别代表了简洁度、拟合度、泛化度各自的权重。适应度函数表示了过程模型的优劣，适应度函数值越大，表示个体模型越好；反之，适应度函数值越小，表示个体模型越劣。

### 4.2　优化的遗传过程挖掘算法

通过对问题的深入分析和理解，本章研究提出一种模拟退火算法的遗传挖掘算法，用于业务对过程模型进行优化。

算法 1.1：

输入：过程模型构成的初始群体 $\omega$。

输出：最终得到的最优过程模型。

步骤 1：利用过程模型挖掘算法得到初始群体 $\omega$。

步骤 2：利用定义 11 中适应度函数 F，计算初始群体中每个个体的适应度函数值 $F(\omega)$。

步骤 3：选择适应度高的个体作为父代。

步骤 4：通过交叉操作产生新的子代模型池。

步骤 5：对子代模型池中的个体进行变异操作，得到新的种群 $\omega'$。

步骤 6：利用定义 11 计算子代个体的适应度函数 $F(\omega')$。

步骤 7：计算父代和子代适应度函数的差值 $\Delta\rho$。

步骤 8：判断 $\Delta\rho$ 是否大于零，如果是，进入步骤 9；如果否，进入步骤 10。

步骤 9：令 $\omega=\omega'$，$F(\omega)=F(\omega')$。

步骤 10：按 Metropolis 准则接受新解。

步骤 11：判断是否达到迭代次数，如果否，返回步骤 4；如果是，进入步骤 12。

步骤 12：判断是否满足终止条件，如果否，进入步骤 13；如果是，进入步骤 14。

步骤 13：缓慢降低温度，重置迭代次数，并返回步骤 4。

步骤 14：算法结束，输出最优解。

## 5　实验与结果分析

本章将利用医院门诊患者就诊数据来检验所提出的遗传算法过程挖掘在医院门诊过程挖掘与流程优化方面的有效性。

### 5.1　原始门诊数据处理

首先从医院信息系统中获取门诊患者就诊的医疗数据，对原始数据进行预处理，去除原始数据中呆滞数据和无效数据，然后删除无用的列，并将原始数据映射到 3.1 中定义的相应的抽象门诊活动。对原始数据进行预处理后，需要进一步把得到的有效数据进行结构转换。首先，将 xlsx 格式的表格数据转换成纯文本的 csv 格式数据，然后，将纯文本的 csv 格式数据，通过 XEsame 软件转换成 xes 格式的数据文件。xes 格式的数据文件可以被过程挖掘的应用软件识别和使用，生成的部分 xes 格式的日志文件形式如下：

```
<trace>
    <string key=”concept:name” value=”” />
    <event>
        <string key=”lifecycle:transition” value=”complete” />
        <string key=”concept:name” value=”Reg” />
        <date key=”time:timestamp” value=”2017-11-23T08:43:00.000+08:00” />
        <int key=”Event ID” value=”1” />
    </event>
</trace>
```

### 5.2　挖掘原始门诊过程模型

本实验利用ProM软件挖掘原始过程模型。实验中将原始数据分成多个组，每个组挖掘得到一个过程模型，这些过程模型构成算法1.1的初始种群。图43.3是通过ProM中算法挖掘得到的一个门诊过程模型。

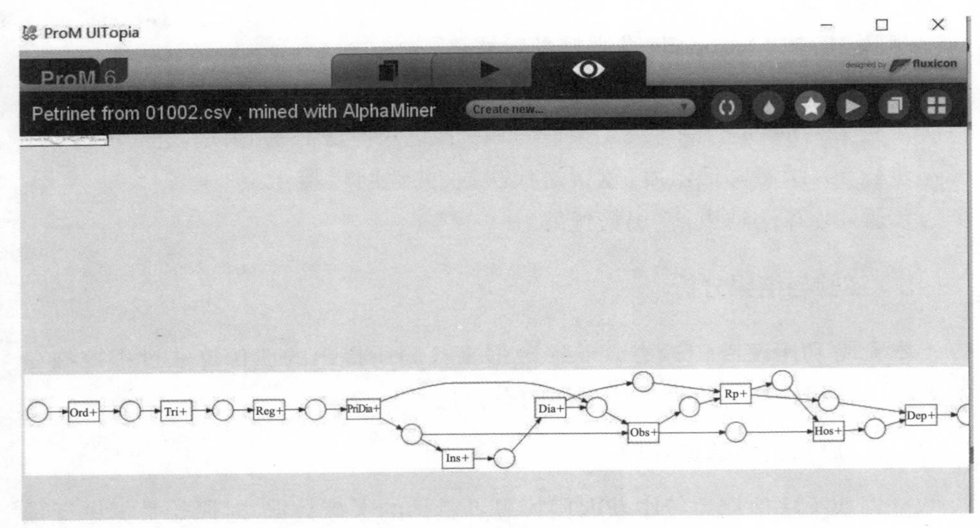


图43.3　ProM挖掘过程模型

### 5.3　门诊过程模型优化

将ProM挖掘得到的门诊过程模型作为算法1.1的输入，执行算法1.1，最终得到最优的医院就诊过程模型，如图43.4所示。

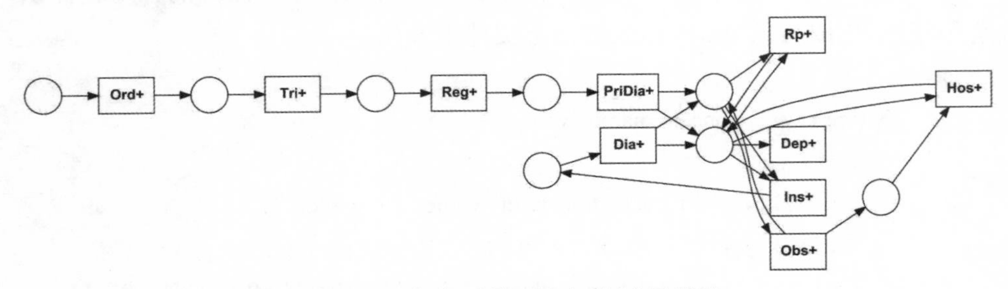


图43.4　优化后的医院门诊过程模型

本章研究将适应度函数 $F$ 中 $a, b, c$ 三个权重参数分配为0.4，0.3，0.3。得到适应度函数公式为：

$$F=0.4f_1+0.3f_2+0.3f_3 \tag{43.5}$$

比较每个过程模型和优化后过程模型的适应度函数值，通过算法 1.1 可知，优化的过程模型的适应度函数值最大，即优化后的过程模型是最优的。

通过对比优化前后的过程模型可知，优化后的过程模型的库所规模缩小约 1/3，模型变得更简洁。在优化后的过程模型中，PriDia 活动之前的模型部分，与优化前完全一致，但是在 PriDia 活动后，优化后的过程模型变得更简化，更能清晰反映病人在检查、诊断、留观、取药等门诊活动中的相互关系及前后顺序等。优化后的过程模型更加符合医院就诊过程的实际情况，可以帮助医院管理者更加方便地分析、解决医院门诊运营中存在的问题。

### 5.4 与传统遗传算法对比分析

本章将算法 1.1 与传统遗传算法进行比较，在收敛性、算法完成时间等方面进行对比分析。

#### 5.4.1 收敛性分析

传统遗传算法在迭代执行 300 次后的收敛过程如图 43.5 所示，其中横坐标表示迭代次数，纵坐标表示迭代最小成本，即最小适应度函数。

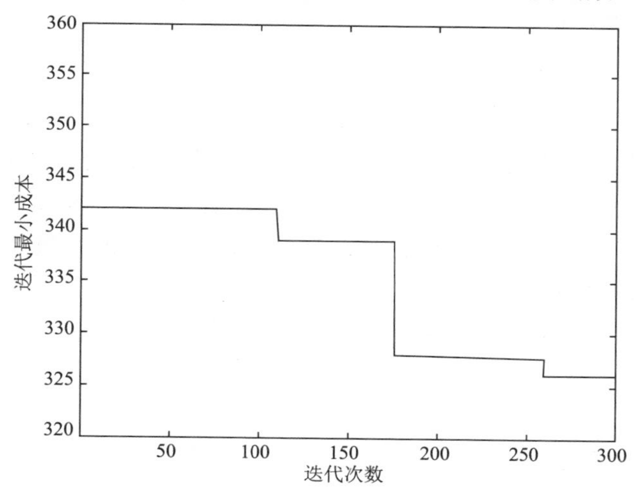


图 43.5 传统遗传算法收敛过程

算法 1.1 在迭代执行 300 次后的收敛过程如图 43.6 所示，其中横坐标表示迭代次数，纵坐标表示迭代最小成本，即最小适应度函数。

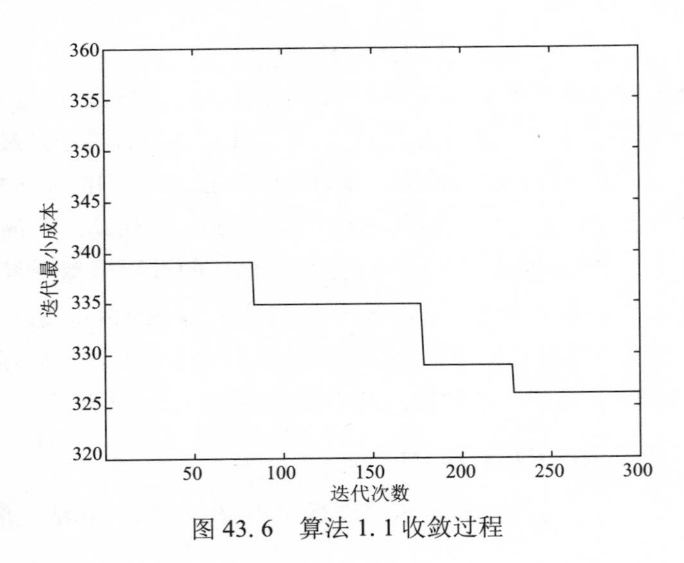


图 43.6　算法 1.1 收敛过程

通过对比图 43.5 和图 43.6 可以看出，两个算法在最后都会收敛，并且最后收敛的值基本相同，但是优化后的遗传算法在迭代 250 次之前就已经收敛，而传统遗传算法在迭代 250 次之后才收敛，所以优化后的遗传算法比传统遗传算法收敛速度更快。

### 5.4.2　执行时间分析

算法 1.1 和传统遗传算法执行完成时间与迭代次数之间的关系如图 43.7 所示，其中连接正方形的曲线代表算法 1.1 的执行情况，连接菱形的曲线代表传统遗传算法的执行情况。从图中可以看出，随着迭代次数的增加，算法 1.1 和传统算法执行完成的时间越来越少，但是算法 1.1 在最终算法执行完成时间方面要比传统遗传算法用时更短，执行效率更高。

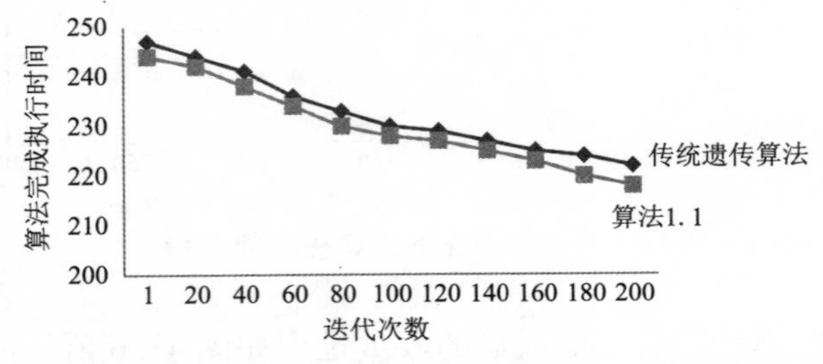


图 43.7　算法 1.1 和传统遗传算法执行完成时间与迭代次数之间的关系

## 6 本章小结

本章研究中将遗传算法引入医院就诊过程优化中，利用遗传算法中适者生存的思想、过程模型不断完善，最终得到理想的优化门诊就诊过程模型，这为医疗机构充分开发利用医院信息系统产生的数据资源开辟了一个新的方向，对提高医院管理水平和运营效率具有重要意义。

# 第44章 人体数字器官三维数据库平台的建设

青岛大学附属医院　李　鹏　刘晓飞

## 1　引言

随着计算机技术的飞速进步，三维技术也发展得日趋成熟，越来越多的领域引入了三维技术应用，如工业设计、3D 打印、数字医疗、网络游戏、影视制作。三维技术在医疗领域的应用，对医学发展具有十分重要的意义，并且人体器官的数字化三维建模已成为当前数字医学研究和应用的前沿和热点问题。通过二维医学图像数据实现人体组织、器官的三维数字化建模，尤其是三维模型对人体器官的表面及内部结构的准确表达，对于人体器官的仿生制造、模拟手术、整形、假肢、解剖教学等诸多医学领域具有重大的学术价值和实用价值。

目前，国内外已有一些研究机构和大型医疗设备企业研制出用人体器官的二维断层数字图像如 CT、MRI 等图像重建人体器官或组织三维图像的设备，但此类设备大多价格昂贵，软硬件绑定销售，很难在中小医院推广使用。同时，不同的设备之间数据兼容性差，对三维图像的浏览多局限于该台设备，且三维图像对器官内部结构表达得不够清晰，很难在解剖教学、手术模拟、手术规划等具体工作中应用。为了克服这些不足，本章研究着手建设一个开放性、专业性的公用平台人体数字器官三维数据库平台。用户可以通过互联网浏览数据库中的人体三维器官图像如三维肝脏、三维肾脏、三维大脑等，并依托该数据库平台开展学习交流、教学、模拟手术等活动。用户也可以将自己手中的典型病例影像资料共享到平台，由平台重建三维数字器官图像，逐渐丰富数据库平台的资源库，实现数据库的良性发展。

## 2 人体三维数字器官的重建

构建人体数字器官的三维数据库，首先要构建一个个的三维数字器官，然后再分门别类的存储、管理起来。每一个三维数字器官的构建都需要经历医学图像获取、医学图像预处理、重建三维器官、三维数字器官存储等几个步骤。

### 2.1 医学图像的获取

构建人体三维数字器官，首先要获取医学数据，医学数据的主要来源是患者的二维断层影像图片，如 CT、MRI 等影像资料。目前，国际上绝大多数医学影像设备制造商采用美国放射学会（ACR）和美国电气制造商协会（NEMA）共同制定的医学数字成像和通信标准（Digital Imaging and Communications in Medicine）（第三版）缩写为 DICOM 3.0，作为数字图像标准，并且 DICOM 已经发展成为医学影像领域事实上的国际标准。因此，本章研究收集的医学影像数据都是符合此标准的图像，各医疗机构临床诊疗过程中典型病例的 CT、MRI 影像图片，都可以作为数据库平台的数据来源，这样既保证了平台数据来源的广泛性，又保障了三维重建生成的数字器官的实用价值。

### 2.2 医学图像的预处理

获取了基于 DICOM 标准的医学影像数据后，并不能直接将这些数据应用于三维数字器官重建，而需要对这些图像先进行预处理。普通的图像处理软件不能完成对 DICOM 图像的处理，需要应用基于 C++ 开发的 ITK 或 VTK 来完成图像数据读取工作，并用其滤波器为二维图像去噪，这样既保证滤掉图像的噪声，又可以保留图像细节，减少边缘模糊。医学图像预处理工作的第二步是图像分割。图像分割的定义是把图像分成各具特性的区域，并提取出感兴趣区域的技术和过程。因为二维数字图像中组织和器官间缺乏鲜明的轮廓和界限，所以通过图像分割在二维图像中辨别出组织、器官、血管、肿瘤，甚至神经等，对三维数据可视化是至关重要的一步，并且图像分割技术的高低也直接影响数字器官三维重建的质量和效果。

### 2.3 三维数字器官的重建

由于医疗行业的特殊性，三维重建出来的人体数字器官必须绝对准确，不可有二义性，并且重建生成的数字器官对器官内部结构的表达需要一目了然，才是有意义的三维数字器官。因此，数字器官三维建模不能用其他领域三维建模常用的线框几何模型、表面几何模型等建模方法，因为这些建模方法通常只能构建物体的外表面轮廓，无法表达物体内部信息。在数字医学领域，普遍应用实体几何模型方法完成三维建模，三维实体几何模型可以完整地存储物体的三维几何信息，无二义性地表达数字器官，并可以从多角度展示器官的外形和内部构造信息等。由于二维数字医学图像基本都是灰度图像，为了使得重建出来的三维数字器官更形象、更直观，方便临床应用和交流，需要应用染色技术在一定的彩色空间内将数字器官的不同部分用差异化的颜色表达出来，使医务人员可以清晰地看到该器官内的血管、肿瘤等。

### 2.4 三维数字器官的存储

为了更充分发挥医学资料的价值，三维数字器官重建成功以后，不能让它仅仅停留在重建机器本地，需要建设专业的数据库来存储这些建成的三维数字器官，并分门别类管理起来，供人们随时查阅。随着三维数字器官资料的日积月累，人体数字器官三维数据库的内容必将不断丰富，资源的价值也将不断提升，数据库将发展成为医务人员工作、学习、科研、教学的资源宝库。然而，三维图像的存储并不像我们常见的图片存储，如 jpg、gif、bmp 等格式的图片一般直接存储在磁盘上就可以了，而三维数字图像需要存储每一个像素的三维坐标信息、每一个像素分量的色彩信息、像素间的距离信息等。因此，每一个三维数字器官都需要占用较大的存储空间，每一个三维数字人体器官的浏览也需要占用较多的计算资源，这对人体三维数字器官数据库平台存储性能和计算性能都提出了较高的要求。

## 3 人体数字器官三维数据库的建设目标

人体数字器官三维数据库的目标为建设一个开放性的大数据应用平台。用户可以通过互联网访问数据库，并可在线清晰地观察三维数字器官的模拟动画，从任意角度了解数字器官的内部结构或肿瘤状态等。这可以提升医生对患者病情的了解程度，提前模拟和预演手术过程，提高外科肿瘤手术尤其是疑难重症手术的成功率，在临床解剖教学和手术指导等方面具有极高的价值。

数据库平台的开放性和资源的珍贵性必将吸引众多医疗工作者访问、浏览，并依托该平台开展学习、交流、研讨等。为了丰富人体数字器官三维数据库的资源，需要制定相应的激励策略，鼓励更多临床医务工作者上传分享自己手中的典型病例影像资料，由平台审核、重建三维数字器官，充实到数据库平台中。随着科研团队三维重建技术的不断进步，人体数字器官三维数据库将由以三维数字肝脏为核心，向数字心脏、数字肾脏、数字大脑等领域不断横向拓展，最终将人体数字器官三维数据库平台打造成一个在医学领域极具参考价值和实际意义的资源宝库。

## 4　人体数字器官三维数据库的主要用途

人体数字器官三维数据库的建设对医疗工作者来说意义非凡，其主要用途可以归纳为如下三个方面，当然其未来应用可能并不局限于此。

### 4.1　解剖教学

由于在临床解剖教学中，学生对实物标本进行观察和解剖的机会较少。人体数字器官三维数据库建成后，学生能够较为直观地观察人体器官的结构、空间分布等，弥补理论教学中较为宏观和微观的内容，帮助学生在脑海中形成完整的人体结构。三维数字器官模型可以通过网络访问克服空间和地点的限制，使学生在实验室外也可以自主学习，拓展了解剖教学的空间，有利于提高学生的学习效果。另外，三维数字器官模型的可重复性使得学生可以通过浏览软件任意反复观察、学习，克服了传统尸体解剖不可重复性的缺点。

### 4.2　规划与模拟手术

传统的外科手术中，医生都是在自己的大脑中根据病人影像资料和个人判断来模拟手术，制订手术方案，手术方案质量的高低对医生个人经验的依赖性非常高，并且和手术团队中其他成员交流起来也比较抽象。通过人体数字器官三维数据库平台可以对病人影像资料进行三维重建，医生可以根据重建生成的三维数字器官规划手术过程并可以在系统中模拟手术，以便制订方案应对在手术实施过程中可能出现的多种情况。

### 4.3　专家远程支持

一些医疗技术力量相对薄弱的地区，如果医生遇到一些病情比较复杂的患者，无法独立制订手术方案，则可以通过网络将患者影像资料上传至人体数字器官三维数据库平台。数据库平台根据患者影像资料完成三维重建后，再组织知名专家和患者的主治医师取得联系，双方可同时在线看到患者的三维影像和病历资料，实时交流，制订手术方案，实现专家远程支持，这相对于现行普通的远程网络视频会诊在会诊质量和效率上会有重要的提升。

## 5 本章小结

人体数字器官三维数据库平台的建设需要信息技术和医疗数据资源的高度融合。数据库平台中的每一个三维数字器官形成，都要经过医学图像获取、图像预处理、三维重建、三维图像存储等过程。人体数字器官三维数据库的建设任重而道远，它的发展必将为医疗工作者尤其是外科医生的成长及临床工作提供很大的帮助。

# 第 45 章

# 医学影像三维建模系统的研究与应用

青岛大学附属医院　李　楠　王　龙

## 1　引言

当前医院信息化建设已从广而全迈向精细化管理阶段，精准助力临床始终是信息化建设的目标。随着医院大型影像医疗设备的不断更新，医院 CT、MR 和 PET-CT 等影像资料也需要从平面化二维展示向立体化三维空间展示进阶。专业的三维建模系统可以进行精准可视化分析和处理，让患者可以享受更优质的医疗服务，让医生临床工作如虎添翼。

## 2　问题与需求

大型综合医院的外科医生通常面临着手术量大、手术难度高、手术风险高等问题。并且，医生在整个围手术期还面临诸多工作难点，比如：当术前医生跟患者家属访谈时，家属难以理解手术路径和手术方案的细节，沟通难度大；当医生术后随访时，无法对病灶演变的数据进行自动对比，对于病情进展、疗效评估分析困难；当医生在临床教学中面对复杂病变和解剖关系时，难以对其进行准确描述等。为助力医生开展精准医疗，推进临床教学和科研能力提升，青岛大学附属医院推进广泛适用的医学影像三维建模系统建设，助力医院高质量发展。

## 3 系统建设内容

### 3.1 系统架构设计

医学影像三维建模系统采用虚拟化部署，云端集中计算的整体设计架构。医疗设备产生的薄层影像进入PACS后，三维建模系统直接从PACS调取影像，按照客户端发出的建模指令进行相应的处理，重建完成后，客户端获得重建后的3D展现。该系统的弹性扩容设计，实现了负载均衡和按需扩展。

三维影像建模系统的云端计算（私有云）模式，一方面保障了数据安全性（数据不出院），另一方面降低了客户端的要求，节约了硬件成本，一般的高配PC即可运行建模处理，而不需要配置专业的图形工作站，从而有利于推广应用至临床科室。

### 3.2 功能设计

医学影像三维建模系统是一套汇集了可对CT、MR、PET、DSA等各种高端影像设备同时做三维后处理的高级后处理系统。同一患者的CT、MR、PET等多种检查类型的影像数据可以融合对比浏览，把不同检查类型的影像优势重叠在一张图上，体现了多模态影像组学的组合优势。例如，在CT或MR图像上的可疑病灶能在与PET的融合图像上清晰定位出来，帮助医生为患者提供跨设备的精准诊断。临床医生可在任意的一台电脑上使用各种功能强大的三维重建后处理功能，方便快捷，不再局限于在影像设备旁边才能做影像三维建模。

该系统包含影像三维容积重建高级自动去骨、高级血管分析、高级心脏分析、高级结肠分析、高级肺结节分析、高级呼吸系统分析和虚拟内窥镜等多种可选的高级应用模块。该系统为肿瘤、脑卒中、心脏、血管、能谱、胸部、腹部、骨科和神经等诸多临床领域的医生提供精准和可视化的辅助诊疗，有效帮助医生拓宽诊断的深度和广度。

### 3.3 系统实施方案

医学影像三维建模系统创建后，对部分临床医生进行培训，让其掌握影像的三维建模技术。临床医生已经可以基于该系统开展建模应用、内部培训教学、科研探索等。

## 4 系统应用示例

老年女性患者 A,主动脉瓣狭窄,拟行主动脉瓣置换(TAVI)。心血管内科医生面临的问题是放射科 CT 报告提供了主动脉脉瓣病变的描述与诊断结论。经医学影像三维建模云平台的 TAVI(经导管主动脉瓣置入术)模块做三维后处理后,可实现 TAVI 主动脉瓣置入术相关径线的全自动精准测量,评估更安全的手术路径,如图 45.1 所示,让医生在手术耗材及人工瓣膜规格的选取时更加准确与安全。TAVI 报告可以精准完成术前评估和规划,让临床医生对手术过程有更清晰的思路。

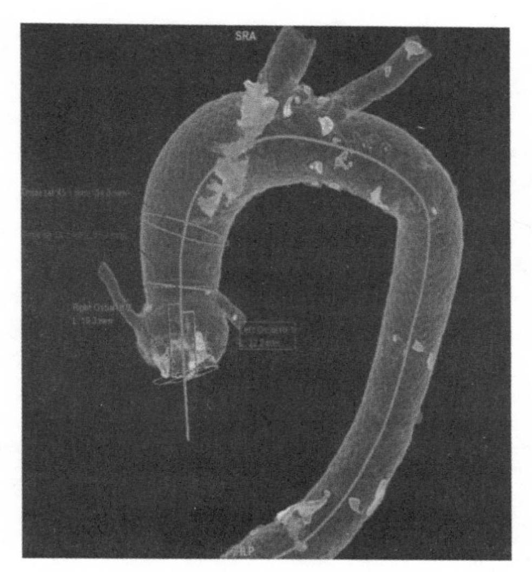


图 45.1 TAVI 主动脉瓣的全自动精准测量

## 5 本章小结

三维重建技术在病变大小形态及空间定位、制订手术治疗计划、辅助放射治疗和模拟教学中发挥着越来越重要的作用,成为放射科影像诊断工作中重要的研究方向。通过医学影像三维建模系统,临床医生实现了为患者制订个性化的手术诊疗方案的愿景。在助力精准医疗方面,该系统的三维立体展示、多模态影像融合技术、自动去骨及血管提取分析、历史检查对比展示和虚拟剪切功能等一系列后处理功能,不仅提高了临床医生诊断的准确率,减少误诊和漏诊,增强医生的诊疗信心,也让患者对手术方案有了更直观的了解,大大提高了医患双方的沟通效率和沟通效果。该系统的自动测量、自动计算和自动对比患者的多次影像学检查的病灶测量功能，非常有利于临床医生对患者进行术后随访。此外，在模拟教学方面，医生也可以利用三维动画展示教学，让学生直观地去掌握解剖定位、模拟各病灶的手术路径及理解整个诊疗方案。在科研方面，临床医生利用该工具开展相关课题研究，也可以很好地提升医生的科研能力。

# 第46章

# 人工智能在医学影像辅助诊断中的应用

青岛大学附属医院　刘庆金　陈　浩

## 1　引言

医学影像是辅助临床诊断最有效的方式，可以辅助医生快速分析病情，做出诊断。在过去，分析医学影像主要依靠医生肉眼观察，凭借医生积累的知识和经验，存在很多的主观因素。随着医疗水平的不断发展，患者越来越多，需要分析的医学影像也越来越多，极大增加了医生的工作量。因此在医学影像诊断过程中应用人工智能，深度学习技术成为发展趋势。

## 2　深度学习在医学影像领域的研究现状

在过去，传统的医学影像信息系统已经发展得比较成熟，从医学影像生成、传输、处理，到最终得到医学影像检查结果有一套标准化的流程。经过多年发展，在医学影像信息系统中积累了大量的医学影像数据，这些医学影像数据是医院一笔宝贵的财富。借助这些医学影像数据，对深度学习构建的卷积神经网络进行训练，可以得到理想的医学影像分析模型。

想要获得高质量医学影像智能诊断模型，需要大量的训练样本对模型进行训练。现阶段，这些医学影像信息系统相对每个医院相互之间都是相对独立的，这就导致医学影像数据的数据量及普遍性不够。构建区域医学影像数据中心，可以对不同医学影像信息系统的数据进行整合，增加医学影像数据的多样性。在构建区域医学影像中心的过程中，应用医学影像降噪、医学影像超分辨率重建、医学影像去伪影等技术，以获得大量高质量的医学影像图像。通过这种方式，可以更好地训练神经网络模型，提高医学影像智能诊断的准确率，从而构建医学影像智能分析平台。

深度学习技术在医学影像领域有诸多应用，包括医学影像的分类、检测、分割等。这些技术的应用，在医学影像的智能诊断方面取得了较好的效果。医学影像同时又有多种分类，包括 X 光检查、CT 检查、磁共振检查、超声类检查以及核医学检查。由于这些医学影像的成像方式不同，每种医学影像都有自己的特点，所以没有一种统一的深度学习方法能够解决所有问题。并且不同疾病的不同医学影像在医学影像的智能诊断中采用不同的深度学习方法和卷积神经网络模型。

## 3　深度学习在医学影像项目应用

目前，基于深度学习的图像分析技术在医学影像的应用主要在三个方面：分类、检测和分割。本章对目前医学影像智能分析技术的实际应用进行介绍，并且总结这些应用领域的应用案例。

### 3.1　医学影像分类

利用深度学习技术对医学影像进行分类是当下研究的热点之一，最常见的应用场景就是利用深度学习技术通过医学影像判断有没有某种疾病。比如通过磁共振医学影像可以诊断腹腔内肿块是否发生病变。

Gao 等提出一种通过深度学习技术自动学习的特征，对裂隙灯图核性白内障的严重程度进行等级分类。Payan 等通过稀疏自编码网络和三维卷积神经网络，基于大脑磁共振医学影像构建的智能网络模型，可以识别诊断患者阿尔茨海默病的疾病状态。Shen 等提出一种多尺度卷积神经网络，这种多尺度卷积神经网络可以通过交替堆叠层捕捉肺结节的异质性，对肺结节的良性和恶性有很多好的分类效果。Dong 等提出一种深度学习框架，通过自动学习来提取高级别胶质瘤患者的脑磁共振图像，可以判断患者的生存时间。

### 3.2　医学影像检测

医学影像检测就是根据得到的医学影像，利用智能技术，判断病变的位置，如甲状腺结节检测，即为找到甲状腺哪个位置有结节。在医学影像检测中，需要用到医学影像重建及后处理、医学影像标注、医学影像配准、图像超分辨率等技术。

Schlemper 等提出一种框架，在此框架内，利用深层卷积神经网络来重建欠采样的 2D 心脏磁共振医学影像的动态序列数据，从而实现加速采用。对于训练数据，只有经验丰富的医师才有资格进行有效标注，但是由于工作量巨大，Mardani 等提出一深度学习框架，这种框架结合全卷机网络和主动学习，可以大大减轻标注工作量。在医学影像图像智能诊断中，对齐两个或者更多图像的三维配准是极其重要的，Qin 等提出了一种使用深度卷积神经网络进行建模，以原始数据作为模型输入，以最优动作作为输出的网络模型，从而大大提高了其准确性和鲁棒性。提高医学影像的分辨率，有助于更好地诊断病情，Lee 等提出一种卷积神经网络，将 3T 磁共振医学影像重建为 7T 磁共振医学影像，在对 15 个受试患者的实验结果上都优于传统方法。

### 3.3 医学影像分割

基于深度学习技术的医学影像分割目前最多的应用场景就是体现在器官的分割上，这包括心脏分割、肝脏分割、大脑分割等。对于医学影像分割，主要是基于 CT 和磁共振医学影像。

Dou 等提出一种基于 3D 深度监督卷积神经网络的网络模型，利用全卷积网络结构，实现自动肝脏分割，这种方法可以使得智能网络模型拥有更快的收敛速度。Zhu 等提出了一种端到端的卷积神经网络，这种网络采用全卷积构建模型使用 CRF 进行特征学习，通过这种方式可以消除乳房 X 线影像数据集的过拟合问题，从而实现对乳腺医学影响的分割。Christ 等提出一种新的技术框架，在新的框架里，首先使用级联全卷积神经网络对 HCC 肿瘤病灶进行自动分割，然后利用 3D 神经网络对第一步中分割的病灶的恶性程度进行预测，通过这种方式构建的全自动肿瘤智能分析系统与专家标注的评估基本一致。

## 4 医学影像智能分析

本章研究根据医学影像成像方式的不同，对不同成像方式下应用的不同深度学习技术进行整理，分析了不同医疗场景中不同技术的实际应用。将不同深度学习的网络模型与实际医学影像相结合的医学影像智能分析技术是未来医学影像辅助诊断的发展趋势。

### 4.1　基于深度学习的 X 射线医学影像智能分析

X 射线成像方式的医学影像，对于人体中密度较大的组织有很好的成像效果。但是 X 射线医学影像得到的结果，人体组织重叠，导致医生很难做出精确判断。深度学习技术在 X 射线医学影像的大规模应用，促进了其智能分析的快速发展。

利用深度学习技术，构建不同的卷积神经网络框架，针对不同病种的 X 射线医学影像，进行智能分析。这其中包括乳腺癌的高风险和低风险区分，预测和分析胸部 X 射线医学影像是不是肺结核等。

### 4.2　基于深度学习的 CT 检查医学影像智能分析

在所有医学影像智能分析中，CT 应用深度学习技术的时间最久，发展最为成熟。利用深度学习能智能算法，对 CT 医学影像进行分类、检测、分割等，能为临床提供很多有价值的参考信息。在三大类应用中，对人体器官 CT 检查的医学影像的分割应用最为广泛，通过对医学影像的分割，可以得到组织不同方向、不同切面的信息数据，这些数据为诊断病情、判断病灶严重程度，都有很大的临床治疗意义。

CT 医学影像的智能分析，不仅可以对肺结节进行分类，而且通过基于深度学习的智能算法，能够得到比较精确的病灶轮廓，从而对病灶进行精准分割。在对不同病灶进行精准分割时，由于器官组织位置不同，所以用到的医学影像分割技术也不尽相同，这其中包括肺结节分割、胰腺病灶分割、肝脏病灶分割、盆腔器官病灶分割、膀胱肿瘤分割等。

### 4.3　基于深度学习的磁共振医学影像智能分析

磁共振成像技术是利用原子核在强磁场内发生共振，共振产生的信号经过空间编码，最终重建出人体图像。磁共振成像技术在医学影像技术中提供的信息量最多，可以得到人体各个方向、各个断层的图像，并且这种成像技术没有电离辐射，对人体不会产生不良影响。

趋势：随着深度学习技术的不断发展，基于深度学习的自动化图像处理技术越来越多地应用到磁共振医学影像诊断分析之中。

深度学习技术应用在磁共振医学影像主要分为三大类：基于小块图像组的 Patch-Wise CNN 模型、基于语义的 Semantic-Wise CNN 模型和基于级联网络的 Cascade CNN 模型。利用这些技术对磁共振医学影像分析，包括对磁共振医学影像的重建、磁共振医学影像的分割及磁共振医学影像的质量评估。对于磁共振医学影像的智能分析主要集中在大脑磁共振影像的分割方面。研究者通过对输入和卷积神经网络模型的不断改进和发展，不断提高该领域影像分割的准确性。

### 4.4 基于深度学习的超声医学影像智能分析

超声检查在医学影像检查中成本最低，通过超声医学影像，临床医生可以判断病灶状态，对超声医学影像的智能分析研究也已经有很多成熟的应用案例。超声检查的重要性不言而喻，正是由于诸多基于深度学习智能算法的应用，帮助临床医师快速、准确地判断病情，这种智能分析技术为临床诊疗节约了大量宝贵时间，提高了超声检查的整体工作效率。

利用超声医学影像智能分析技术，可以分析并预测甲状腺结节恶性风险的大小。同时，深度学习技术在超声医学影像领域的应用，还包括识别新生儿的心脏病研究、分析肝脏超声医学影像的特征、前列腺超声医学影像帮助诊断前列腺癌、阑尾超声医学影像可以为阑尾炎精确诊断提供依据等。

## 5 本章小结

分析深度学习技术在不同成像方式下医学影像中的应用，以及深度学习技术在医学影像不同项目中的应用，建设智能医学影像临床辅助诊断平台，提高了医学影像的分析精度，为临床医疗诊断提供诊断依据，是医学影像发展的重要方向。医学影像智能分析技术不仅能够减少医生的工作量，提高工作效率，而且能够减少医学影像分析诊断方面的误诊率。

虽然人工智能为医学影像领域带来诸多益处，但还是存在很多挑战。首先，目前大多医学影像智能分析平台只能针对单种疾病，因此将多种疾病的医学影像智能分析平台进行整合是未来发展方向之一。其次，医学影像智能分析平台对临床治疗的指导意义不够，如何通过医学影像智能分析平台，结合可视化技术为患者提供更好的治疗方案，是未来需要努力解决的问题。最后，医学影像智能分析平台与传统的医学影像检查工作流相融合，实现医生的高效工作，也是未来亟须解决的问题。

随着人工智能的不断发展，未来基于深度学习的医学影像智能分析技术必将发挥更大的作用，惠及更多人民群众。

# 第 47 章

# 关于在电子病案管理中应用 OFD 技术的可行性研究

青岛大学附属医院　李　鹏

## 1　引言

OFD 是国家标准《电子文件存储与交换格式版式文档》(GB/T 33190—2016)中所规定的开放版式文档格式(Open Fixed-layout Document)的简称,由国家标准化管理委员会于 2016 年 10 月 14 日正式批准发布,并于 2017 年 5 月起正式实施。版式文档是电子文档的一种,通过一定的规则将文字、表格和图像等内容版面固定使其呈现所见即所得,并且显示效果独立于软硬件环境,被视作信息时代的“数字纸张”。正因为这些特性使它成为电子病案进行存档、阅读、交换的文档格式的理想选择。目前在电子病案管理中应用最广的文档格式是美国 Adobe 公司开发的便携式文档格式(Portable Document Format),简称 PDF,但是由于其不支持国产加密算法,我国没有完全自主的知识产权,存在安全风险,不符合国家关于信息安全自主可控的政策要求。OFD 作为我国首次自主研发的国家级版式文档格式标准,已经在电子政务和档案管理中试点应用。为能更好地推进在电子病案管理工作中应用 OFD 版式标准,加强 OFD 格式在电子病案应用场景下的研究是必不可少的。

## 2　OFD 版式文档的特点和优势

### 2.1　发展 OFD 自主版式标准的必要性

版式文档广泛应用于电子政务、电子商务、公文管理、档案管理、信息发布等领域，是信息世界运转的重要载体。但是，目前版式文档多采用一些国外标准或是某公司的私有格式，比如 PDF，该类数据格式标准由国外厂商制定，我们无法控制格式标准的解释权，并且无法保证对版式文档数据长期保存的技术支持。随着信息安全上升到国家战略高度，自主可控在信息及网络安全中的要求越来越高。OFD 作为我国首个自主研发的国家级版式文档格式，正是阶段性地实现了这一战略需求。在电子病案管理领域引入 OFD 版式文档格式，将有助于整合和统一病案数据存储结构，进一步推动我国电子病案管理的标准化工作。

### 2.2 OFD 对比 PDF 的技术优势

PDF 是目前常见的版式文件格式，由打印描述语言 PostScript 发展而来。数据以 PDF 格式保存时，一般先通过虚拟打印的方式转换成 PostScript 脚本再转换为 PDF 文档，其中 PostScript 脚本采用二进制和文本相结合的方式，转换步骤多而且保存速度慢。OFD 文档数据的存储和具体业务的描述则是基于 XML 技术，不仅易于辨认和解析而且便于长期保存和再利用，其开放的格式标准更利于数据的交换。OFD 使用基于层次文本以及压缩打包的数据分离保存方案，使得文档体积相比与包含相同内容的 PDF 格式的文档更小，因此在加载、打开文档时能有更快的速度。PDF 的混合存放方式会在批注加入时影响到文档的原文，进一步影响到基于原文的安全加密，而 OFD 则通过分离保存文档的原始内容与附加的批注内容，避免了因为增加批注而影响到对原文的加密等安全技术保障措施。

### 2.3 OFD 对比 PDF 的安全优势

PDF 是由国外公司制定的版式文档格式，虽然已被认定为国际标准，但是其不支持国产密码算法，在关键的行业，特别像医疗行业，不符合国家关于网信安全的政策导向。OFD 存储文档数据和描述具体业务使用了 XML 技术，其数字签名方案选择了符合 XML 签名语法和处理 2.0 版相关规则的 XML Signature 方案，能很好地支持数字签名、加密等安全认证功能，保证电子病案在长期保存中的安全可信。OFD 支持国产加密算法，并取得了国内众多 CA 厂商（提供工厂管理软件和解决方案的公司）的支持，其安全防护措施比 PDF 更具有优势。

## 3　OFD 在电子病案管理中的应用场景

### 3.1　电子病案归档管理

目前各医院的病案无纸化管理通常采用的做法是以版式文档的形式将电子病案进行归档并长期保存。OFD 格式的特性完全符合电子病案长期保存文档的要求，并且作为国家级的自主版式格式，可视作未来电子病案保存的理想选择。医院可以通过归档实现电子病案流入多源、保存单一从而将电子病案统一转换为 OFD 格式。

### 3.2　电子病案元数据管理

OFD 提供结构化描述功能，可以用来定义文档元数据，进而构建电子病案语义树。通过自定义标引的方式将《WS 364-2011 卫生信息数据元值域代码》和《WS 445-2014 电子病历基本数据集》等标准定义为电子病案所需的元数据，应用到以 OFD 板式存储的电子病案文件中。另外，电子病案使用环境，电子病案密级、隐私保护等信息也可以作为元数据保存在文件中，只有当环境、信息要素符合的情况下才允许对电子病案进行操作。

### 3.3　电子病案数据交互

当前的电子病案互联互通工程仅实现了数据的交互，而未能完成对病案版式的交互，这就导致数据的接收端还需要通过重新组织数据以还原版式文件，而这个过程很可能产生接收数据与原始数据的差异。如果采用 OFD，将 WST500—2016《电子病历共享文档规范》内嵌到板式文档中，在电子病案互联互通中交换 OFD 文件，这样就既交换了数据又交换了版式，做到了原始、真实的医疗信息交换。

### 3.4　电子病案开放利用

目前在电子病案管理领域，绝大部分采用 PDF 版式文档格式，还有部分采用国内厂商的私有文档格式。版式标准不开放、数据可读性不可控的问题随着病案管理无纸化进程的推进，将会对电子病案应用扩展、长期保存以及病案数据交换等造成极大的障碍。OFD 具有开源和扩展性强等特性，其应用不受制于环境，文件扩展方便，不同医疗机构的电子病案数据汇集管理也具备了可行性。

### 3.5 电子病案安全和隐私保护

数字签名和加密算法支撑着电子病案的安全应用。OFD的内置特性支持权限控制、签名、加密等安全认证功能。OFD采用的数字签名方案为XML Signature，该方案不仅可以将数字签名嵌入OFD文件中，而且支持多签名。若签名算法出现被攻破的风险时，可以用最新签名技术对文件再次签名来加强文档的安全。

### 3.6 电子病案痕迹追踪

OFD版式文档可以将电子病案各环节中涉及的人员信息、动作信息等嵌入文档中，使文档本身具备全生命周期信息追踪的能力。文档如发布过多个改变版本，版本信息也可以内嵌到同一文档中，从而反映出文件的历史状态。

### 3.7 电子病案质控和教学应用

利用OFD版式文档中的原始内容与批注附加内容分离保存的特性，可以将电子病案的质控信息、教学信息等以批注的方式嵌入文档中，这样既不会改变原文，又丰富了文档的内容，充分开发利用病案资源。

## 4 病案管理中推广OFD面临的问题与挑战

### 4.1 更换意愿不强

PDF版式文档格式经过二十多年的发展，已经从一款商业产品成为国际标准ISO 32000，而PDF/Archive（PDF/A）也同时成为电子档案的国际标准ISO/DIS19005-1。现有医疗信息化应用中，大量采用了PDF版式文档，特别是在病案管理部门，自国内开始推行病案归档无纸化后，PDF已经成为电子病案保存的优先解决方案。因为PDF有着非常低的应用成本，一旦更换成OFD格式，则会不可避免地面临高额的转换成本，所以无论从技术风险还是成本投入考量，病案管理部门在短期内不会考虑将电子病案文档格式更换为OFD格式，暂时也不会有将存量的PDF格式电子病案文档转换为OFD格式的意愿。

### 4.2 相关应用研发不足

现有的电子病案管理在归档、阅读、打印等场景广泛应用PDF标准相关功能产品，而目前能够支撑OFD版式的应用寥寥无几，至于如何实现与现行的各种应用系统进行无缝对接更无从谈起。另一方面，当前对于 OFD 应用场景的研究也偏少，目前主要还是停滞在 OFD 与 PDF 的格式对比、作为 PDF 的替代格式等层面上。今后的研究应该通过加大相关应用的研发力度，加强 OFD 在电子病案中的应用深度，从而在电子病案领域从标准到应用系统建立起一个完备的应用生态环境。

## 5 OFD 的未来展望

2010 年 5 月，全国档案工作标准化技术委员会决定暂缓采用以美国 ADOBE 公司技术为基础的《长期保存的电子文档文件格式第 1 部分：PDF1.4（PDF/A-1）的使用》作为国家标准在我国的实施，最终将该标准的使用范围限定在“涉密文档以及作为档案保存的文档”以外，这给 OFD 的发展带来了广阔的空间。当前，自主可控的网络信息安全已经上升到国家战略高度，国家在知识产权保护和研发投入等方面给予了强有力的支持。通过整合行业内优质资源来推动 OFD 相关技术和应用的发展，形成 OFD 版式文档格式对 PDF 的竞争优势。

## 6 本章小结

电子病案是病人的医疗档案，电子病案的管理工作本质是信息化与档案管理的高度融合。若要在电子病案管理中普遍应用 OFD，除了当前已经成立的电子文件管理推进联盟，仍需由电子病案管理领域相关用户提出针对性的规范和管理办法，以便提升 OFD 格式在电子病案管理领域中的应用水平，扩大应用范围，促进不同环境下基于 OFD 的电子病案应用互联互通。只有基于 OFD 格式保存的电子病案文档越来越多，这一国产版式文档标准才能在病案管理领域展现愈发强劲的生命力。

# 第48章 基于深度学习的无症状心肌缺血动态心电图智能检测研究

青岛大学附属医院　刘庆金　刘大伟

## 1　引言

深度学习技术日益发展，在智能医疗领域的应用也愈发普遍。基于深度学习的AI智能技术已经应用到心脏病检测、智能机器人辅助手术、医学影像智能诊断等诸多方面，并且取得了一定的研究成果。国内外利用深度学习技术对心电图进行识别做了大量研究工作，包括斯坦福吴恩达教授提出的动态心电图分类模型、刘守华等提出的临床心电图分类算法、景恩彪等提出的基于ResNet的心电图识别研究，以及李东晓等提出的基于改进型GRU的心电图自动识别模型设计。

## 2　研究意义

随着社会不断进步，人类生活水平不断提高，饮食结构发生了很大的变化，又因为我国社会老龄化不断加剧，罹患冠心病的患者越来越多。无症状心肌缺血是指患者虽然有心肌缺血的客观事实，但是没有心肌缺血的临床症状表现。无症状心肌缺血是冠心病患者中非常普遍的一个症状。在临床实际诊疗过程中，通常使用动态心电图来检测病人是否有无症状心肌缺血的现象。医生如果不能及时发现病人无症状心肌缺血的病情，随着病情持续恶化，很可能引发严重后果，包括造成病人永久性心肌损伤，导致急性心肌梗死，心律失常，甚至猝死，严重威胁病人的生命安全。

在传统诊疗过程中，医生凭借经验分析动态心电图，这种方法有很大的主观性，可能造成对动态心电图的检测结果分析有误。本章的研究基于深度学习最新的研究成果，利用卷积神经网络，提出了一种智能分析动态心电图的算法，可以辅助医生进行识别和判断，从而提高医生对动态心电图解释的准确率和工作效率。

## 3 基本概念

### 3.1 动态心电图

将美国 iRhythm 公司生产的 Zio 产品，固定在病人的胸前，可以 24 小时持续不断地记录病人的心电图数据。将这些数据收集并存储起来，由心电图专家对这些数据进行标注。心电图标注为两类，一类属于无症状心肌缺血，一类不属于无症状心肌缺血。

如图 48. 1 所示，心电图中每一个横格代表时间为 0. 04 秒，每一个纵格代表电压为 0. 1 毫伏；1 个大格等于 5 个小格，一个大格子是 0. 2 秒。Zio 产品在一秒时间内可以采集病人 200 次心电图数据，将连续 256 次采集得到的数据作为一个样本，患者持续佩戴心电图数据采集设备，这样可以将得到的每个患者的数据拆分成时间长度为 1. 28 秒的样本，通过一个样本可以判断动态心电图是否属于无症状心肌缺血。

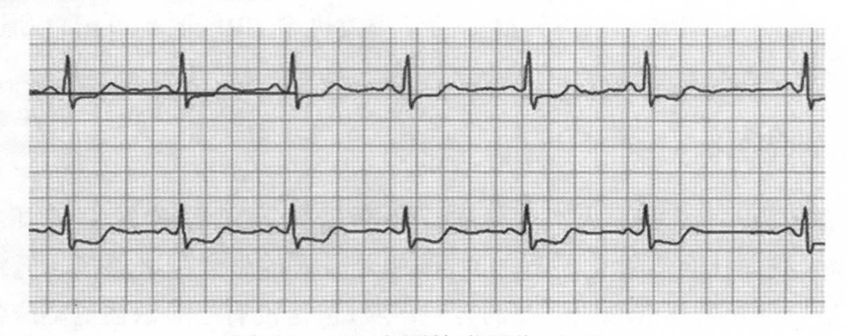

图 48. 1　心电图检查图像（部分）

### 3.2 深度学习

对于定义好的形式化的数学规则，计算机很容易理解和计算。但是非形式化的内容和任务，对于计算机来说很难理解和执行，比如理解人们所说的话和识别图像中的物体。深度学习技术就是为了解决这个问题而发展起来的,可以让计算机从经验中获取知识,并且通过层次化的概念来理解现实世界。深度学习中的每个概念,都是通过简单的概念来学习复杂的概念,绘制这些概念建立过程中所形成的图,得到一张层次很多的图,这就是深度学习技术。

## 4 基于深度学习的无症状动心肌缺血动态心电图智能检测

### 4.1 卷积神经网络

卷积神经网络是典型的深度学习模型,是一种专门用来处理类似网格结构数据的深度学习模型。比如时间序列数据可以看作一维网格,图像数据可以看作二位网格。卷积神经网络有三层结构包含输入层、隐藏层、输出层。其中隐藏层主要包含卷积层、池化层和全连接层三类常见构筑。

输入层:在卷积神经网络中,输入层主要用来处理多维的输入数据。卷积神经网络采用梯度下降算法进行学习,为了防止卷积神经网络中梯度爆炸和梯度消失,在待处理的数据输入卷积神经网络之前,需要进行标准化处理,具体的是对输入数据进行归一化。

卷积层:卷积层的主要功能是对输入的数据进行特征提取,卷积层中包含多个卷积核,对输入层传递的数据进行卷积运算,卷积运算如公式 48.1。

$$s(t)=x(a)w(t-a)da \tag{48.1}$$

式中,$x(t)$是一个关于 $t$ 的函数,$a$ 表示当前运算与 $t$ 的间隔,$w(a)$表示加权函数,$s(t)$表示平滑估计函数。卷积运算用 * 表示,则得到卷积运算公式 48.2:

$$s(t)=(x*w)(t) \tag{48.2}$$

在卷积网络中,卷积公式的第一个参数即函数 $x$,称为输入函数,第二参数即函数 $w$,称为核函数,输出函数 $s$ 称为特征映射。

在实际计算机处理过程中,数据往往都会被离散化,定义离散形式的卷积如公式 48.3:

$$s(t)=(x*w)(t)=\sum_{a=-\infty}^{\infty}x(a)w(t-a) \tag{48.3}$$

如果在二维输入数据 I 中做卷积运算,用二维的卷积核 $K$,可以得到多维卷积运算公式 48.4:

$$s(i,j)=(I*K)(i,j)=\sum_{m}\sum_{n}I(m,n)K(i-m,j-n) \tag{48.4}$$

卷积层参数：在卷积层中，需要确定三个参数，即卷积核大小、卷积运算步长和填充。其中，卷积核可以定义为小于输入数据任意大小，卷积运算步长表示卷积运算扫过输入数据的位置距离，填充是为了抵消计算中尺寸收缩的影响。卷积层三个参数，共同决定输出特征的大小。

激活函数：激活函数可以激活卷积神经网络中部分神经元，将被激活的信息向后传递给下一层的卷积神经网络。激活函数中加入非线性因素，被激活的神经元的特征通过激活函数被映射到下一层，本章研究采用 ReLU 激活函数，激活函数公式 48. 5：

$$f(x)=\max(0, x) \tag{48.5}$$

池化层和全连接层：在池化层中利用池化函数，使得某一位置相邻输出的总体统计特征来代替该位置的输出。常用的池化函数包括最大池化函数、相邻矩形内平均值、范数和基于中心像素距离的加权平均池化函数。全连接层位于隐藏层最后位置，只向其他全连接层传递信息。

### 4.2 无症状心肌缺血动态心电图检测的网络模型

本章的研究设计一个 34 层的卷积神经网络，通过训练卷积神经网络，让这个网络可以检测任意长度的心电图时间序列。

无症状心肌缺血心电图检测时输入一串心电图序列数据：$X=[x_1, x_2, \ldots, x_k]$，输出一串结果数据：$R=[r_1, r_2, \ldots, r_n]$，其中 $r_i$ 包括正常和无症状心肌缺血两种结果。每一个输出结果与一段心电图输入序列相一致。

针对训练集中的实例，对交叉熵目标函数进行优化：

$$L(X, r)=\frac{1}{n}\sum_{i=1}^{n}\log p(R=r_i|X) \tag{48.6}$$

式中，$p(R=r_i|X)$表示在卷积神经网络中第 $i$ 个输出值 $r_i$ 的概率。

卷积神经网络设计的高层体系结构如图 48. 2 所示。

该卷积神经网络结构中，包含 34 个卷积层、一个完全连接层和一个 Softmax 分类器。为了使这种网络的优化具有可控性，采用了类似残差网络体系结构的捷径。这种卷积神经网络之间的捷径可以优化训练，允许信息在非常深的神经网络中很好地传播。在训练数据集输入训练网络之前，需要使用归一化策略进行归一化处理。

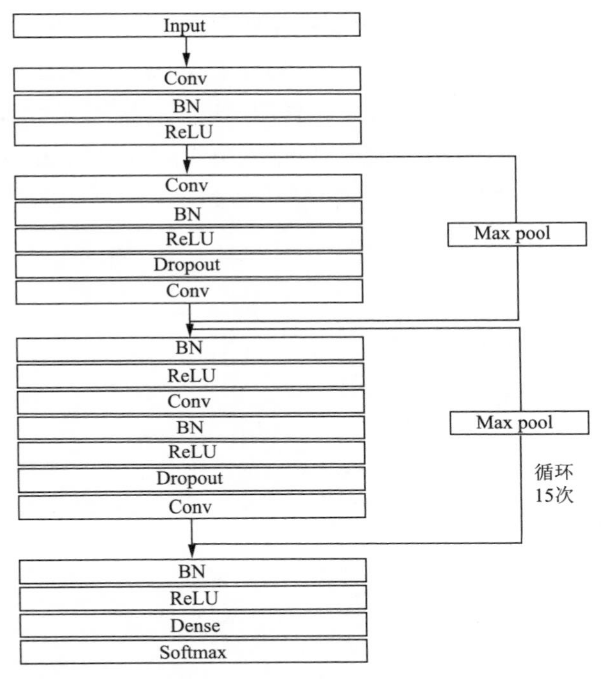


图 48. 2　卷积神经网络结构

在本章的研究提出的卷积神经网络结构中，包含 16 个残差块，每个残差块拥有两个卷积层。在每个卷积层中有 64 个过滤器，其中初始值为 1，每过四个残差块增加 1。每个残差块对输入数据采样参数为 2，从原始心电图时间序列数据中每 256 次采样作为一个样本。当残差块对输入数据采样时，对应的捷径采用最大池化函数对输入进行采样。

在每一个卷积层之前都采用批标准化对输入数据进行归一化处理，然后通过 ReLU 激活函数添加神经网络的非线性因素，而在第一层和最后一层采用预激活。在卷积层和激活函数之间添加 Dropout，最后通过全连接层和 Softmax 分类器输出判断结果。

## 5　模拟实验

本章的研究收集了一个包含一万个病人的心电图数据集，这些数据利用可佩戴心电图检测设备进行收集，设备频率 200 Hz，也就是每秒心电图检测设备可以采集 200 次，将连续 256 次采样作为一个样本，一个样本即是 1. 28 秒。每条心电图数据记录 30 秒，标记心电图数据中对应的起点到偏移点，从而对每条记录进行分割，构成一个样本集合。然后让心电图专家对这些数据集进行标注，让每条心电图数据与心电图类型相对应，这些标注作为标准，用来判断模型和医生的分析检测是否正确。数据集以十六位二进制存储，格式为 Json。数据集中的每条数据包括注释文件、数据文件、头文件三部分。部分数据如图 48. 3 所示。


```
"ECG_ID": "1ab23e8d8299643d0262ecd7cf51af4e",
"win_start_time": "19:51:46",
"reviewer_id": 8,
"start_time": "",
"episodes": [
    {
        "onset": 1,
        "rhythm_name": "AFIB",
        "rhythm_code": 600,
        "offset": 6000
    }
],
"tag": "rev",
"source_file": "",
"onset_sample": -1
```


图 48. 3　部分实验数据

将得到的心电图数据集分成训练集和测试集两部分，十分之九属于训练集，十分之一属于测试集。本章的研究中利用训练集对深度学习神经网络模型进行训练，训练结束后，利用测试集对神经网络模型的检测性能进行测试。为了比较深度学习卷积神经网络模型的性能，笔者邀请六位可以阅读心电图数据的医生，对测试集中的每条心电图数据进行分析判断是否属于无症状心肌缺血。

本章的研究中的一种模型是以样本为参考，比较模型与人工检测的准确率；另一种是以样本集合为参考，比较模型与人工检测的准确率。最终得到实验结构如表 48. 1 和表 48. 2 两个是实验结果。

表 48. 1　以样本为参考模型与人工检测的准确率

| 类型 | 样本准确率 | 样本集准确率 |
| --- | --- | --- |
| 医生 1 | 0. 779 | 0. 721 |
| 医生 2 | 0. 725 | 0. 730 |

续表

| 类型 | 样本准确率 | 样本集准确率 |
| --- | --- | --- |
| 医生 3 | 0. 695 | 0. 754 |
| 医生 4 | 0. 684 | 0. 741 |
| 医生 5 | 0. 702 | 0. 791 |
| 医生 6 | 0. 721 | 0. 712 |
| 模型 | 0. 898 | 0. 831 |

表 48. 2　以样本集合为参考模型与人工检测的准确率

| 类型 | 样本准确率 | 样本集准确率 |
| --- | --- | --- |
| 平均值 | 0. 718 | 0. 742 |
| 模型 | 0. 898 | 0. 831 |

通过表 48. 1 和表 48. 2 可以看出，模型分析检测无症状心肌缺血的性能，无论是平均水平还是个人，都要优于医生。

## 6　本章小结

本章的研究基于深度学习技术，设计了一个残差卷积神经网络模型。通过该模型，可以分析检测患者是否患有无症状心肌缺血，对临床医疗护理和患者健康监测都有重要意义。